国家科学技术学术著作出版基金资助出版

葡萄膜炎图谱

Atlas of Uveitis

主　编　杨　柳

编　者　（按姓氏汉语拼音排序）

池　滢（北京大学第一医院）

郭春英（北京大学第一医院）

李　骏（北京大学第一医院）

杨　柳（北京大学第一医院）

张世杰（北京大学第一医院）

北京大学医学出版社

PUTAOMOYAN TUPU

图书在版编目（CIP）数据

葡萄膜炎图谱/杨柳主编. —北京：北京大学医学出版社，2013. 11

ISBN 978-7-5659-0650-3

Ⅰ. ①葡… Ⅱ. ①杨… Ⅲ. ①葡萄膜炎－图谱 Ⅳ. ①R773.9-64

中国版本图书馆CIP数据核字（2013）第222562号

葡萄膜炎图谱

主　　编： 杨　柳

出版发行： 北京大学医学出版社（电话：010-82802230）

地　　址：（100191）北京市海淀区学院路38号　北京大学医学部院内

网　　址： http://www.pumpress.com.cn

E-mail： booksale@bjmu.edu.cn

印　　刷： 北京佳信达欣艺术印刷有限公司

经　　销： 新华书店

责任编辑： 韩忠刚　　**责任校对：** 金彤文　　**责任印制：** 张京生

开　　本： 787mm × 1092mm　1/16　　**印张：** 11.5　　**字数：** 182千字

版　　次： 2013年11月第1版　2013年11月第1次印刷

书　　号： ISBN 978-7-5659-0650-3

定　　价： 108.00元

本书由
北京大学医学科学出版基金
资助出版

序

葡萄膜炎是常见的致盲性眼病，由于其病因复杂，表现各异，临床诊断和治疗非常棘手，如不及时、正确地诊断和治疗，会导致不可逆的视功能丧失。所以，让普通眼科医生，尤其是低年资医师对不同病因的葡萄膜炎的临床表现有直观的认识十分重要，而葡萄膜炎图谱是达到这一目的的最好途径。

北京大学第一医院20世纪70年代在国内最早创建了葡萄膜病专业，由孙世珉教授为带头人，聚集了一批专门从事葡萄膜疾病专业的完整梯队，每年通过学习班的形式，为全国各地培养了一批专业人才。慕名从全国各地前来就医的患者不计其数，因此也积累了丰富的临床经验，2000年出版了《葡萄膜病学》一书。

杨柳教授作为目前北京大学第一医院眼科葡萄膜病专业的学科带头人，一直致力于葡萄膜病的临床研究，并曾在美国哈佛医学院马萨诸塞州眼耳医院葡萄膜专业学习，对常见葡萄膜病的临床特征、诊断要点和治疗都有丰富的经验。本图谱是葡萄膜病专业团队积累了多年的临床资料，总结了在临床工作中积累的典型病例，主要以图片的形式对疾病进行介绍，配合扼要的疾病临床特点描述，对于眼科医师了解和掌握葡萄膜炎的诊断要点非常有帮助，值得推荐出版。

杨柳教授工作非常认真勤奋，做事追求完美，主要专业方向除了葡萄膜疾病、视网膜疾病以外，在视神经再生和视网膜疾病的神经保护方面进行了卓有成效的工作。

本图谱收集了常见葡萄膜炎的图像资料，包括前节照相、眼底照相、荧光素眼底血管造影、吲哚青绿眼底血管造影、眼底自发荧光、相干光断层扫描、超声生物显微镜等多种检查方法的图像资料。本书的特点是每个疾病都进行了文字的扼要描述，以便读者在看图的同时掌握疾病的主要概念和表现，是一本非常实用便于携带的临床参考图谱，对葡萄膜炎的诊断治疗有较好的参考价值和指导作用，相信一定会对国内眼科医生的临床工作有很好的帮助。

李美玉

前　言

葡萄膜炎是眼科常见的致盲性眼病，病因复杂，临床表现多种多样，且很多与全身疾病相关，诊断和治疗非常棘手，常见到误诊和漏诊的病例。而且由于葡萄膜炎多发生在中青年，对社会和家庭影响较大，需要更多的医生掌握葡萄膜炎诊断、鉴别诊断和治疗的知识。

在多年的临床工作中，看到种类繁多，临床表现多种多样的葡萄膜炎患者，深深体会到葡萄膜炎诊断和治疗的复杂性，也看到很多的年轻医生和学生在看到葡萄膜炎患者时的茫然和束手无策，遂萌生了整理一本常见葡萄膜炎疾病表现图谱的念头，将常见的葡萄膜炎患者的表现编辑成册，希望对年轻医生学习葡萄膜炎、眼科医生的临床诊疗有所帮助。

北京大学第一医院眼科在20世纪70年代就成立了葡萄膜病专业组，积累了几千份专业病例。本书中所有图片均为北京大学第一医院眼科葡萄膜病专业临床中收集整理所得。

本图谱的收集整理得到迟敞民、乔丽君、彭媛、王捷、吴海龙、苏保芳、金凤霞等老师的帮助，在此表示感谢。另外，很多裂隙灯图片的摄影由眼科的研究生和年轻医生郑亚洁、郝健晨、邓光达、张婧、晏红改等完成，在此一并致谢。

由于时间仓促，作者水平和经验有限，错误和遗漏在所难免，恳请眼科同道不吝赐教。

杨　柳

2013.8.26

作者简介

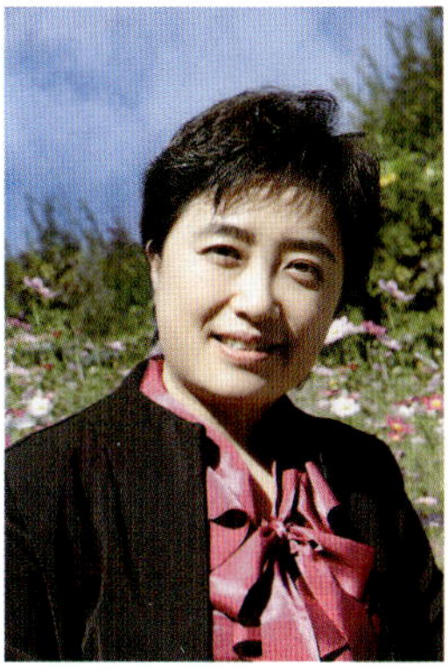

杨柳，北京大学第一医院眼科教授、主任医师，博士研究生导师，美国哈佛医学院博士后。中华医学会眼科分会委员、眼免疫学组委员。

1988年毕业于北京医科大学（北京大学医学部的前身），1996年获得博士学位，2001年11月—2003年12月在美国哈佛医学院Schepens眼科研究所做博士后。主要从事葡萄膜、视网膜疾病的临床和科研工作，对葡萄膜炎的个性化诊断和治疗、并发症的正确处理，以及复杂白内障和玻璃体视网膜的手术治疗积累了丰富的经验。研究领域包括视网膜葡萄膜的结构与功能、葡萄膜炎对视功能的危害，炎症与视网膜的神经损害、视神经再生、视网膜疾病的神经保护等方面。主持国家自然科学基金等10余项。

目　录

第一章　葡萄膜炎总论

第一节　概　述

一、定义

葡萄膜炎是指葡萄膜的炎症。葡萄膜是眼球壁的中间一层，包括虹膜、睫状体和脉络膜，它富含色素，由血管组成。葡萄膜炎是眼科常见的致盲性眼病，主要与免疫因素相关，且可以伴有各种全身疾病。

二、分类

葡萄膜炎有多种分类方法，①按照炎症累及的解剖部位分类，可分为前葡萄膜炎、中间葡萄膜炎、后葡萄膜炎和全葡萄膜炎；②按照病程分类，可分为急性、慢性和复发性；③按照病因分类，可分为感染性和非感染性；④按照组织病理分类，可分为肉芽肿性和非肉芽肿性。

为了更好地了解葡萄膜炎的病程、预后和治疗，葡萄膜炎命名标准（Standardization of Uveitis Nomenclature，SUN）工作组确定了以葡萄膜炎的解剖部位为基础进行分类、对炎症程度的分级标准并对相关术语的应用进行了规范。

SUN 工作组的分类主要依据炎症的解剖部位，可以分为前葡萄膜炎、中间葡萄膜炎、后葡萄膜炎和全葡萄膜炎。前葡萄膜炎是指炎症主要在前房，包括虹膜炎、虹膜睫状体炎、前睫状体炎。中间葡萄膜炎是指炎症主要部位在玻璃体，包括睫状体平坦部炎、后睫状体炎、玻璃体炎。后葡萄膜炎是指炎症累及视网膜或脉络膜，包括脉络膜视网膜炎、视网膜脉络膜炎、视网膜炎、神经视网膜炎。全葡萄膜炎是指炎症累及前房、玻璃体、视网膜或脉络膜。

第二节　葡萄膜炎的病因及变迁

内因性葡萄膜炎由于种族、遗传、地域、社会和环境的不同而有很大的差异，而时代的变迁也成为病因变化的重要原因之一。结节病在美国、欧洲很常见，结节病是欧洲很常见的葡萄膜炎病因，而结核是中东常见的葡萄膜炎病因。Vogt-小柳原田（Vogt-Koyanagi-Harada disease，VKH）多发生在亚洲和欧亚国家，Behçet病在古“丝绸之路”的国家多发，如土耳其、中国、日本、伊朗和沙特阿拉伯等。鸟枪弹样脉络膜视网膜病变主要发生在西方国家，而拟组织胞浆菌病则主要在美国尤其是俄亥俄州的密西西比地区高发。我国葡萄膜炎的病因中以Vogt-小柳原田病、类风湿性关节炎伴发的葡萄膜炎和Behçet病为多。

感染性葡萄膜炎在发展中国家发病率高，可以达到全部葡萄膜炎的30%～50%。发展中国家的感染性葡萄膜炎包括弓形体病、结核、盘尾丝虫病、囊尾幼虫病、麻风病、钩端螺旋体病、弓蛔虫病等，而发达国家的感染性葡萄膜炎很少，主要是单纯疱疹病毒感染和弓形体病，结核、梅毒非常少见。

而时代的变迁和社会的发展，也使得疾病的病因发生了改变，如20世纪30—40年代，中国的结核、梅毒患者较多，因而结核和梅毒性葡萄膜炎也多见，随着抗生素的广泛应用，结核和梅毒都基本上消灭，而后在20世纪末期，出现了艾滋病，从而也就有了艾滋病所致的葡萄膜炎和由于免疫力缺陷导致的巨细胞病毒性葡萄膜炎。近些年结核的发病又呈上升趋势，梅毒也死灰复燃，梅毒性葡萄膜炎的报道也不罕见。 以往Behçet病是日本最常见的葡萄膜炎病因，而近来的证据表明，结节病已经替代Behçet病成为日本最常见的葡萄膜炎病因。另外，伪装综合征也随着肿瘤的发病率和种类的增多常有报道，较多的是眼部淋巴瘤的病例。表1-1～1-3总结了不同年代不同国家和地区的葡萄膜炎的病因。

表1-1　20世纪40—70年代内因性葡萄膜炎病因的变迁

病因	Guyton Woods (1941)	Woods (1953)	Schlaegel (1965)	Schlaegel (1966—1978)
结核	79%	23%	4%	0.3%
梅毒	16%	7%	0	2.0%
结节病	1%	6%	5%	2.0%
布氏杆菌病	0	7%	0	0.2%
弓形体病	0	26%	27%	16%
拟组织胞浆病	0	0	22%	32%
中间葡萄膜炎	0	0	0	8%
其他（包括病毒）	3%	13%	13%	9.5%

表 1-2　20 世纪 80 年代各种类型葡萄膜炎的发病率

孙世琨 600 例（1988）	例数（%）	臼井正彦 278 例（1986）	例数（%）	Henderly 600 例（1987）	例数（%）
Vogt-小柳原田病	85（14.2）	Behcet 病	70（25.2）	中间葡萄膜炎	92（15.3）
伴风湿病关节炎的前葡萄膜炎	82（13.7）	结节病	42（15.1）	风湿病性关节炎	50（8.3）
中间葡萄膜炎	66（11.0）	Vogt-小柳原田病	41（14.7）	弓形体病视网膜脉络膜炎	40（7.0）
Behcet 病	28（4.7）	中间葡萄膜炎	27（9.7）	结节病	23（3.8）
急性后部多发鳞状色素上皮病变	18（3.0）	伴关节炎的前葡萄膜炎	19（6.6）	拟眼组织胞浆病	21（3.5）
结核性肉芽肿性前葡萄膜炎	16（2.7）	病毒性	10（3.4）	Vogt-小柳原田病	20（3.3）
结节病	13（2.2）	青光眼-睫状体炎综合征	8（2.9）	巨细胞病毒性视网膜炎	15（2.5）
中心性渗出性视网膜脉络膜炎	12（2.0）	桐泽型葡萄膜炎	6（2.2）	疱疹性	15（2.5）
桐泽型葡萄膜炎	6（1.0）	弓形体病视网膜脉络膜炎	6（2.2）	Behçet 病	11（1.8）
交感性眼炎	5（0.8）	糖尿病	4（1.4）	急性后部多发鳞状色素上皮病变	11（1.8）
弓形体病视网膜脉络膜炎	3（0.5）	晶状体过敏性	2（0.7）	桐泽型葡萄膜炎	8（1.3）
其他（包括病灶、感染、感冒、糖尿病等）	48（8.0）	钩端螺旋体病	2（0.7）	全身感染	3（0.5）
		溃疡性结膜炎	5（1.5）	交感性眼炎	2（0.3）
共计	382（63.7）	溃疡性结膜炎	242（87.0）		40（66.7）

表 1-3　2000 年后不同地区葡萄膜炎病因

	Bodaghi(2001) 法国（n=927）	杨培增（2005） 中国（n=1752）	Gritz（2004）美国（新发病例 382）	Islam（2002） 阿拉伯（n=200）	Singh（2004） 印度（n=1233）	Sengun（2005） 土耳其（n=300）
前葡萄膜炎	28.5%	45.6%	70.2%	59.5%	49.2%	43.6%
特发性	3.9	27		29	30.2	17
HLA-B27 +强直性脊柱炎	5	4.6		4	6.4	1.7
青少年特发性关节炎相关性	2.7	2			1.6	1.7
单疱或带疱性	8.8	1.5		15	0.9	3
Fuchs 虹膜异色性	2.7	5.7		3.5	2.5	2.7
晶状体柜关性		1				
结节病	1.9	0.1		0	1.9	0.6
外伤性		0.9				
中间葡萄膜炎	15%	6.1%	2.9%	6.5%	16.1%	9%
特发性	11.3	6.1		4.5	14.7	7.3
结节病	0.4	0			0.6	0
多发硬化	1.6	0		0.5		0
后葡萄膜炎	21.6%	6.8%	2.1%	13.5%	20.2%	26.6%
弓形体病性	8.4	0.1		6.5	1.7	7.3
视网膜血管炎		0.05				0.6
特发性	3.5	5.6			4.9	4.7
拟眼组织胞浆菌病						

续表

	Bodaghi(2001) 法国（n=927）	杨培増（2005）中国（n=1752）	Gritz（2004）美国（新发病例 382）	Islam（2002）阿拉伯（n=200）	Singh（2004）印度（n=1233）	Sengun（2005）土耳其（n=300）
弓蛔虫病性						0.3
巨细胞病毒性视网膜炎		0.2			0.2	
匐行性脉络膜炎		0.3			5	
急性多灶性鳞状色素上皮病变					0.3	0.3
急性视网膜坏死	1.5	0.1			0.6	0.7
鸟枪弹样视网膜脉络膜病变	4.4					
结节病	0.3					
全葡萄膜炎	35%	41.5%	5.0%	20.5%	14.7%	20.6%
特发性	13.1	6.2		6.5	1.4	5
结节病	3.7	0.1		3	1.4	1
Vogt- 小柳原田病	2	15.9		2.5	3.6	1
多灶性脉络膜炎伴全葡萄膜炎						1.3
Behçet 病	5.9	16.5		6.5	1.8	26
结核	4	0.74		10.5	10.1	1.3
不确定炎症部位			18.8%			

葡萄膜炎的病因主要分为外因性、内因性和继发性三种，外因和内因又分成感染性和非感染性病因。这种分类方法较全面地涵盖了葡萄膜炎发病的途径和原因。也有直接将葡萄膜炎的病因以感染和非感染性的分类。另外，伪装综合征是一类表现类似葡萄膜炎的疾病，而不是真正的免疫相关性炎性改变，需与葡萄膜炎鉴别，常单独列出。

一、外因性病因

外因性病因是由外界致病因素引起。

1．感染性外因　如眼球穿通伤，内眼手术及角膜溃疡穿孔，易引起化脓性眼内炎，其感染源是：①来自患者的结膜、皮肤或眼附近的感染灶，特别是慢性泪囊炎；②术中使用污染的敷料和药液等；③手术伤口愈合不良以及术后晚期感染，如抗青光眼手术的结膜滤过泡感染。外因感染的病原体细菌比真菌多，以革兰阳性细菌为最多见，如白色葡萄球菌、金黄色葡萄球菌、链球菌等；革兰阴性细菌以铜绿假单胞菌为多；真菌性眼内炎多为念珠菌的感染。

2．非感染性外因　有机械性、化学性、热性损伤以及毒性刺激。机械性眼损伤其程度与作用力平行，严重者可发生局限性虹膜坏死、萎缩。化学性烧伤以碱性和酸性为多，前者更严重，不仅角膜被破坏，并可引起严重虹膜睫状体炎。有机物的刺激如毒性植物、昆虫刺和毒液等可引起渗出性葡萄膜炎。毛虫毛在结膜角膜可发生灰红色、黄色小结节；进入虹膜引起结节性虹膜炎并可发生前房积脓，称为结节性眼炎（ophthalmia nodosa）。眼内铜异物可发生非感染性化脓性葡萄膜炎。此外，眼局部应用强缩瞳剂可使虹膜血管通透性增强，长时间应用可发生虹膜后粘连。

二、继发性病因

1．继发于眼球本身的炎症　如角膜炎、巩膜炎、视网膜炎等。

2．继发于眼球附近组织的炎症　如眼眶脓肿经涡状静脉的血栓性静脉炎传播至脉络膜引起葡萄膜炎；化脓性脑膜炎沿蛛网膜下腔、视神经鞘进入眼内而引起全眼球炎。

3．继发于眼内毒素刺激　在某种情况下眼组织吸收毒性或刺激性物质而发生葡萄膜炎。这种炎症往往是慢性，易复发，有以下数种。

（1）萎缩性葡萄膜炎（atrophic uveitis）：发生于失明变性的眼球，因坏死组织、细胞毒素（cytotoxins）所致，有时是过敏因素。其临床特点是业已萎缩的眼球仍有周期性发炎，刺激症状明显；由于睫状膜的牵引，牵拉晶状体向后，使前房变深，房水混浊，眼压低下；患眼已无光感。

（2）伴有视网膜脱离的葡萄膜炎（uveitis with retinal detachment）：长期视网膜脱离，视网膜下液体中异常蛋白质刺激或过敏而引起的慢性葡萄膜炎，导致虹膜后粘连甚至继发性青光眼。

（3）慢性出血性眼炎（chronic hemophthalmitis）：眼内有大量出血可引起轻度或一过性葡萄膜炎，也偶见于出血性疾病或紫癜病反复出血以后，更多见于外伤后，可能是对血红蛋白中铁成分的反应。

（4）肿瘤坏死所致的葡萄膜炎（uveitis due to necrotic neoplasms）：多见于坏死性肿瘤，特别是恶性黑色素瘤。由于肿瘤的细胞毒素或者是反复出血的结果，偶尔是由于内因性微生物感染引起炎症。因此，对屈光间质不清、眼压高而又原因不明的葡萄膜炎应当做超声检查以除外眼内肿瘤。

三、内因性病因

内因性葡萄膜炎是葡萄膜炎的主要类型，由各种原因引起，需要细致检查和全面分析，以确定病因。

1．感染性内因

病原体或其产物通过血行播散，从身体其他部位进入眼内，例如有明显感染灶的转移性眼内炎或发生于感染源已清楚的疾病过程中。很多病原体可引起内因性葡萄膜炎。

（1）细菌感染：内源性化脓性细菌性眼内炎较过去少见，可能是因细菌性败血症大都能及时得到有效的控制，而不致累及眼球。内源性感染性葡萄膜炎的病原微生物大都与非化脓性细菌感染有关。

1）结核（tuberculosis）：根据个体的抵抗力，对结核的免疫状态，感染细菌的数量以及毒力的不同而有不同的临床表现。结核分枝杆菌可直接侵犯葡萄膜组织，引起结核性肉芽肿性病变，也可由迟发超敏反应引起炎症。

2）麻风病（leprosy）：是由麻风分枝杆菌感染所致，多表现为慢性肉芽肿性前葡萄膜炎，前房和病变组织内可找到耐酸性细菌。

3）布氏杆菌病（brucellosis）：又称布鲁菌病，常在疾病的慢性恢复期发生前葡萄膜炎，也可发生脉络膜炎。皮肤试验或血凝试验阳性。

4）淋病（gonorrhea）：有尿道炎、前列腺炎、关节炎病史，偶可发生前葡萄膜炎。

5）脑膜炎奈瑟菌病：全身表现为脑膜炎症状，可发生轻度前葡萄膜炎或全眼球炎。血和脑脊液培养阳性。

6）眼奴卡菌病（nocardiosis）：是致命但可治疗的，主要表现为肺部和播散性脓肿的全身病，眼部累及罕见，细菌多通过血行感染眼部，表现为眼痛，虹膜睫状体炎、脉络膜脓肿，甚至全眼球炎。

7）巴尔通体病（bartonellosis）：也就是猫抓病，是由汉塞巴尔通体，一种多形性革兰阴性短小杆菌感染所致。眼部表现主要是视神经视网膜炎，也可表现为葡萄膜炎。

8）Whipple 病：是一种罕见的由 tropheryma whippelii 感染所致的多系统疾病，又称肠源性脂肪代谢障碍。眼部侵犯罕见，可表现为双眼全葡萄膜炎和视网膜血管炎。

（2）螺旋体感染

1）梅毒（syphilis）：先天梅毒性视网膜脉络膜炎表现为胡椒盐样眼底，后天梅毒多见于第二期梅毒，表现为纤维蛋白性前葡萄膜炎或视网膜脉络膜炎。梅毒抗体检查呈阳性反应。

2）钩端螺旋体病（leptospirosis）：葡萄膜炎出现在全身病的后期。从血、尿中可分离出螺旋体；补体结合和血凝试验阳性。

3）Lyme 病：是由蜱媒介的一种疏螺旋体（borrelia burgdorferi，BB）感染所致的疾病。最初发现于美国康涅狄格州的 Lyme 城因而得名。侵犯多个系统如神经、心脏、关节、淋巴结以及眼部，早期出现皮肤环形红斑。表现为肉芽肿性葡萄膜炎或弥漫脉络膜炎，BB 抗体阳性。

（3）病毒感染：多种病毒可以引起内因性葡萄膜炎，其类型有下列几种，以前 4 者较为多见。

1）单纯疱疹性病毒（herpes simplex virus，HSV）：疱疹性角膜炎常并发前葡萄膜炎称为疱疹性角膜 - 虹膜睫状体炎；另一种疱疹性虹膜睫状体炎是由病毒直接作用于葡萄膜所致。严重者发生融合性角膜后沉着或前房积血。

2）水痘 - 带状疱疹性病毒（varicella-zoster virus，VZV）：往往与角膜炎同时发生。有两种：一种是渗出性前葡萄膜炎；另一种虹膜上有疱疹，常有色素性角膜后沉着和前房积血。

3）Kirisawa（桐泽）型葡萄膜炎：又称急性视网膜坏死（acute retinal necrosis，ARN），是由疱疹病毒感染造成的，包括单纯疱疹病毒和水痘-带状疱疹病毒。表现为急性全葡萄膜炎伴有视网膜动脉周围炎，血管闭塞而致视网膜坏死，裂孔形成，最后引起视网膜脱离。

4）巨细胞病毒包涵体病：是由巨细胞病毒（cytomegalovirus，CMV）感染所致。本病可见于婴幼儿，通过胎盘传染，眼部表现为视网膜脉络膜炎。后天性者多发生于免疫功能低下的患者如器官移植后或恶性肿瘤长期使用免疫抑制剂，特别是艾滋病（AIDS）患者更为多见，表现为视网膜坏死、出血和渗出，典型的表现似比萨饼样。

5）艾滋病（acquired immunodeficiency syndrome，AIDS）：由人类免疫缺陷病毒（human immunodeficiency virus，HIV）所致，可表现为视网膜微血管异常甚至视网膜坏死。

6）流行性感冒：在流感的恢复期可发生急性非肉芽肿性前葡萄膜炎，预后良好。

7）腺病毒感染：可发生急性前葡萄膜炎，刺激症状明显。

8）风疹（rubella）：多发生于婴儿，其母在怀孕初期曾患风疹。病变侵犯眼后节，视网膜有色素性改变。

9）麻疹（measles）：多为先天性，视网膜血管变细，视网膜水肿，可遗留色素性视网膜病变。

10）腮腺炎（mumps）：腮腺炎病后9～14天，可发生前葡萄膜炎或视神经视网膜炎。

11）Epstein-Barr（EB）病毒感染：EB病毒属于疱疹病毒，是B淋巴细胞亲和病毒，可引起传染性单核细胞增多症，也可发生多灶性脉络膜炎等。

12）嗜人T淋巴细胞病毒Ⅰ型（human T-lymphotropic virus type Ⅰ，HTLV-Ⅰ）相关性葡萄膜炎：这是一种人类逆转录病毒，分布于世界各地，特别是日本西南部。可引起成人T细胞白血病和HTLV-Ⅰ相关性脊髓病，也可引起内因性葡萄膜炎。

（4）真菌感染：以念珠菌多见。

1）白色念珠菌（candida albicans）：白色念珠菌败血症患者，眼内炎的发生率达30%～80%。近年来由于广泛应用免疫抑制剂及皮质类固醇，真菌性眼内炎的病例有所增加。眼底表现为局限性病灶，也可引起前房积脓。

2）组织胞浆菌病（histoplasmosis）：拟眼组织胞浆菌病综合征（presumed ocular histoplasmosis syndrome，POHS）多见于美国。肺部有粟粒状病变，眼部表现视网膜脉络膜炎，黄斑部可发生脉络膜新生血管膜，致视力严重下降。我国尚未见此病的报道。

3）芽生菌病（Blastomycosis）：是化脓性前葡萄膜炎的少见病因，偶发生于全身病患者。

4）其他如球状胞子虫病，马鼻疽病、隐球菌，胞子丝菌病等也可发生前葡萄膜炎或脉络膜炎。

（5）原虫感染：

1）弓形体病（toxoplasmosis）：是欧美国家葡萄膜炎的多见病因。眼病多为先天感染后于生后复发，眼部表现为视网膜脉络膜炎。

2）阿米巴病（amebiasis）：可发生前葡萄膜炎或脉络膜炎。

3）锥虫病（trypanosomiasis）：可引起轻度前葡萄膜炎，也有角膜 - 葡萄膜炎的报告。

4）其他少见的原虫病如兰氏贾第鞭毛虫（giardia lamblia）和杜氏利什曼鞭毛虫（leishmania donovani）是前葡萄膜炎和后葡萄膜炎的极少见病因。

（6）寄生虫病

1）弓蛔虫病（toxocariasis）：是通过摄取犬弓蛔虫或猫弓蛔虫卵所污染的土壤和蔬菜而被感染。卵在人肠内孵化成幼虫侵入肠壁，再经过血液或淋巴进入人体各器官。眼表现为局部肉芽肿性病变或慢性眼内炎。

2）蛔虫病（ascariasis）：蛔虫卵可侵入黄斑部，表现为 1/5 ~ 1/6 视盘直径（PD）大小的病灶，光照射可活动，也可引起出血性脉络膜炎或急性前葡萄膜炎。

3）囊尾蚴病（cysticercosis）：有钩绦虫卵从肠道经血液入眼至脉络膜，主要存在于视网膜下和玻璃体内，极少数可在前房、虹膜和晶状体内。在眼内产生严重的葡萄膜炎。

4）引起葡萄膜炎的其他少见寄生虫：

丝虫病（filariasis）、盘尾丝虫病（onchocerciasis）、血管圆线虫病（angiostrongyliasis）、包虫病（echinococcosis）、血吸虫病（schistosomiasis）、眼蛆病（ophthalmomyiasis）。

2．非感染性内因

很多内因性葡萄膜炎检查不出病原体，往往有免疫异常表现，伴或不伴有全身病。这是内因性葡萄膜炎的重要部分。

（1）有免疫表现不伴有全身病的葡萄膜炎：

1）晶状体性葡萄膜炎：晶状体性葡萄膜炎（lens-induced uveitis）：本病多发生于白内障手术后晶状体外伤囊膜破裂后，或是成熟期、过熟期白内障，晶状体囊通透性增加，晶状体蛋白漏出暴露，引起自身免疫反应。可溶性晶状体蛋白有 α、β、γ 三种，其中以 α 抗原性最强，是诱发本病的重要抗原。它可分为三种类型：①晶状体过敏性眼内炎（phacoanaphylactic endophthalmitis）：这是最严重的类型；②晶状体毒性葡萄膜炎（phacotoxic uveitis）：实际是前者的轻型，故二者统称为晶状体性葡萄膜炎；③晶状体溶解性青光眼（phacolytic glaucoma）。晶状体溶解性青光眼是巨噬细胞吞噬了从过熟期白内障完整的囊膜中逸出的液化晶状体蛋白，堵塞前房角而引起，它与晶状体过敏性眼内炎的发病机制有所不同。

2）交感性眼炎（sympathetic ophthalmia）：是指一眼受穿通伤或内眼手术后，发生双眼弥漫性肉芽肿性全葡萄膜炎。原因不明，有感染和过敏学说，很可能是二者共同作用的结果。由于外伤及某种因素，正常眼组织遭受破坏，机体对此作为异体抗原的免疫识别而引起超敏反应。实验证明应用中等量的 S- 抗原可制成与交感性眼炎相似的动物模型。近年来又强调抑制性 / 细胞毒性 T- 细胞对色素细胞、光感受器等的破坏作用。根据眼外伤与发病的时间，肉芽肿性炎症反应和体外细胞免疫检查的结果，说明本病是一种迟发型自身免疫性葡萄膜炎，并发现患者的 HLA-A Ⅱ检出率高，可能有遗传基因易感性。

3）Fuchs 虹膜异色性虹膜睫状体炎（heterochromic iridocyclitis）：本病特征是虹膜异色，角膜后白色沉着和并发性白内障。原因不明，病理证明虹膜和小梁网有大量浆细胞；并发现患者房水内有较高水平的免疫复合物，因而认为这些免疫复合物在虹膜小血管形成血栓使血管闭塞。荧光素眼底血管造影也发现虹膜缺血和新生血管形成，可解释虹膜异色、继发性青光眼以及前房穿刺易引起前房丝条状出血，即所谓 Amsler 症。

4）青光眼 - 睫状体炎综合征（glaucomato-cyclitis）：为单眼继发性开角型青光眼。眼压往往中度升高，伴有少量羊脂样角膜后沉着，可自行缓解，但过一段时间又有发作。真正原因不明。本病发病急，推测可能有过敏因素，95% 病人有其他过敏素质。

5）中间葡萄膜炎（intermediate uveitis）：以往称为周边葡萄膜炎或睫状体平部炎（pars planitis）。病变位于睫状体平部和眼底周边部，眼前节炎症轻。原因不明，可能与免疫有关，如对链球菌或某些病毒以及视网膜抗原有超敏反应；又有证明患者循环免疫复合物增加。Snyder 等发现本病患者抗神经节苷脂抗体（antiganglioside antibodies）增加，从而说明本病可与多发性硬化症伴发。

（2）伴有全身改变的葡萄膜炎：这类葡萄膜炎也多伴有免疫异常改变。

1）伴有风湿性关节炎的前葡萄膜炎：多年来认为葡萄膜炎与风湿病性疾病有关。发生前葡萄膜炎的关节炎主要有以下几种：①强直性脊柱炎（ankylosing spondylitis）：表现为急性非肉芽肿性前葡萄膜炎，多有反复，88% 患者 HLA-B27 为阳性。②青年类风湿性关节炎（juvenile rheumatoid arthritis）：为慢性疾病，多发生于 16 岁以下，引起的前葡萄膜炎有两型：严重者为慢性，多见于女孩，无充血及刺激症状，故有白色葡萄膜炎（white uveitis）之称，抗核抗体多为阳性；另一种为急性，多见于男孩，伴有多发关节炎，HLA-B27 阳性率高。③ Reiter 病：本病包括非特异性尿道炎，多发性关节炎和眼部炎症，眼部炎症除结、角膜炎外还可发生前葡萄膜炎。④牛皮癣性关节炎（psoriatic arthritis）：可发生急性非肉芽肿性前葡萄膜炎。

2）结节病性葡萄膜炎：结节病（sarcoidosis）主要侵犯肺和末梢淋巴结，25% 有眼部病变，最多见为葡萄膜炎。原因不明，多有免疫异常表现如 T- 淋巴细胞功能低下或 B 细胞活力增强。眼主要表现为肉芽肿性前葡萄膜炎、脉络膜视网膜炎以及视网膜静脉周围炎等。

3）Vogt- 小柳 - 原田病（Vogt-Koyanagi-Harada disease，VKH）：Vogt 和小柳（Koyanagi）先后报告一种伴有白发、脱发、皮肤白斑、听力障碍和脑膜刺激症状的双眼弥漫性葡萄膜炎。以后原田（Harada）报告相似的葡萄膜炎并伴有视网膜脱离。本病病因不明，一般认为是病毒感染和自身免疫的综合因素。Mimura 实验证明患者确实存在色素细胞相关抗原特异性的细胞毒性 T- 淋巴细胞（cytotoxicity T lymphocyte），其活性在发病初期及迁延型病例明显增加，提示在发病早期色素细胞致敏的淋巴细胞在免疫过程中发挥效应。本病患者不仅

HLA-Bw54 高而且 HLA-DR 抗原检出率更高，说明其发病机制与免疫遗传基因有关。

4）Behçet 病：为一种慢性全身多系统疾病。土耳其医生 Behçet 首先提出本病的特点：复发性口腔黏膜溃疡、生殖器溃疡及葡萄膜炎等。病因不明，可能是某种因素诱发的一种自身免疫性疾病。主要病理改变是闭塞性血管炎，与免疫机制有关，多认为是免疫复合物的一种 Arthus 反应。其他如纤维蛋白溶解系统功能低下，高凝状态；中性粒细胞功能异常，活性氧亢进；中毒因素以及遗传因素（HLA-B5 高）都可能参与发病机制。近年来又认为链球菌感染与 Behçet 病有关。

5）伴有胃肠道疾病的葡萄膜炎：有如下几种：①溃疡性结肠炎（ulcerative colitis）：是一种原因不明以溃疡为主的慢性结肠炎，除胃肠症状外可并发关节炎、结节性红斑和前葡萄膜炎。眼部表现为复发性非肉芽肿性前葡萄膜炎。有人报告将患病结肠切除后，前葡萄膜炎未有复发，因此可能与免疫因素有关。②肉芽肿性回肠结肠炎（granulomatous ileocolitis，Crohn 病）：是一种免疫性疾病，女性多于男性。2% 病人可发生非肉芽肿性前葡萄膜炎，还可发生巩膜炎、球后视神经炎以及眼外肌麻痹等。③ Whipple 病：是一种肠脂质性营养不良症，胃肠吸收不良，影响各系统。可发生眼内炎，其特点是玻璃体有小圆形白色混浊。

6）血清病：是免疫复合物性疾病。有全身症状如发热、皮疹、关节炎和淋巴结肿大等。接受异型血清注射后 2 ～ 3 周可发生急性前葡萄膜炎。

7）结节性多动脉炎（polyarteritis nodosa）：为全身结缔组织病，中小动脉壁受累。10% ～ 20% 有眼部损害，除角巩膜和视网膜动脉炎外，可发生前葡萄膜炎和视网膜脉络膜炎。

8）系统性红斑狼疮（systemic lupus erythematosus，SLE）：是一种免疫复合物性疾病，除侵犯肾、皮肤、心脏等全身组织外，也可引起前葡萄膜炎，视网膜脉络膜炎，眼底有渗出和出血。

9）伴有皮肤病的葡萄膜炎：有如下各种：①酒渣鼻：可发生前葡萄膜炎，常伴有虹膜新生血管。②结节性红斑：可出现双侧葡萄膜炎，可能是一种过敏性表现。不过 Behçet 病和结节病也可发生结节性红斑。③扁平苔藓：能发生严重脉络膜炎。④化脓性皮炎：可引起化脓性前葡萄膜炎，甚至化脓性全眼球炎。

10）伴有中枢神经系统疾病的葡萄膜炎：除 Vogt- 小柳原田病、结节病、Behçet 病等可并发神经系统异常以外，葡萄膜炎也见于多发性硬化症（multiple sclerosis）。后者是中枢神经系统脱髓鞘疾病。

11）代谢障碍性疾病：如①痛风性前葡萄膜炎是由于嘌呤代谢异常所引起的疾病，表现为高尿酸血症，慢性关节炎，并可发生急性渗出性前葡萄膜炎；②青年糖尿病患者的虹膜红变，可合并发生虹膜炎，这可能是虹膜血管异常渗漏所致，也可能是一种非特异性炎症。

12）Kawasaki（川崎）病：为小儿急性热性皮肤黏膜、淋巴结综合征。可发生急性非肉芽肿性前葡萄膜炎，但预后良好。

四、伪装综合征

伪装综合征（masquerade syndrome，MS）是与葡萄膜炎表现相似的疾病，对于该类疾病的认识在临床上非常重要，要正确地鉴别诊断，避免遗漏和误诊误治一些严重的肿瘤性疾病。伪装综合征可分为肿瘤性和非肿瘤性两大类。

1．非肿瘤性伪装综合征

（1）视网膜色素变性（retinitis pigmentosa）：可以有玻璃体细胞，甚至黄斑囊样水肿。

（2）眼缺血综合征（ocular ischemic syndrome，OIS）：颈动脉阻塞导致同侧眼球缺血为眼缺血综合征。由于缺血致低灌注压，组织缺血，细胞坏死而引起炎症反应。表现视力下降和眼痛。

（3）Schwartz 综合征：孔源性视网膜脱离后脱落的视网膜外节碎片经后房进入房水循环堵塞小梁网而引起眼压升高。Schwartz 综合征表现的葡萄膜炎并非真的炎症，手术封闭裂孔视网膜复位后，葡萄膜炎表现消失，眼压恢复正常。

（4）眼内异物：眼内异物可由于机械性、化学、毒性或炎症性刺激造成葡萄膜组织的炎性反应。

（5）色素播散综合征（pigment dispersion syndrome）：色素播散综合征是虹膜和 / 或睫状体的色素释放进入前房，呈颗粒状浮游，容易与前葡萄膜炎混淆。色素颗粒可以沉积于角膜内皮、小梁网、晶状体后表面、悬韧带和前玻璃体。该病多发生于白人，男性，高度近视者。

2．肿瘤性伪装综合征

（1）淋巴瘤（lymphoma）：各种淋巴瘤可以引起眼内淋巴瘤，出现葡萄膜炎样表现，常见的是非霍奇金淋巴瘤更易引起眼内淋巴瘤，包括中枢神经系统的非霍奇金淋巴瘤和全身非霍奇金淋巴瘤眼内转移。眼侵犯可先发生于中枢神经系统和全身其他部位的表现，也有仅限于眼部表现者。

眼部表现包括视力下降，眼充血，前房炎性体征：角膜后 KP、前房闪光和细胞，眼底可有视网膜下黄色浸润、视网膜血管炎等多种表现。

（2）白血病（leukemia）：白血病性视网膜表现为中心有白心的出血、棉絮斑，有时可以侵犯玻璃体腔和脉络膜，造成玻璃体腔有白血病细胞，渗出性视网膜脱离，甚至有时可以导致前房积脓。

（3）葡萄膜黑色素瘤（uveal melanoma）：约 5% 的葡萄膜黑色素瘤患者出现眼内炎症，包括浅层巩膜炎、前或后葡萄膜炎、眼内炎或全眼球脓炎。

（4）视网膜母细胞瘤（retinoblastoma）：肿瘤细胞浮游在前房常被误诊为前葡萄膜炎，1% ～ 3% 的肿瘤患儿表现似眼内炎症，可以出现假性前房积脓，这种假性前房积脓可随体位活动。凡是儿童出现白瞳症、斜视或葡萄膜炎需要除外视网膜母细胞瘤。

（5）青少年黄色肉芽肿（juvenile xanthogranuloma）：主要侵犯皮肤和眼部，皮肤病变为红黄色病灶，眼部可侵犯虹膜，出现自发性前房出血。

（6）转移性肿瘤（metastatic tumor）：成年人最常见的眼内恶性肿瘤是转移癌，最多见的是肺癌和乳腺癌。转移至脉络膜可以表现为轻度玻璃体混浊、渗出性视网膜脱离，偶有黄斑囊样水肿。转移至前葡萄膜可以表现前房细胞、虹膜结节、虹膜红变、眼压升高等。

（7）双侧弥漫性葡萄膜黑素细胞增殖（bilateral diffuse uveal melanocytic proliferation，BDUMP）：双侧弥漫性黑色素细胞瘤伴有全身恶性肿瘤，表现迅速视力下降、白内障、多发的色素性或非色素性鳞状虹膜和脉络膜结节。

（8）葡萄膜淋巴样增生（uveal lymphoid proliferation）：葡萄膜是一个淋巴样增生的部位，有一些分化较好的小淋巴细胞浸润，表现类似慢性葡萄膜炎，出现无痛性单眼或双眼视力逐渐下降，眼痛、眼红、畏光的前葡萄膜炎，或是多灶性奶油样脉络膜病变。

（9）癌相关视网膜病变（cancer-associated retinopathy，CAR）：

全身肿瘤合并的视网膜病变，早期可以表现为视力丧失，但眼底正常，以后出现视网膜血管白鞘、RPE紊乱和视盘苍白，组织学证实感光细胞破坏，有免疫因素参与。

第三节 典型临床表现

一、前葡萄膜炎

前葡萄膜炎是指炎症部位在前部葡萄膜。如果炎症位于前房，称为虹膜炎；如果炎症累及晶状体后腔，称为虹膜睫状体炎；如果炎症累及角膜，称为角膜葡萄膜炎；如果炎症累及巩膜和葡萄膜，则称为巩膜葡萄膜炎。

1．症状

主要症状：疼痛、畏光、流泪和视力下降。疼痛是由于睫状肌受刺激收缩引起的痉挛性睫状神经痛，虹膜和睫状体组织肿胀、充血、水肿，以及毒性物质刺激睫状神经末梢所引起。畏光、流泪常与疼痛相伴，是三叉神经受刺激的反射作用所致。

视力下降的原因：①屈光间质不清：前房水或玻璃体内炎性细胞或纤维素渗出物，角膜后壁沉着物和晶状体表面渗出物所致；②睫状肌反射性痉挛造成暂时性近视；③并发症：如角膜变性、继发性青光眼、并发性白内障、黄斑囊样水肿等。

2．体征

（1）睫状充血：是以睫状血管为主的角膜周围血管网的充血和上巩膜血管扩张。严重者可以合并结膜充血和水肿（图 1-1 ～ 1-3）。

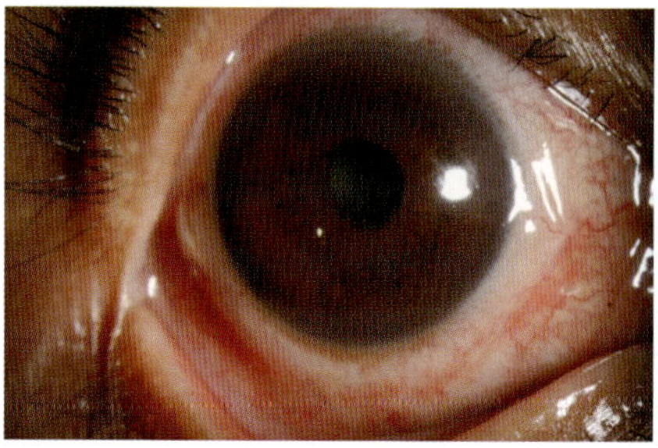

图 1-1　结膜混合充血

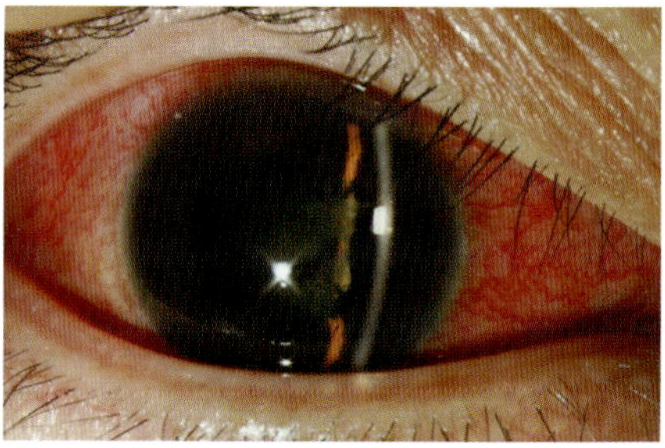

图 1-2　结膜混合充血明显

(2) 角膜后沉着物 (keratic precipitates, KP): 正常房水的对流是由温差引起的，即角膜与外界空气接触和泪液蒸发致角膜侧房水温度较虹膜侧低，造成近角膜的房水向下流，近虹膜侧的房水向上流。房水中的炎症细胞、渗出物随房水的这种对流方向运动，在角膜下方沉着而称为角膜后沉着物。典型的角膜后沉着物呈尖向上的三角形分布。根据炎症性质、轻重和时间长短，角膜后沉着物的大小、形态、数量各不相同。

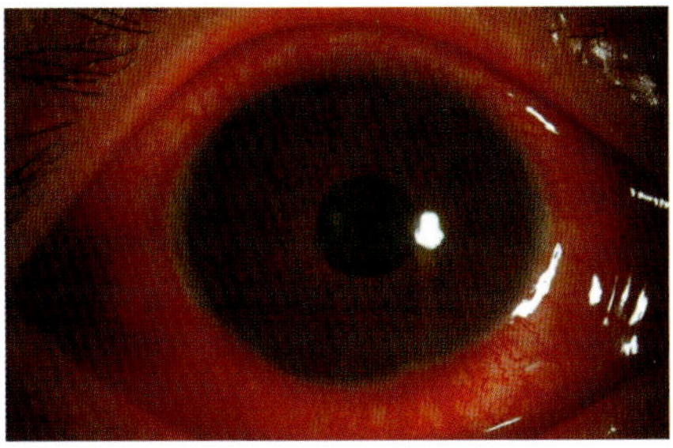

图 1-3　结膜严重混合充血伴有球结膜水肿

1）中等或细小灰白色尘状 KP：主要含有多形核中性粒细胞、淋巴细胞或浆细胞。见于非肉芽肿性葡萄膜炎（图 1-4 ~ 1-5）。

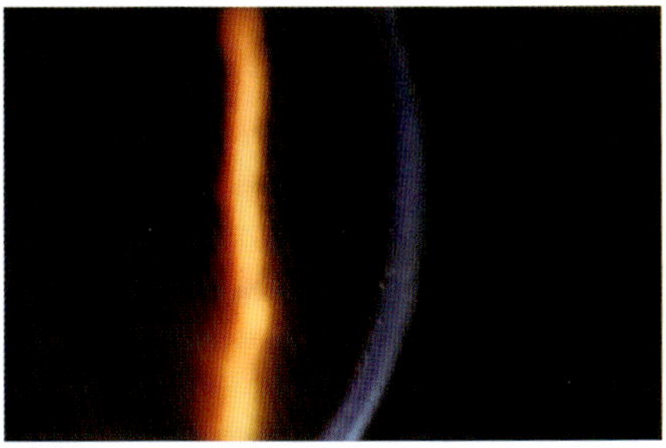

图 1-4　角膜后壁细小灰白 KP

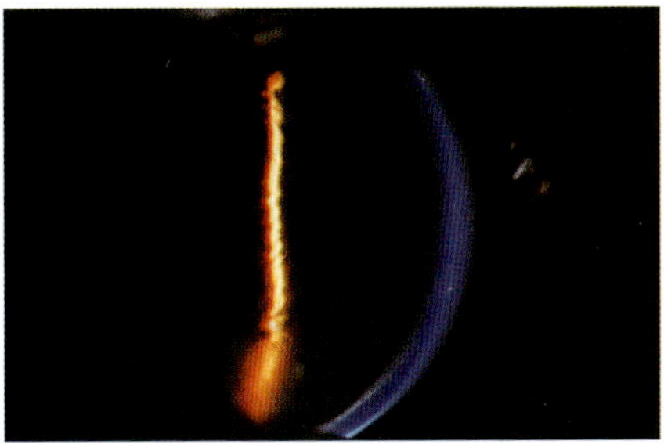

图 1-5　角膜后壁下方尘状细小灰白 KP

2）羊脂状 KP：主要由巨噬细胞和类上皮细胞组成，相互融合形成较大略圆形灰白或灰黄色 KP，见于肉芽肿性葡萄膜炎（图 1-6）。

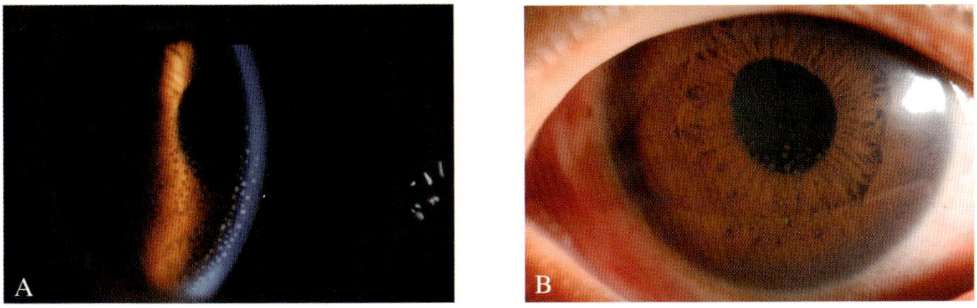

图 1-6　A. 裂隙灯后照法显示角膜后壁下方中等大小羊脂状灰白 KP，B. 裂隙灯弥散照射下显示角膜后壁中等大小羊脂状 KP，呈三角形分布于角膜下方

3）多形性 KP：成分与尘状 KP 相似，多见于 Fuchs 虹膜异色性前葡萄膜炎，遍布全角膜后壁（图 1-7）。

4）色素性 KP：由葡萄膜的色素细胞或含有黑色素的残留细胞构成，说明曾患过葡萄膜炎，为陈旧性 KP（图 1-8）。

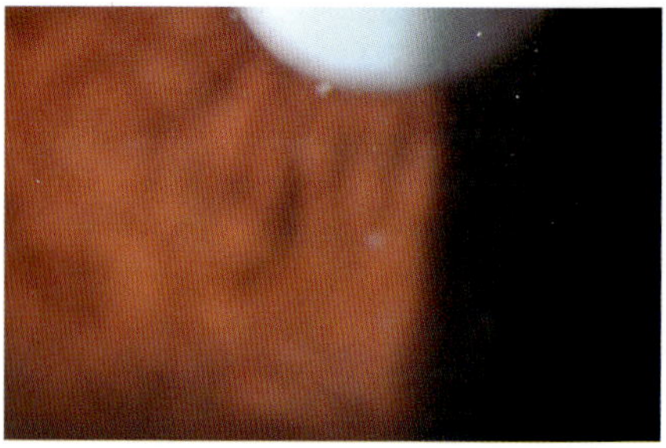

图 1-7　角膜后壁弥散分布的多形性灰白 KP

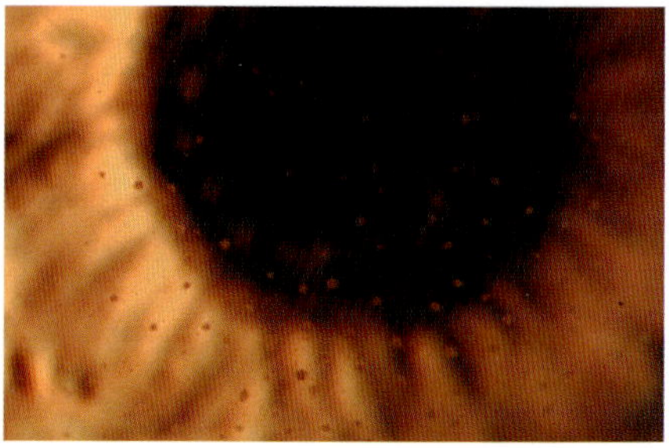

图 1-8　角膜后壁中等大小色素性 KP

（3）角膜内皮

见图 1-9 ～ 1-10。

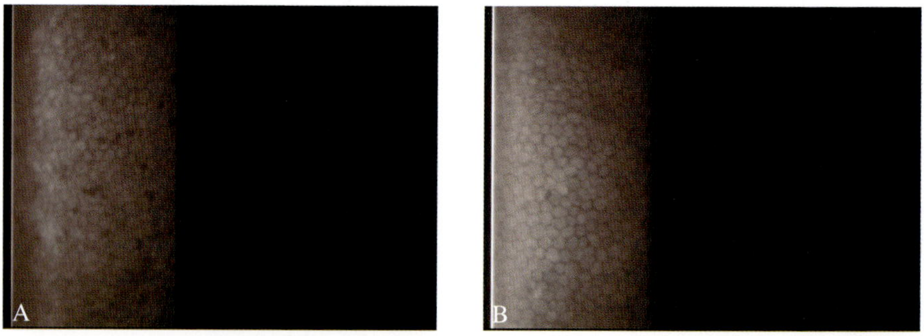

图 1-9　角膜内皮镜照片显示前葡萄膜炎的内皮细胞，A. 急性期和 B. 缓解期

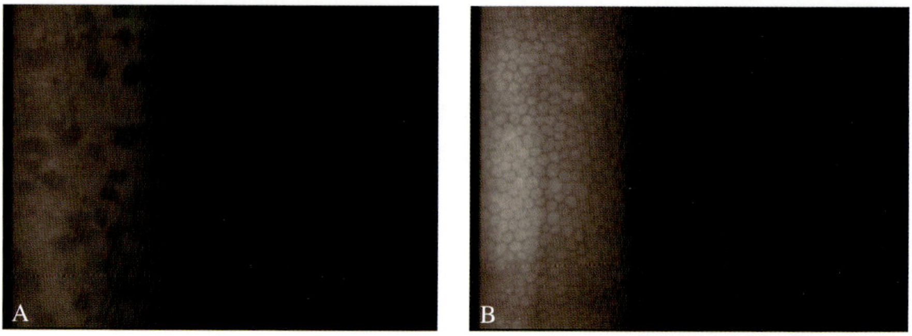

图 1-10　角膜内皮镜照片显示强直性脊柱炎伴急性前葡萄膜炎的内皮细胞，A. 急性期，B. 缓解期

（4）房水混浊：葡萄膜炎时虹膜、睫状体血管扩张，通透性增强，前房水中蛋白质和细胞增加，使房水混浊。裂隙灯光带下房水内的蛋白质使透明的光束形成灰白色半透明带，称为房水闪光；混浊的前房水中可见浮游的炎性细胞，按照房水循环的方向浮动，这种现象称为Tyndall征，是活动性炎症的重要体征。细小浮游物多为多形核白细胞、淋巴细胞和浆细胞，活动性强；较大的浮游物为上皮样细胞、巨噬细胞集合而成，活动性差（表1-4，1-5）。

表1-4　房水闪光的分级标准（SUN 2005）

分级	描述
0	无任何闪光
1+	轻微闪光
2+	中等闪光（虹膜和晶状体细节清楚）
3+	明显闪光（虹膜和晶状体细节不清）
4+	严重闪光（房水纤维素或成形渗出）

表1-5　前房浮游物的分级标准（SUN 2005）

分级	每视野的细胞数＊
0	＜1
0.5+	1～5
1+	6～10
2+	16～25
3+	26～50
4+	＞50

＊视野范围：高倍裂隙灯光带1mm宽，1mm高所照前房区域。

房水中纤维蛋白渗出形成不定形的灰白色条状、片状混浊物，为成形性前葡萄膜炎的表现。以中性粒细胞为主的大量白细胞到前房会由于重力的作用，集中到前房的下方，形成前房积脓，多见于细菌性化脓性葡萄膜炎、Behçet病和强直性脊柱炎。大量红细胞渗出则形成前房积血，可见于疱疹病毒性前葡萄膜炎或Fuchs虹膜异色性前葡萄膜炎。当然其他疾病如肿瘤坏死组织反应也可能出现前房积脓或积血（图1-11～1-28）。

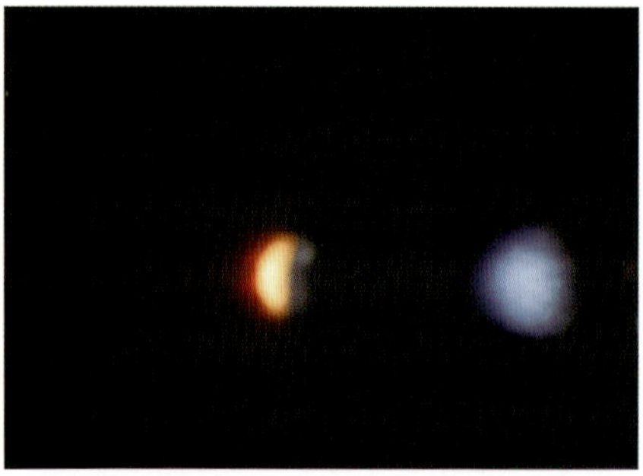

图 1-11 前房闪光，前房可见 Tyndall 征

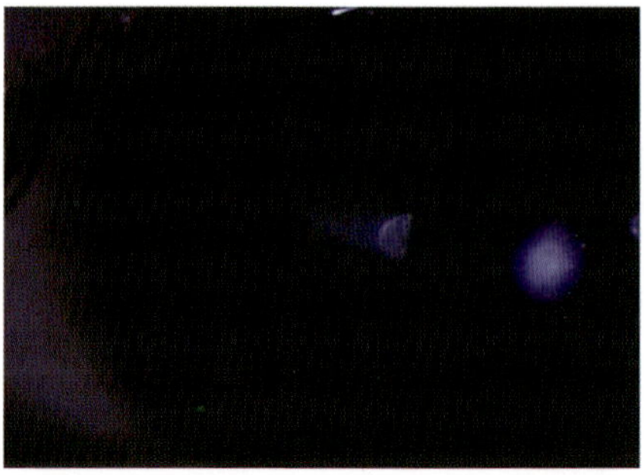

图 1-12 前房闪光

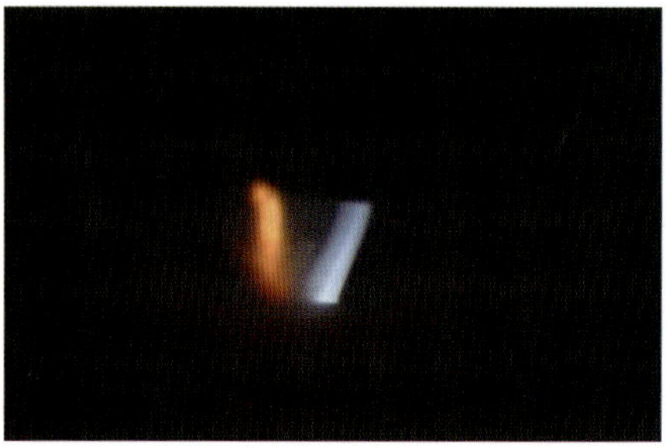

图 1-13 前房闪光强阳性伴絮状渗出

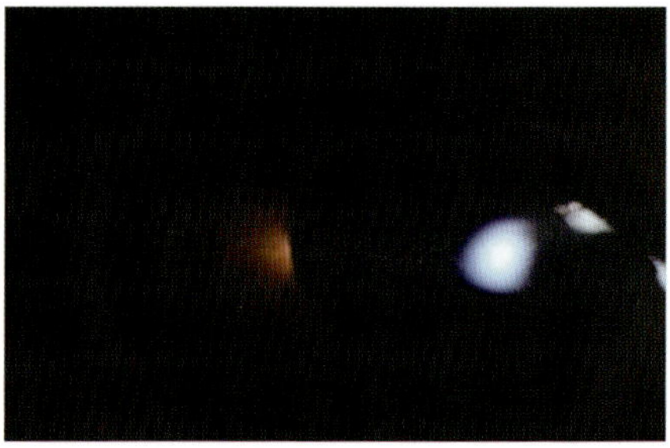

图 1-14 前房浮游物（浮游细胞）

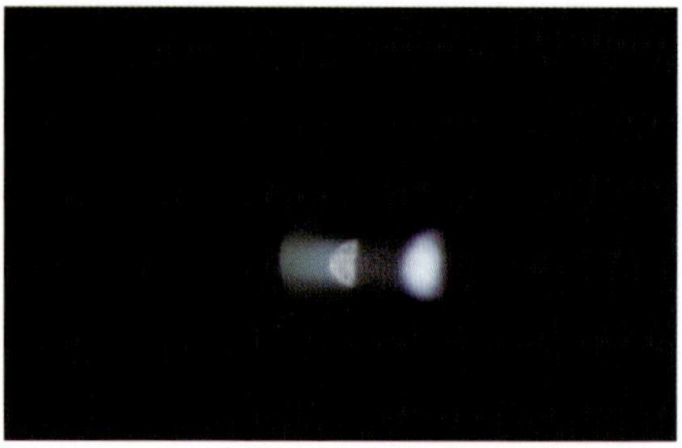

图 1-15 前房浮游物（强直性脊柱炎伴前葡萄膜炎）

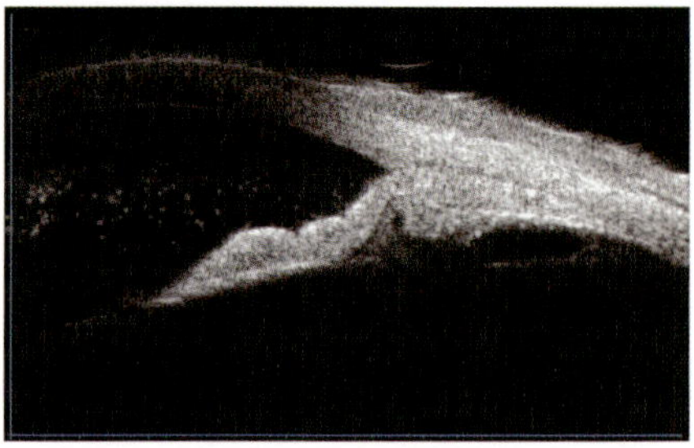

图 1-16 超声生物显微镜（UBM）下显示前房内浮游物呈大小不等的强回声，睫状体增厚

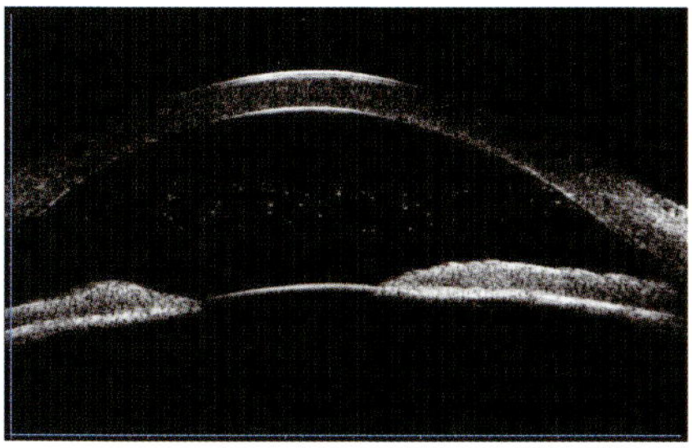

图 1-17　UBM 显示前房内点状强回声，为前房浮游物

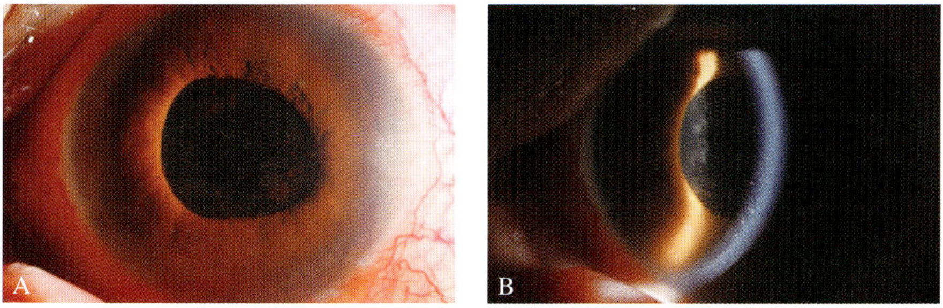

图 1-18　急性前葡萄膜炎 A. 虹膜表面多量块状渗出；B. 角膜后壁浓厚 KP

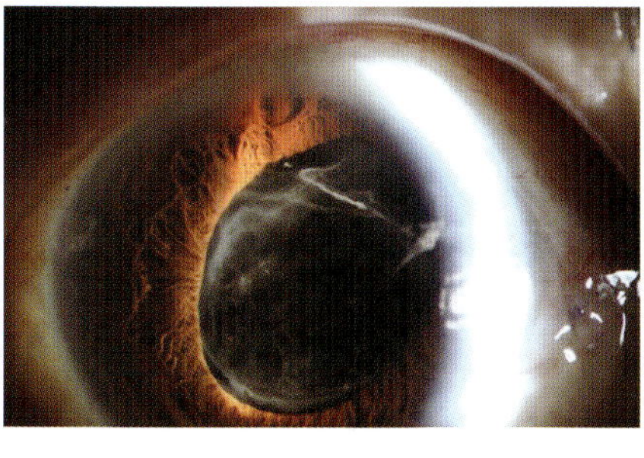

图 1-19　白内障术后前房炎性反应，瞳孔区人工晶体前纤维素样渗出

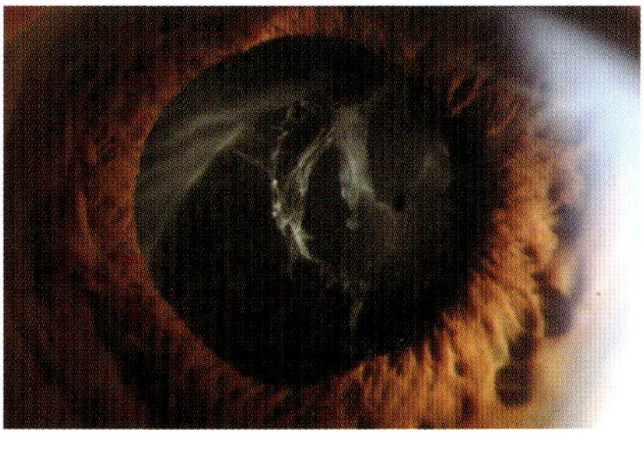

图 1-20　人工晶体前渗出膜

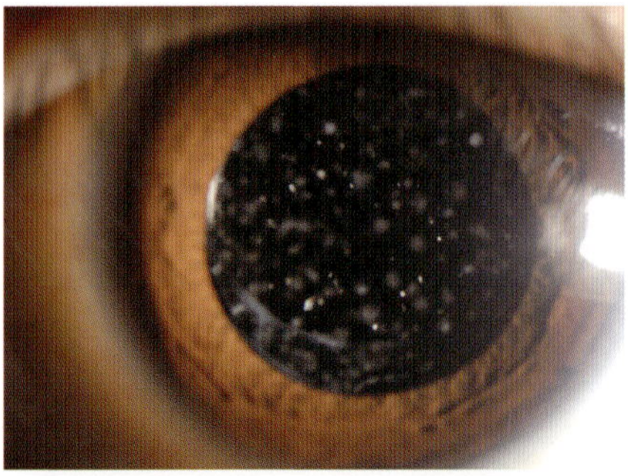

图 1-21 全葡萄膜炎患者，人工晶体前后表面灰白色点状沉着物

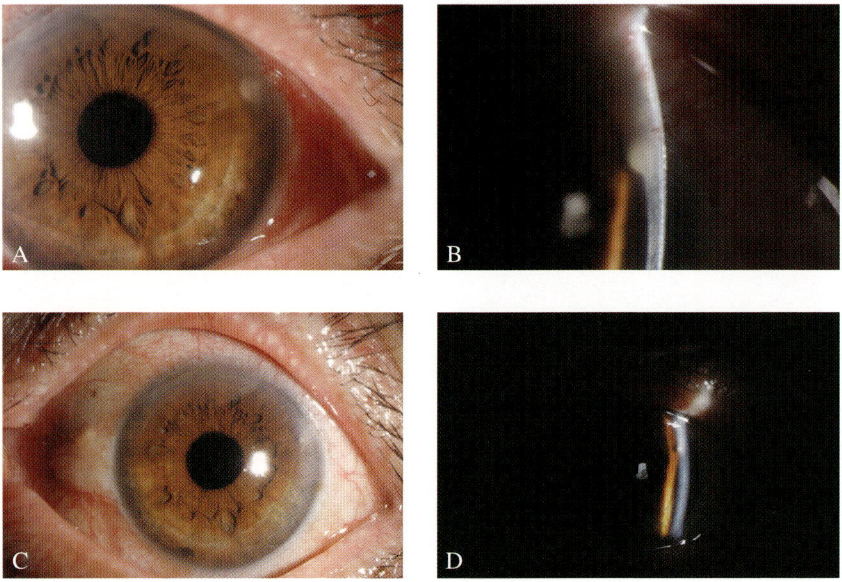

图 1-22 白内障术后，葡萄膜炎反复，颞上角膜后白色团状渗出，伴人工晶体前渗出膜，**A.** 弥散光照相，**B.** 裂隙照相，显示局部角膜有增厚水肿。经局部激素点眼治疗后好转，**C.** 弥散光照相，**D.** 裂隙照相，可见局部虹膜与角膜似有前粘连。

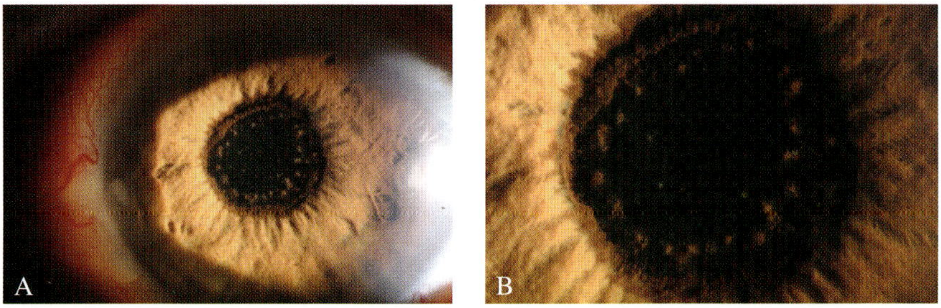

图 1-23 激光术后瞳孔区晶状体前色素沉着，**A.** 低倍照相，**B.** 高倍照相

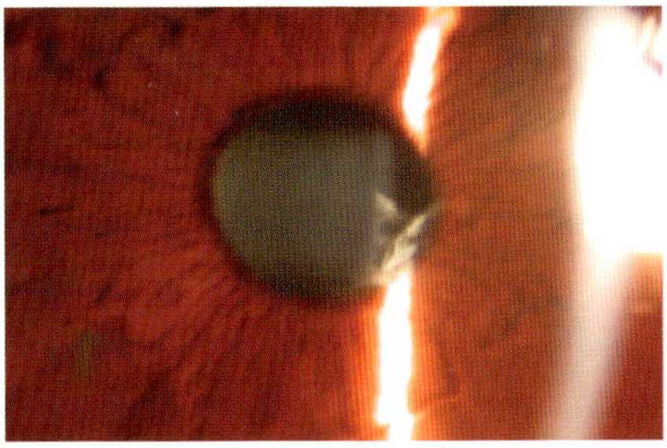

图 1-24　晶状体前絮状渗出

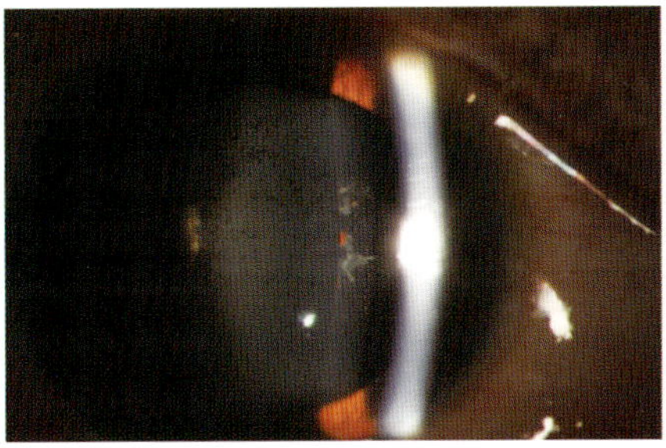

图 1-25　晶状体前渗出膜及色素沉着

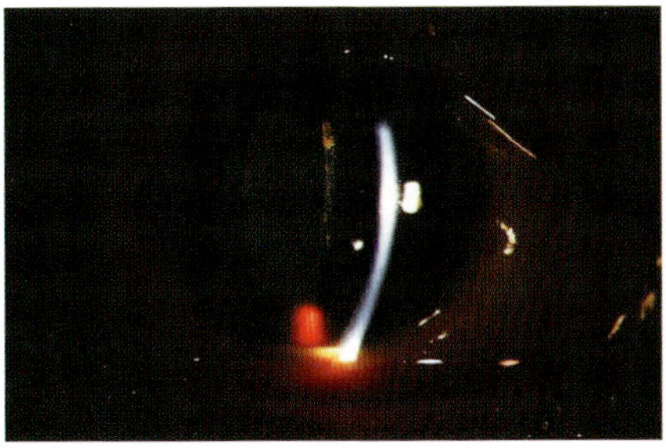

图 1-26　角膜后尘状 **KP**，前房积脓

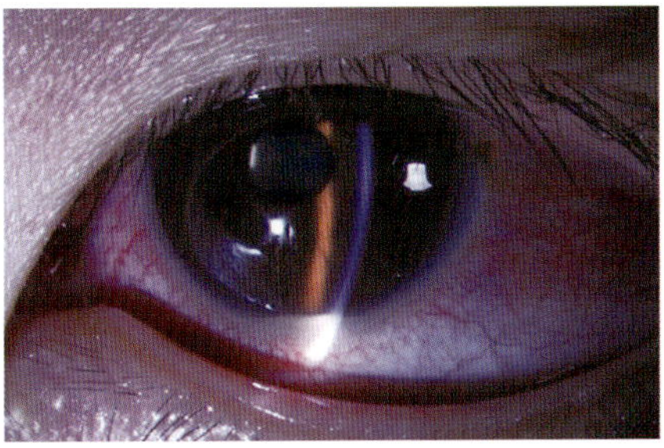

图 1-27　睫状充血，前房积脓(**Behçet** 病)

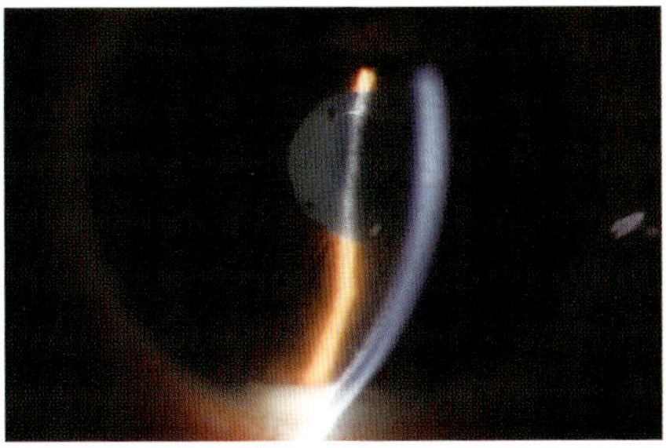

图 1-28　前房积脓（强直性脊柱炎）

（5）虹膜结节：虹膜结节见于肉芽肿性葡萄膜炎，常见的是渗出性虹膜结节，性质与羊脂状 KP 相同，多由类上皮细胞组成，位于瞳孔缘的小结节呈灰白色者称 Koeppe 结节，可有数个或数十个，出现于炎症早期，消失较快。另一种渗出性结节位于虹膜前表面，多在虹膜卷缩轮附近，为灰白色绒球状，较 Koeppe 结节消失稍慢，称为 Busacca 结节（图 1-29 ~ 1-33）。

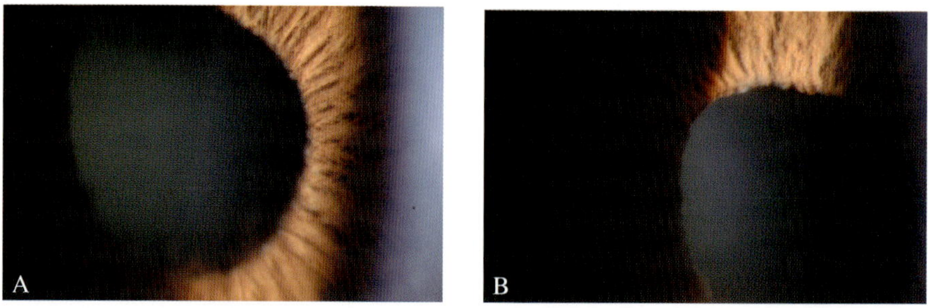

图 1-29　A.B. 瞳孔缘多个 **Koeppe** 结节（由于下方角膜后壁羊脂状 **KP** 致图像不清）

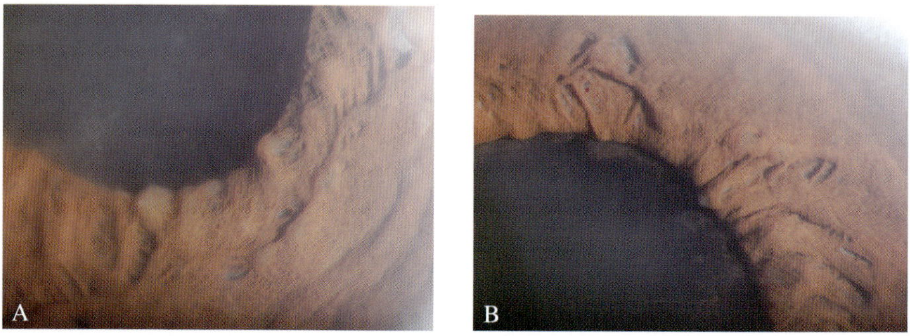

图 1-30　A.B. 瞳孔缘 **Koeppe** 结节及虹膜实质结节（结节病）

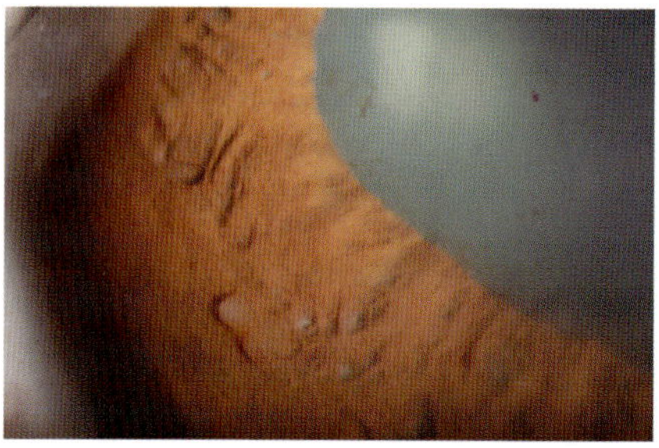

图 1-31　Busacca 结节（结节病）

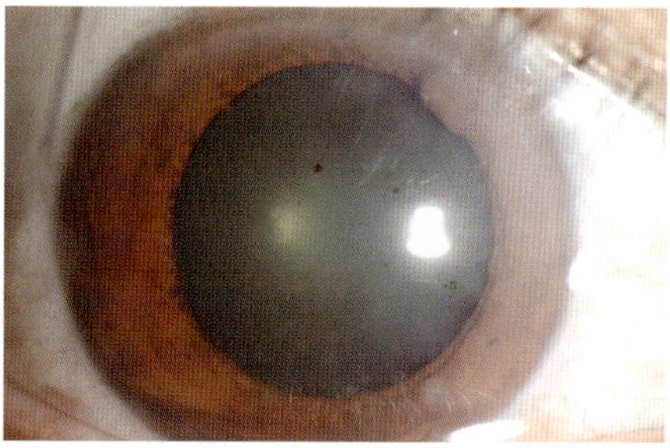

图 1-32　角膜后壁羊脂状 **KP**，房水混浊，虹膜结节位于 **1：00**，**5：00** 虹膜组织，**9：00** 房角处（结节病）

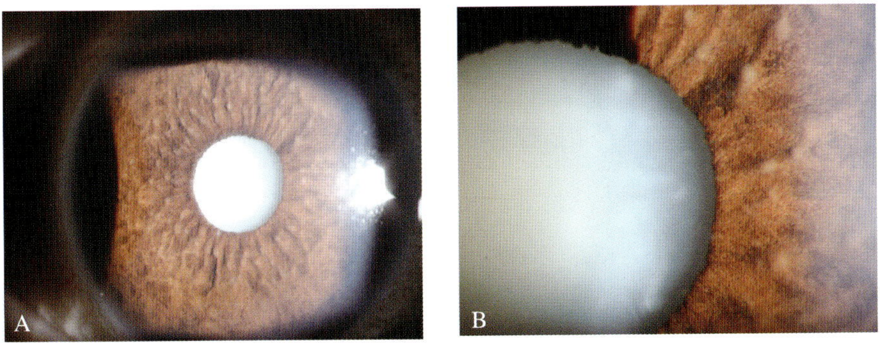

图 1-33　弥漫虹膜结节，晶状体混浊，**A.** 裂隙灯弥散光照相，**B.** 局部放大（外伤性虹膜睫状体炎和外伤性白内障）

（6）虹膜纹理不清和虹膜萎缩：炎症时虹膜充血、组织水肿、细胞浸润而致虹膜纹理不清，颜色晦暗。长期炎症可导致虹膜萎缩（图 1-34 ～ 1-37）。

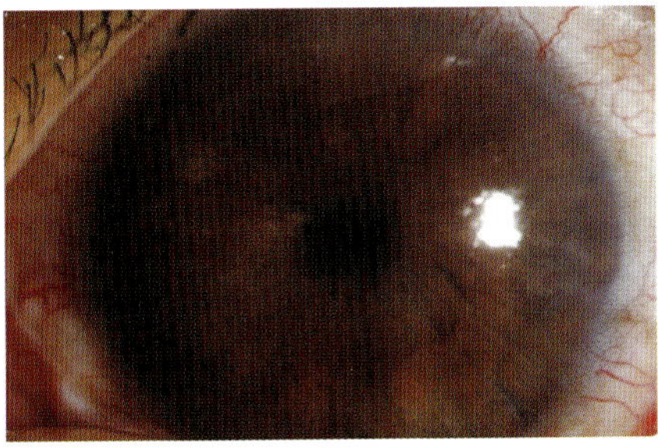

图 1-34　虹膜萎缩

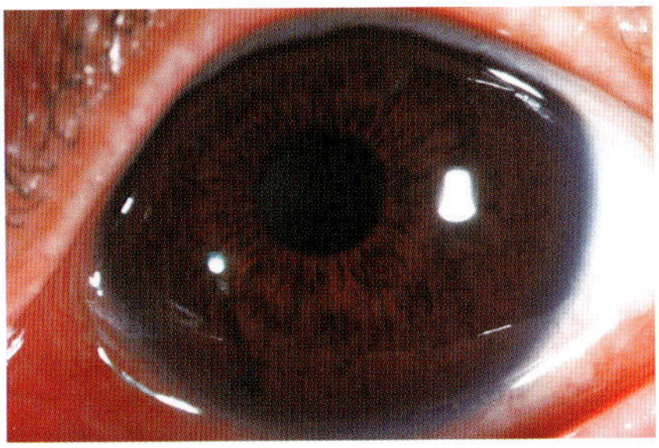

图 1-35　虹膜虫蚀状萎缩（**Fuchs** 综合征）

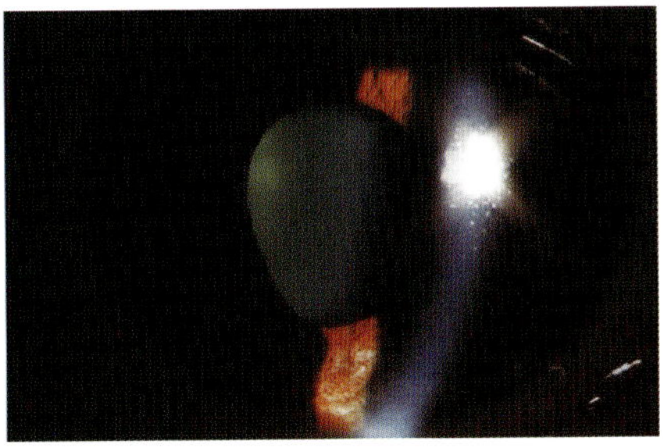

图 1-36　炎症消退后遗留虹膜局灶性萎缩

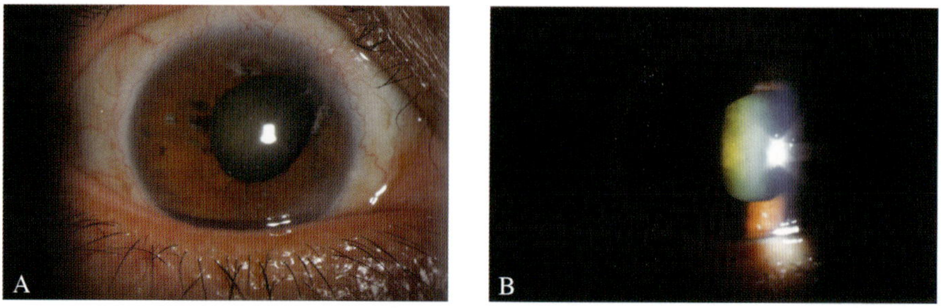

图 1-37 炎症后虹膜萎缩，A：虹膜后粘连；B：晶状体后囊下混浊

（7）瞳孔缩小变形：由于虹膜组织水肿和细胞浸润以及渗出物的毒性刺激，使瞳孔缩小，对光反应迟钝或消失。虽然炎症同时刺激瞳孔括约肌和开大肌，但是瞳孔括约肌的发育较完整，作用强，所以瞳孔缩小。由于炎症渗出物使虹膜与晶状体前囊发生粘连，可使瞳孔变形。

虹膜后粘连、前粘连：由于炎症细胞、纤维素和蛋白等机化引起虹膜与晶状体前表面粘连，形成虹膜后粘连；与前房角组织的粘连称虹膜前粘连。瞳孔缘发生环形全后粘连或虹膜全后粘连使前后房不通称为瞳孔闭锁。瞳孔缘环形全后粘连时，房水前后房无法沟通，房水滞留在后房，后房压力增加推举虹膜向前膨出，称为虹膜膨隆。虹膜全后粘连时不发生虹膜膨隆（图 1-38 ～ 1-50）。

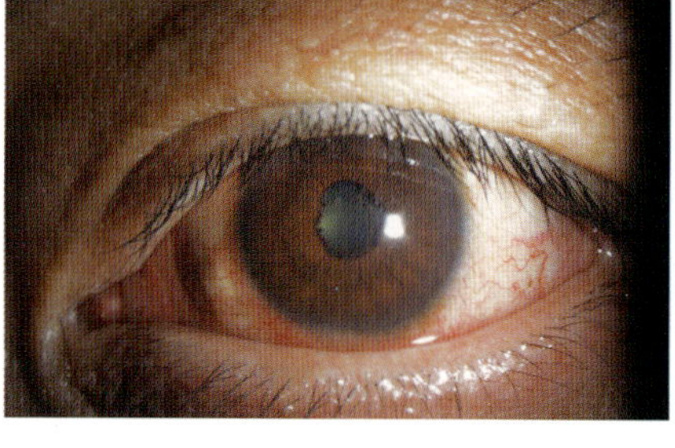

图 1-38 虹膜后粘连，晶状体前色素沉着环

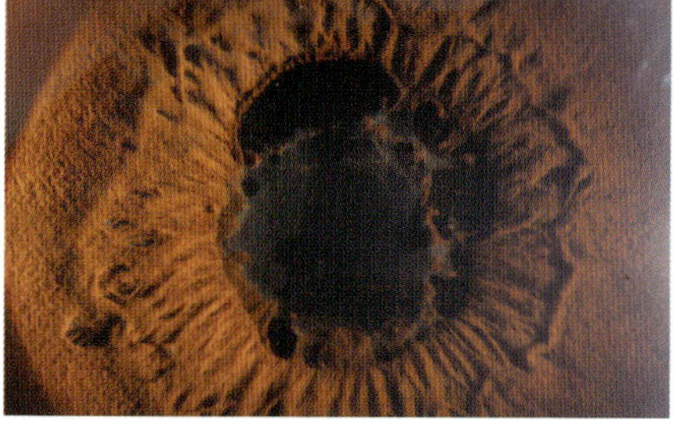

图 1-39 虹膜后粘连，瞳孔渗出膜，色素脱失

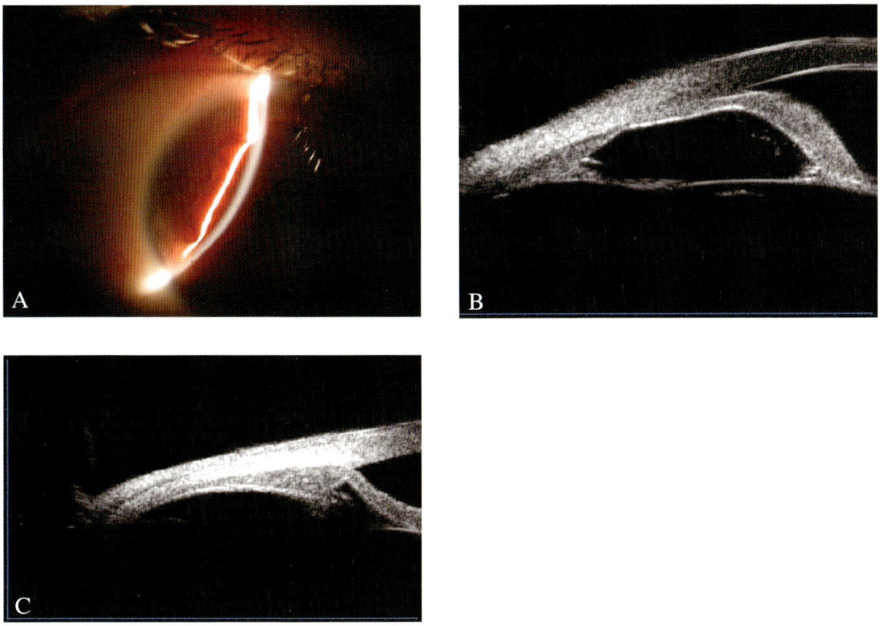

图 1-40　周边虹膜天幕状前粘连，A. 裂隙灯照相，B.C. 为 UBM 所示虹膜天幕状前粘连

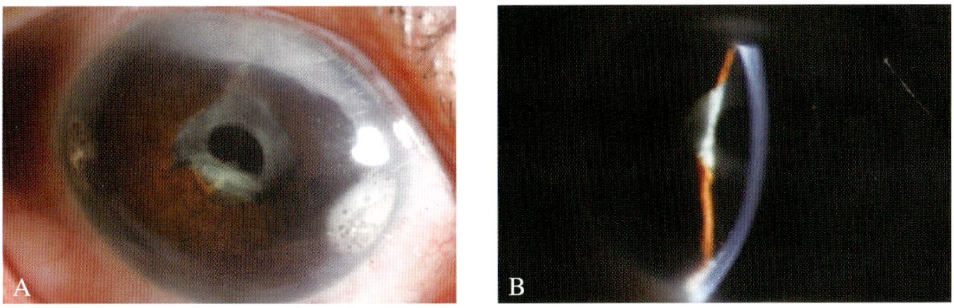

图 1-41　VKH，人工晶体植入术后，瞳孔后粘连于前囊，A. 弥散光照相，B. 裂隙光照相

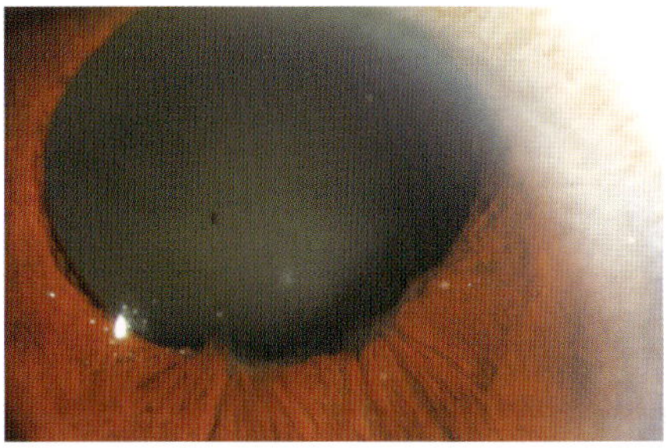

图 1-42　虹膜后粘连

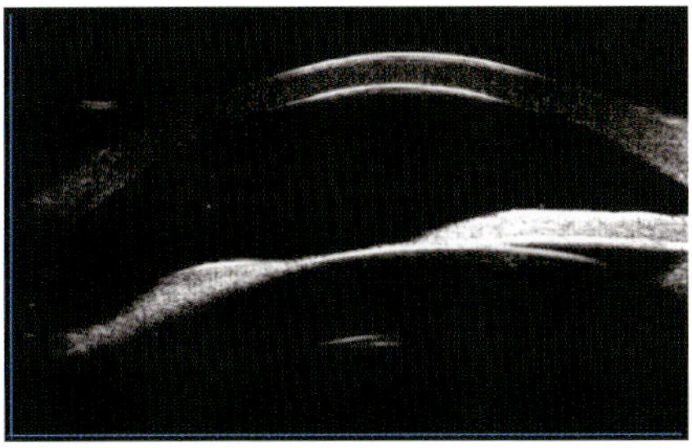

图 1-43　UBM 示虹膜后粘连，瞳孔闭锁

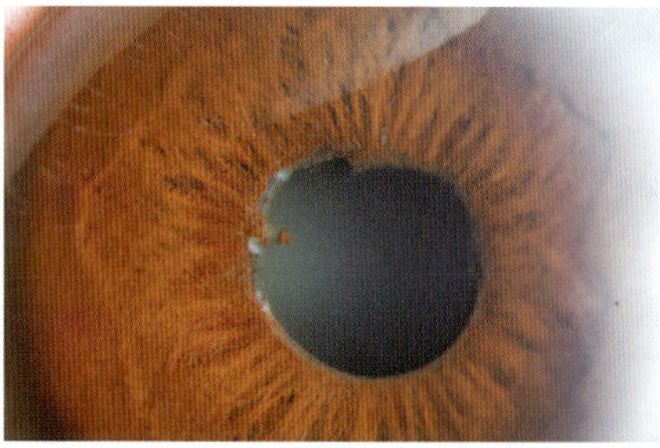

图 1-44 瞳孔缘机化、后粘连

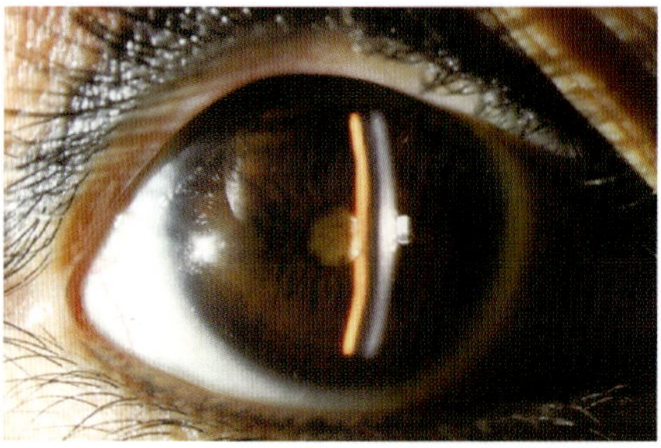

图 1-45 瞳孔闭锁，虹膜膨隆，前房变浅，晶状体混浊

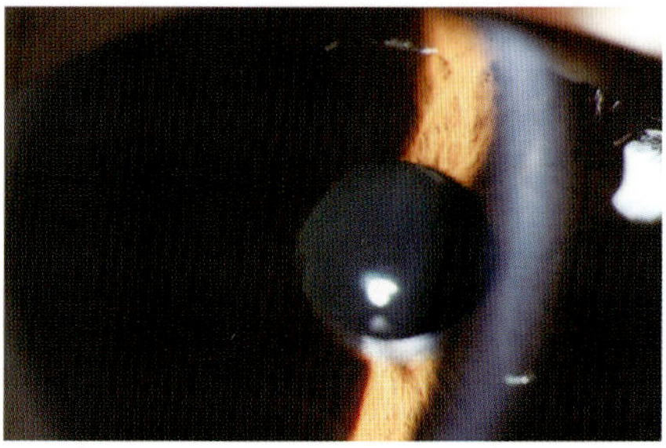

图 1-46 瞳孔缘机化膜

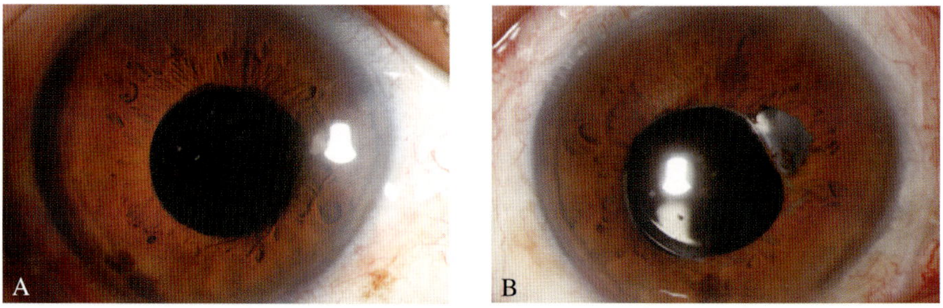

图 1-47 双眼糖尿病视网膜病变增殖期，行双眼白内障超声乳化 + 人工晶体植入 + 玻璃体切除 + 硅油填充术后，**A.** 示瞳孔缘机化膜，瞳孔不能散大；**B.** 再次手术行硅油取出试图分离去除瞳孔缘机化膜，颞上局部分离后发现虹膜后表面粘连

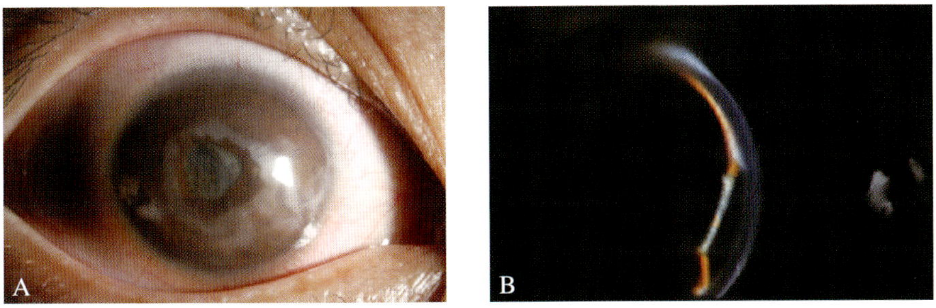

图 1-48　男，22 岁，特发性关节炎性前葡萄膜炎，HLA-B27（+），角膜带状变性，瞳孔膜闭，角膜与虹膜小环外完全相贴。A. 弥散光照相，见虹膜小环外与角膜粘连处呈灰白色机化萎缩外观；B. 裂隙照相见仅在瞳孔区和虹膜小环内前房存在

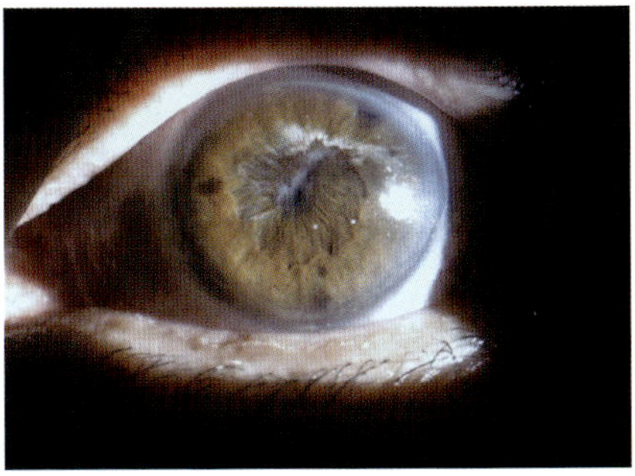

图 1-49　瞳孔机化膜闭

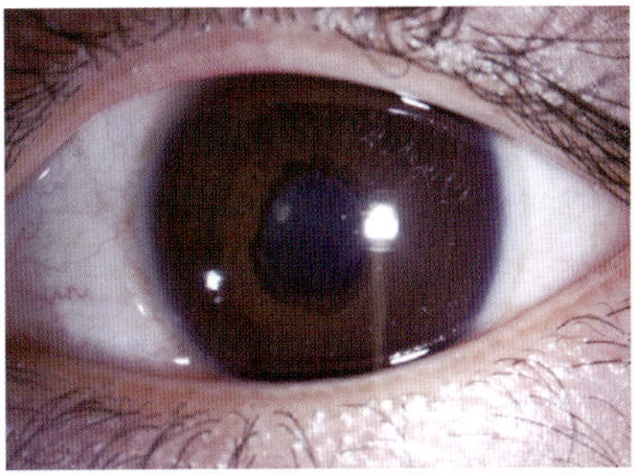

图 1-50　瞳孔缘色素层外翻

（8）晶状体前色素沉着：炎症使虹膜水肿并脱色素，可沉积于晶状体前囊上（图 1-51）。

（9）前房角改变：炎症使虹膜根部出现渗出易引起前粘连、小梁充血和新生血管，可以导致继发性房角关闭从而发生继发性青光眼；而 Fuchs 虹膜异色性虹膜睫状体炎可引起前房出血。

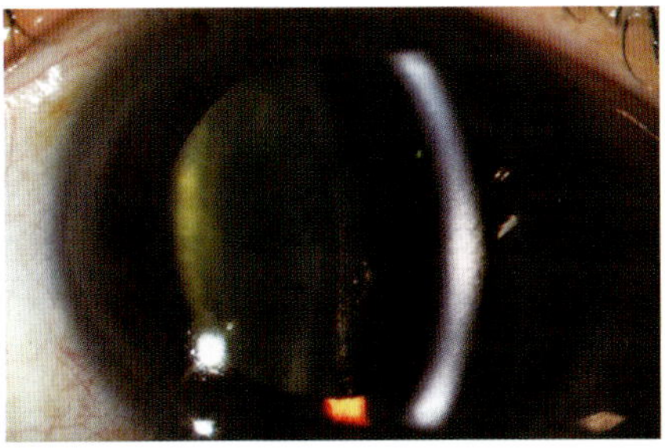

图 1-51　晶状体前表面色素沉着

（10）晶状体后腔（间隙）混浊：晶状体后间隙为晶状体中心后的一薄层光学间隙，中央为漏斗状玻璃体中央空管的前部，

即原始玻璃体的前部。眼前节和中间葡萄膜炎症时蛋白质和细胞可渗出至该间隙，与前房所见相同，也表现为闪光和浮游细胞阳性。

3．并发症

（1）角膜病变

角膜水肿：严重的前葡萄膜炎常伴有角膜后弹力层皱褶，更可以表现为角膜水肿，多发生于严重的急性前葡萄膜炎及长期慢性炎症累及角膜内皮细胞，破坏角膜的水化功能，导致水的代谢失衡，严重者可以出现角膜大泡、小泡（图 1-52 ～ 1-53）。

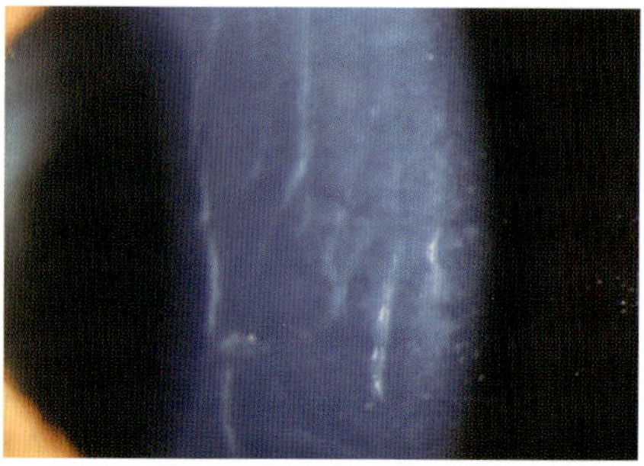

图 1-52　白内障术后前房炎性渗出，角膜狄氏膜皱折

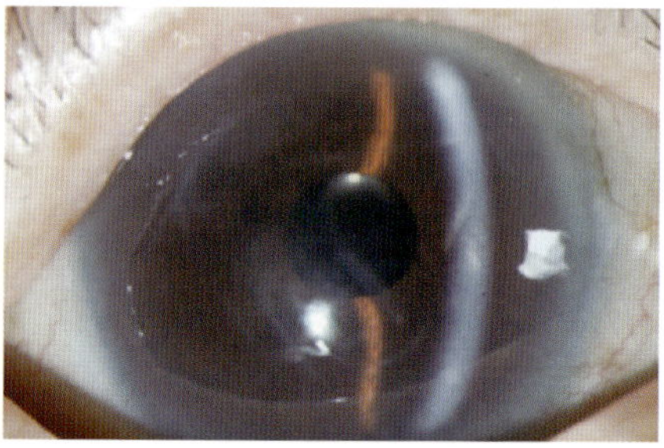

图 1-53　角膜内皮炎，可见角膜后狄氏膜皱折，角膜基质层混浊

角膜带状变性：多发生于炎症晚期，为睑裂部角膜的前弹力层钙质沉着，由于光化射线作用，或由于睑裂部角膜和空气化学交换的变化而致钙质易于在此沉着。由角膜缘的两侧开始，向中心进展，形成水平的带状混浊，近中部狭窄，在角膜和病变之间有少许透明区。多见于儿童前葡萄膜炎，尤其是青少年特发性关节炎性前葡萄膜炎（图 1-54 ～ 1-56）。

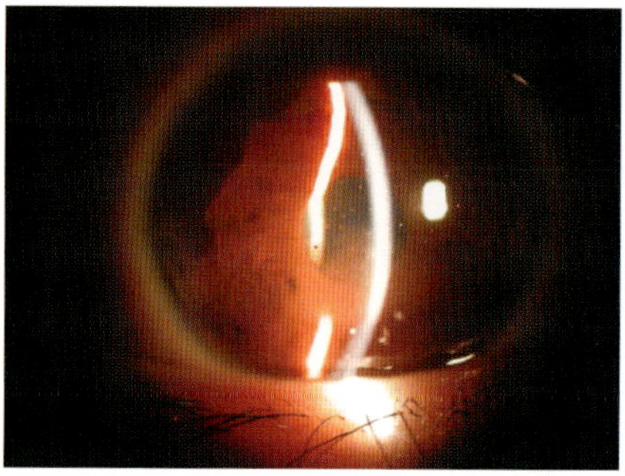

图 1-54　角膜带状变性，见于瞳孔下方睑裂部

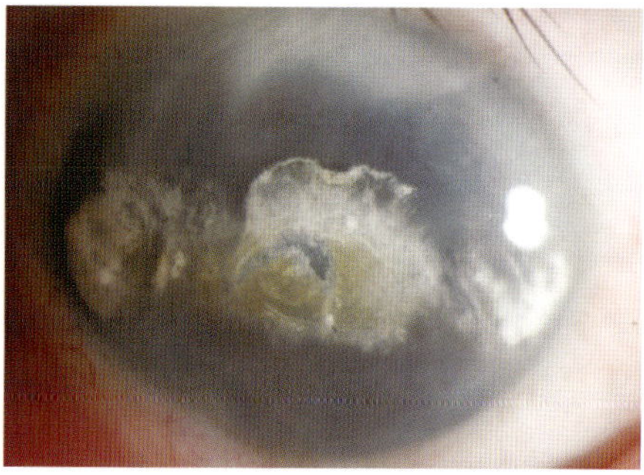

图 1-55　角膜带状变性，见角膜睑裂部致密混浊

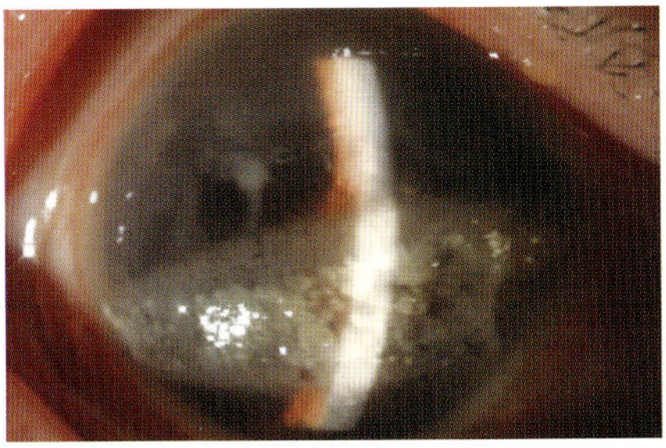

图 1-56　角膜带状变性，见中央偏下方睑裂部点、片状混浊

（3）并发性白内障：葡萄膜炎常见的并发症，常发生于慢性葡萄膜炎，发病率占影响视力的并发症的第二位，仅次于炎症所致的黄斑水肿。并发性白内障的晶状体混浊多开始于后囊下，呈锅巴样外观，影响视力较早且重。白内障的发生可能是房水的炎症性改变影响了晶状体的代谢和营养；前列腺素 E 生成过多而致晶状体膜的通透性增加而引起混浊；晶状体后囊薄弱，无晶状体上皮细胞，因而混浊容易开始于后囊下。晶状体的混浊也可以开始于虹膜后粘连相应部位（图 1-57 ～ 1-64）。

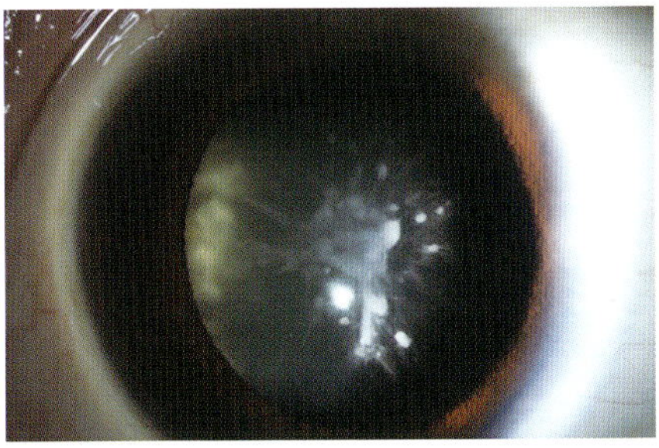

图 1-57　右并发性白内障（前囊和后囊下），双侧中间葡萄膜炎

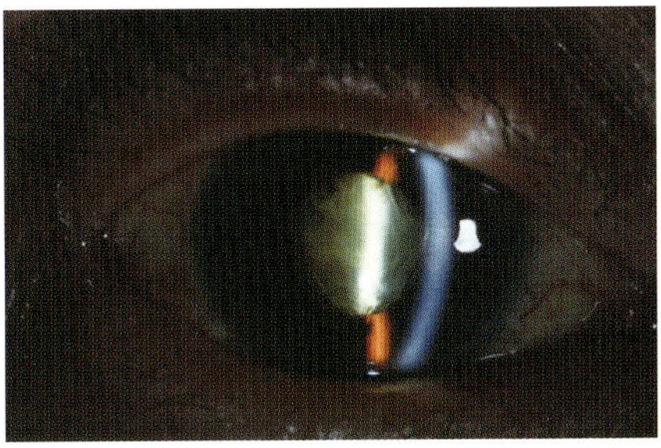

图 1-58　黑朦，视网膜脱离，并发性白内障

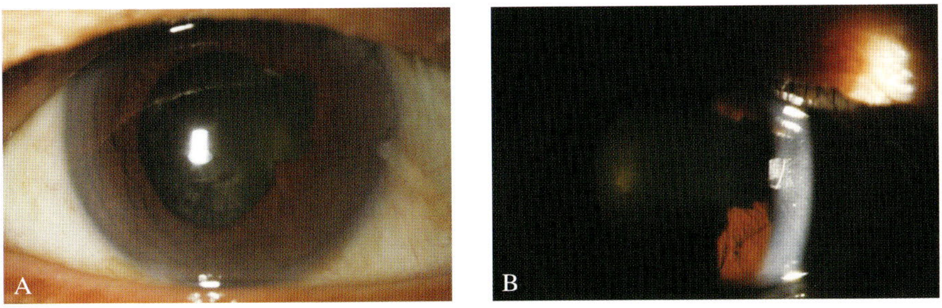

图 1-59　VKH 患者并发性白内障，A. 虹膜后粘连，注意粘连部位相应处晶状体前皮质混浊，B. 后囊下混浊

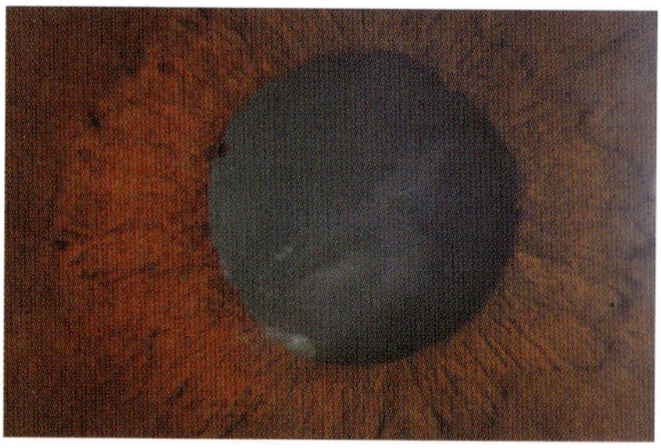

图 1-60　虹膜后粘连，晶状体前皮质混浊

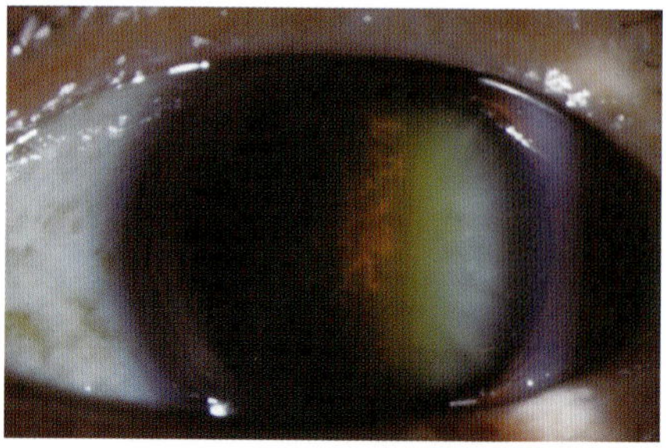

图 1-61　并发性白内障后囊下锅巴状混浊

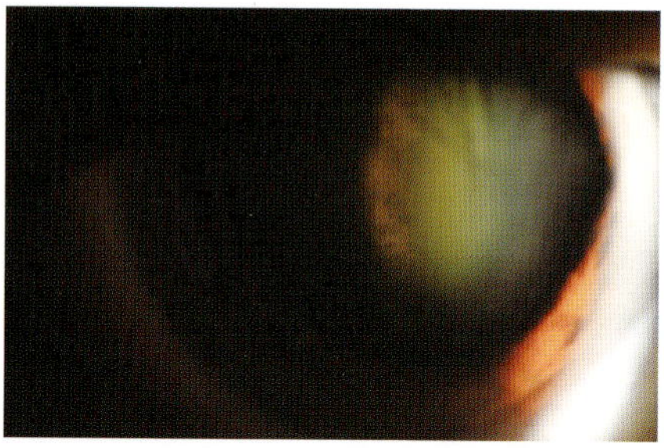

图 1-62　并发性白内障，后囊下混浊

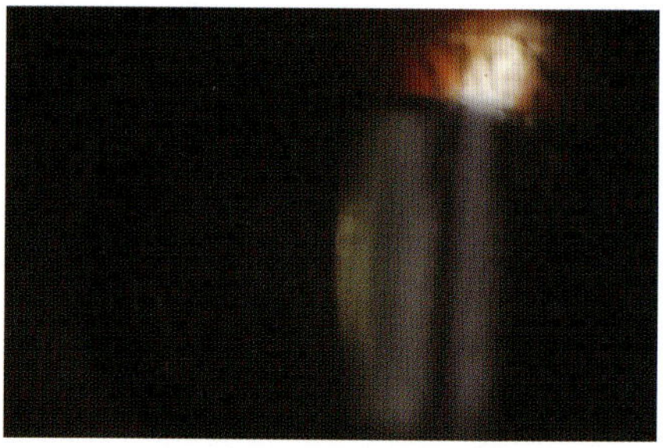

图 1-63　并发性白内障，后囊下轻度混浊

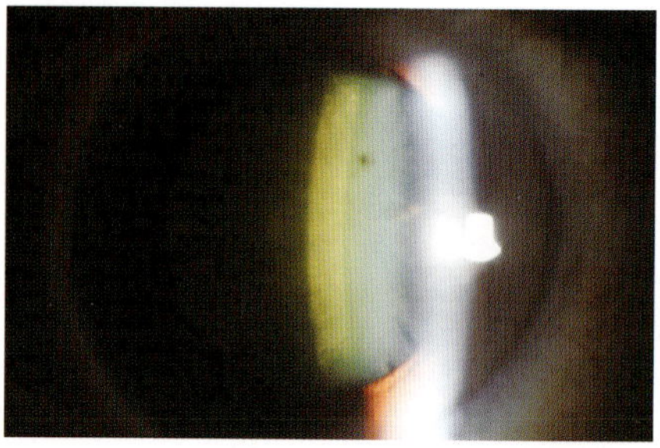

图 1-64　并发性白内障，后囊下致密混浊

（4）继发性青光眼：也是葡萄膜炎常见的并发症，按照 SUN 工作组的规定，继发性青光眼是指由于葡萄膜炎造成了青光眼性的视盘改变或视野缺损方可诊断，如果只是由于葡萄膜炎造成了眼压升高，应该描述为炎性眼压升高。

继发性青光眼发生的原因包括：①炎症渗出物堵塞房角；②虹膜前后粘连，影响房水的引流（图 1-65 ~ 1-66）；③炎症引发小梁网的炎症，使小梁网肿胀，网眼变小，房水排出阻力加大；④新生血管形成：长期炎症可致虹膜睫状体形成新生血管，并伴有房角新生血管纤维膜形成，影响房角功能；⑤睫状环阻滞性青光眼：炎症致睫状体肿胀，而使悬韧带松弛，晶状体前移，前房变浅，瞳孔半开大，眼压升高；⑥前列腺素作用：炎症致前列腺素分泌增加，血-房水屏障破坏，血管通透性加大，而致眼压升高，瞳孔缩小；⑦炎症使房水分泌增加。

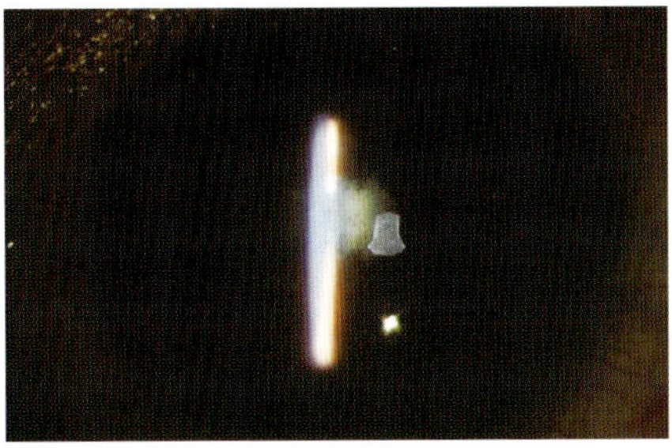

图 1-65　瞳孔闭锁，前房变浅

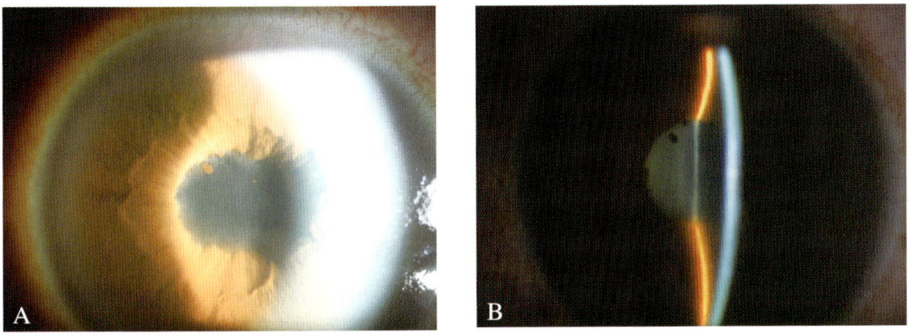

图 1-66　虹膜睫状体炎继发性青光眼，A. 瞳孔缘后粘连致瞳孔闭锁，虹膜膨隆，角膜水肿；B. 虹膜膨隆致除瞳孔区外前房很浅（潘英姿提供）

（5）低眼压：急性前葡萄膜炎由于炎症影响睫状上皮分泌功能；可出现渗出性睫状体脉络膜脱离，眼压低；晚期睫状体功能丧失，出现不可逆的低眼压。

（6）虹膜新生血管：长期慢性炎症可以导致虹膜睫状体发生新生血管（图 1-67 ~ 1-69），容易形成纤维组织，临床过程经过三期：第一期是靠近瞳孔缘和虹膜根部出现小血管；第二期是瞳孔缘和虹膜根部的小血管穿透到虹膜前面，在虹膜基质层也发生小血管；第三期伴有新生血管的结缔组织覆盖在虹膜前表面的全部或一部分，虹膜前表面变平易发生葡萄膜色素外翻（图 1-68），括约肌功能消失，继而继续进展发生房角新生血管膜或周边前粘连而导致新生血管性青光眼（图 1-69 ~ 1-70）。

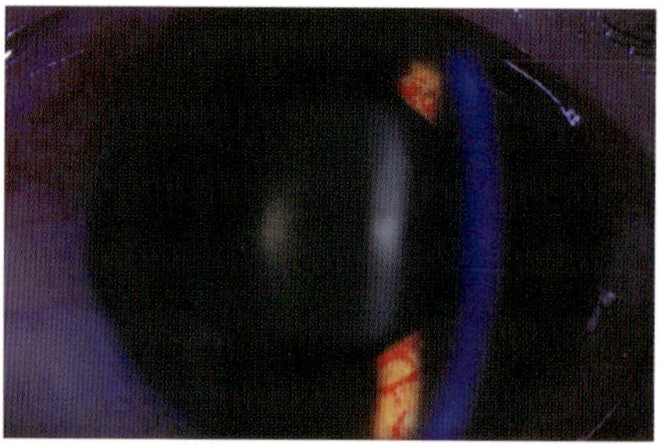

图 1-67 虹膜新生血管，视网膜分支静脉阻塞

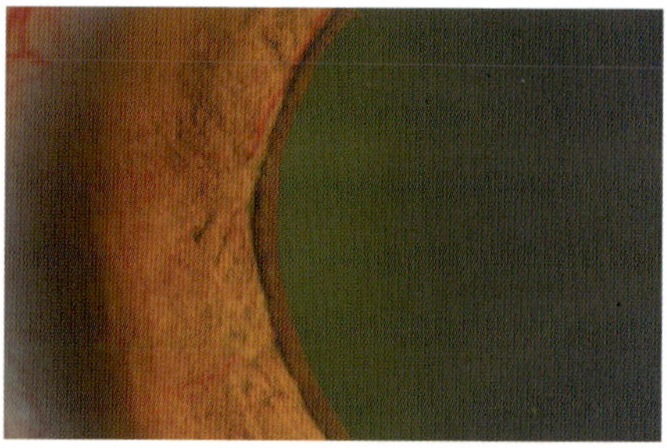

图 1-68 虹膜新生血管及瞳孔缘色素外翻

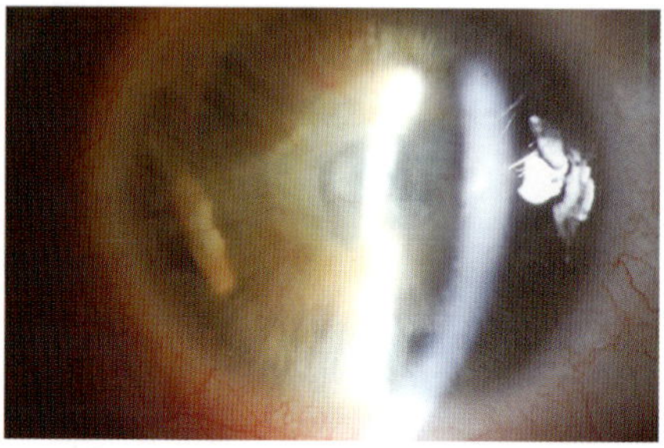

图 1-69 小柳原田病晚期，虹膜大量新生血管及瞳孔闭锁，虹膜周边激光切除术后

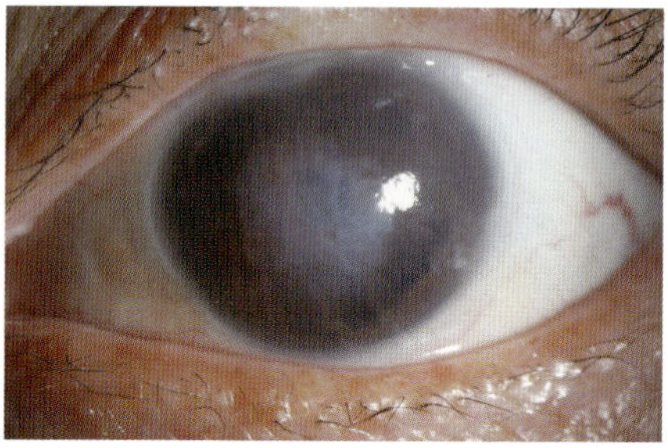

图 1-70 葡萄膜炎终末期，黑矇

（7）屈光不正：炎症活动期睫状肌痉挛可表现为近视；炎症致黄斑水肿可引起暂时性远视。

二、中间葡萄膜炎

中间葡萄膜炎是指炎症部位主要位于玻璃体，通常是眼球中间部位（睫状体后部和睫状体平坦部）的炎症。

1．症状

可以没有自觉症状或很轻，可有眼前黑点飘动或薄纱状，视物模糊，如有明显的玻璃体混浊或发生并发性白内障或黄斑水肿，则可有明显的视力减退。

2．体征

（1）前节改变：可以有或没有前葡萄膜炎的体征，包括轻微的睫状充血、角膜后 KP、前房弱闪光等。特征性的体征是晶状体后间隙混浊，闪光阳性，有明显的浮游物。

（2）玻璃体混浊：玻璃体混浊是中间葡萄膜炎最大的特殊改变之一，混浊可呈细小尘状，有时可以混有条索状混浊。炎症细胞可以形成灰白色小球状混浊，称为玻璃体雪球，多位于玻璃体腔下部（图 1-71 ～ 1-73）。

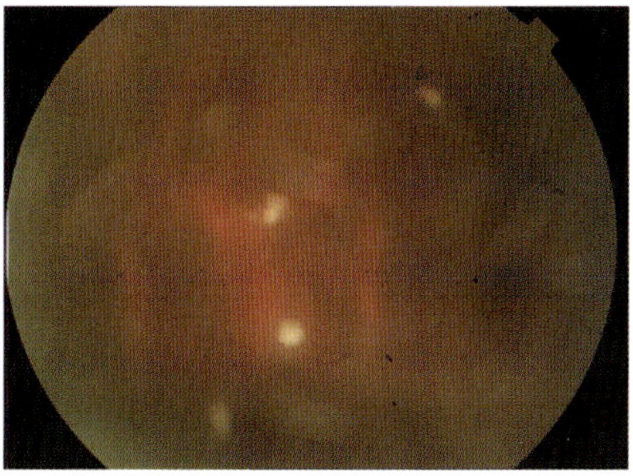

图 1-71　玻璃体雪球状混浊

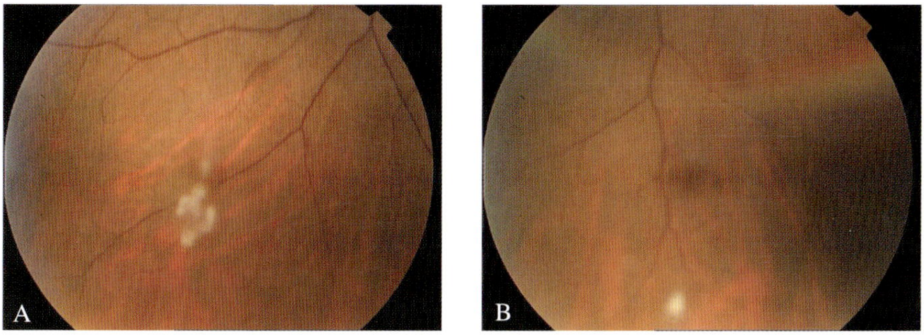

图 1-72　玻璃体雪球状混浊，A. 右眼下方成簇，B. 左眼下方一个雪球状，多见于中间葡萄膜炎

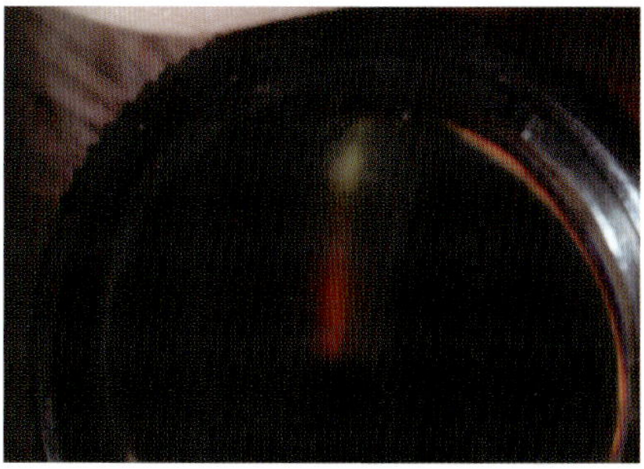

图 1-73　玻璃体弥漫混浊、雪球样混浊、雪堤状混浊（90D 前置镜裂隙灯检查）

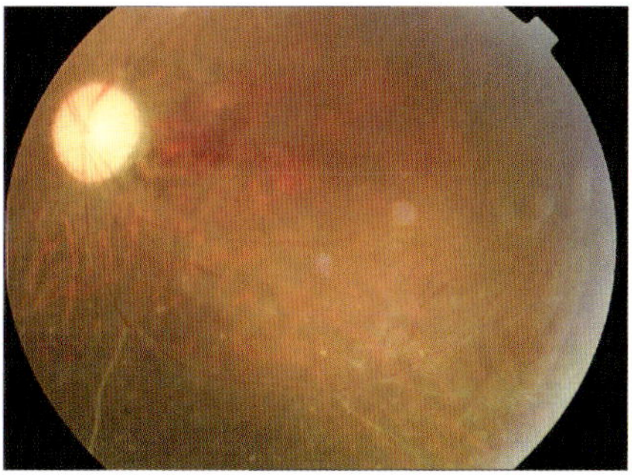

图 1-74　视网膜血管白鞘

（3）视网膜改变

视网膜渗出：有两种类型，一种是弥漫性炎症，在锯齿缘附近或平坦部和视网膜周边部有少量散在黄灰色渗出，伴有视网膜小静脉末端有白鞘和闭锁（图 1-74），散在渗出瘢痕化后遗留陈旧病变，呈色素紊乱；另一种是周边视网膜局限性渗出呈大片灰白色或灰黄色渗出，多位于锯齿缘称为雪堤状渗出。

视网膜血管改变：常表现视网膜血管炎、视网膜血管周围炎。眼底周边部血管有白鞘，沿静脉走行有渗出，静脉常扩张弯曲，有时可有新生血管形成，严重的迁延性炎症的血管炎从周边向后极部发展，进行性血管闭塞（图 1-75）。

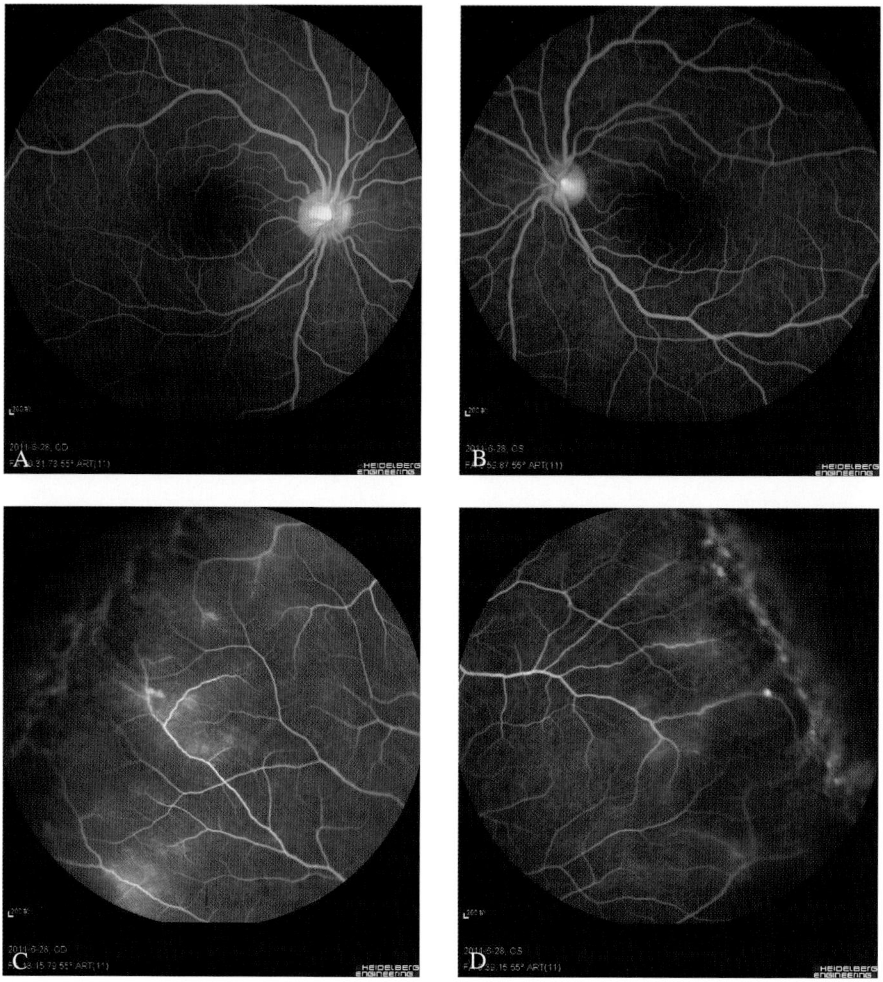

图 1-75　中间葡萄膜炎，A. B. 荧光素眼底血管造影（FFA）显示双眼后极正常；C.D. 周边视网膜血管旁渗漏

3．并发症

（1）并发性白内障：同前葡萄膜炎（图 1-76）。

（2）黄斑囊样水肿：由于中间葡萄膜炎的视网膜血管病变，容易引起黄斑囊样水肿。

（3）继发性青光眼：由于渗出碎片阻塞房角，或是虹膜前粘连，引起房角关闭以及治疗应用糖皮质激素都可以引起青光眼。

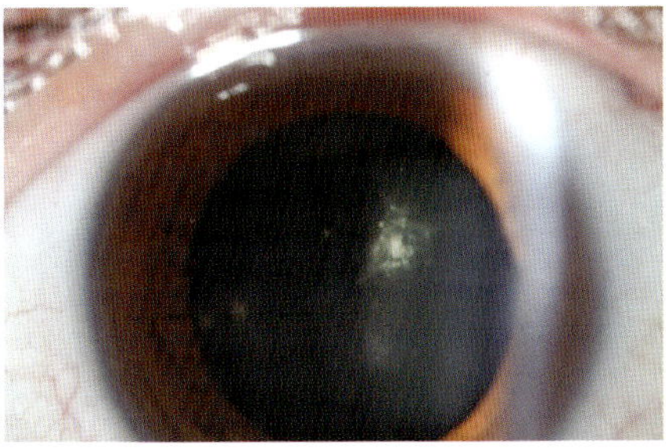

图 1-76　中间葡萄膜炎并发性白内障，显示晶状体前皮质及后囊下混浊

（4）视网膜脱离：中间葡萄膜炎的大量渗出可以引起视网膜脱离

（5）玻璃体积血：多为轻度积血，有时也可有较多积血。

三、后葡萄膜炎

后葡萄膜炎是指炎症累及视网膜和 / 或脉络膜，玻璃体不同程度的炎性细胞，局限性、多灶性或弥漫的视网膜炎或脉络膜炎，不同的病变可以有同样的表现。

1．症状　后葡萄膜炎患者无眼痛、畏光、流泪等刺激症状，表现为视力减退和视功能紊乱，眼前黑影飘动。

（1）视力减退：视力减退的程度取决于病变的部位，如黄斑区病变则视力减退明显，周边视网膜脉络膜病变视力减退较轻或不明显。

（2）视功能紊乱的其他表现：可以由于病变对视网膜的刺激，出现病变相应视野区域的闪光感；如有视网膜水肿，尤其累及黄斑区，可出现视物变形；视网膜视细胞之间渗出物使细胞间距加大，则成像变小，称小视症；相反，病变萎缩使视细胞间距变小，视细胞堆积在一起，使成像变大，称大视症。病变相应部位视野可产生暗点。

2．体征

（1）玻璃体混浊：后葡萄膜炎的玻璃体混浊主要位于玻璃体的中部和后部，靠近病灶部位更明显。多为粗大不规则混浊和散在较大的混浊以及条状混浊杂有色素点，这是由于后部组织被破坏，混浊的主要成分为组织细胞、吞噬细胞和纤维索条和碎片（图 1-77）。

（2）脉络膜视网膜炎病灶

病灶可以是局限性或弥慢性（图 1-78 ～ 1-88）。

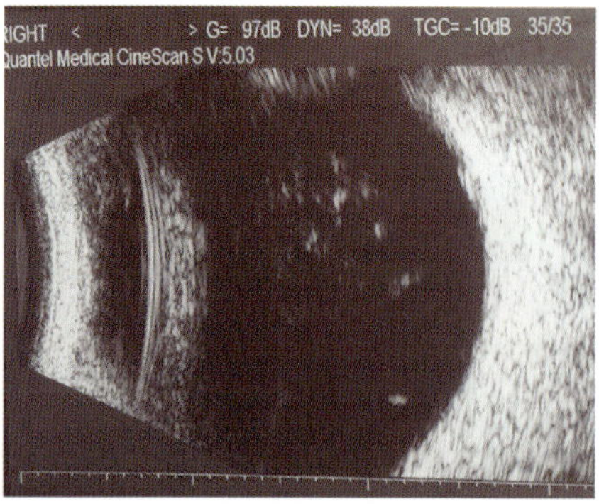

图 1-77 全葡萄膜炎，**B** 超示玻璃体明显混浊

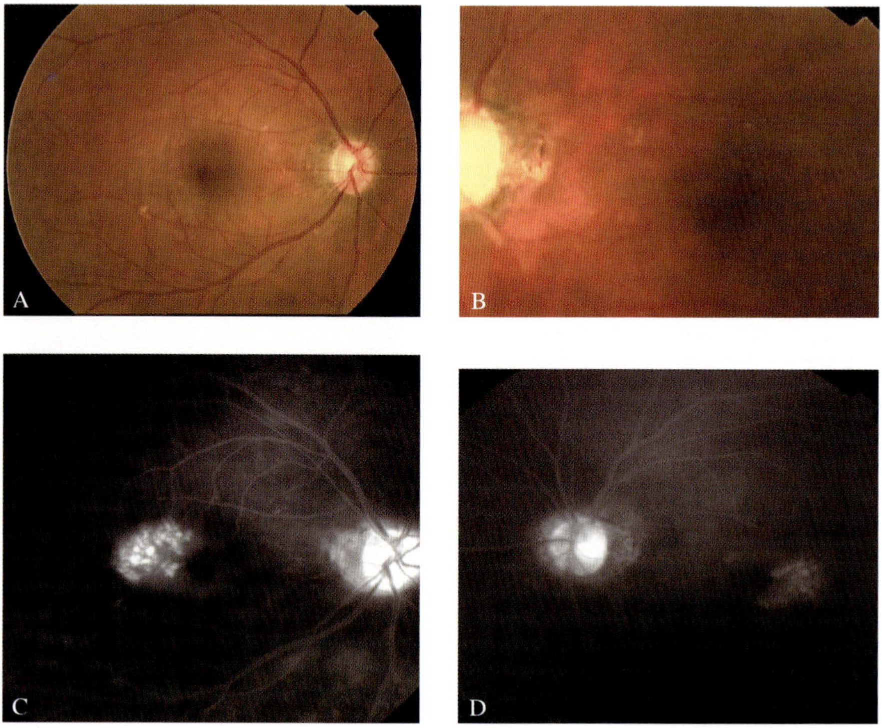

图 1-78 Lyme 病患者视网膜后极部黄斑旁陈旧病灶，**A.B.** 双眼眼底彩色照相，黄斑颞侧视网膜略显不均匀灰黄色，后极部散在几个淡黄色小斑点状病灶；**C.D.** 双眼 **FFA** 晚期影像，黄斑颞侧为呈簇的点状高荧光（荧光素渗漏），散在黄点状病灶相应部位呈透见荧光（**RPE** 脱色素改变）

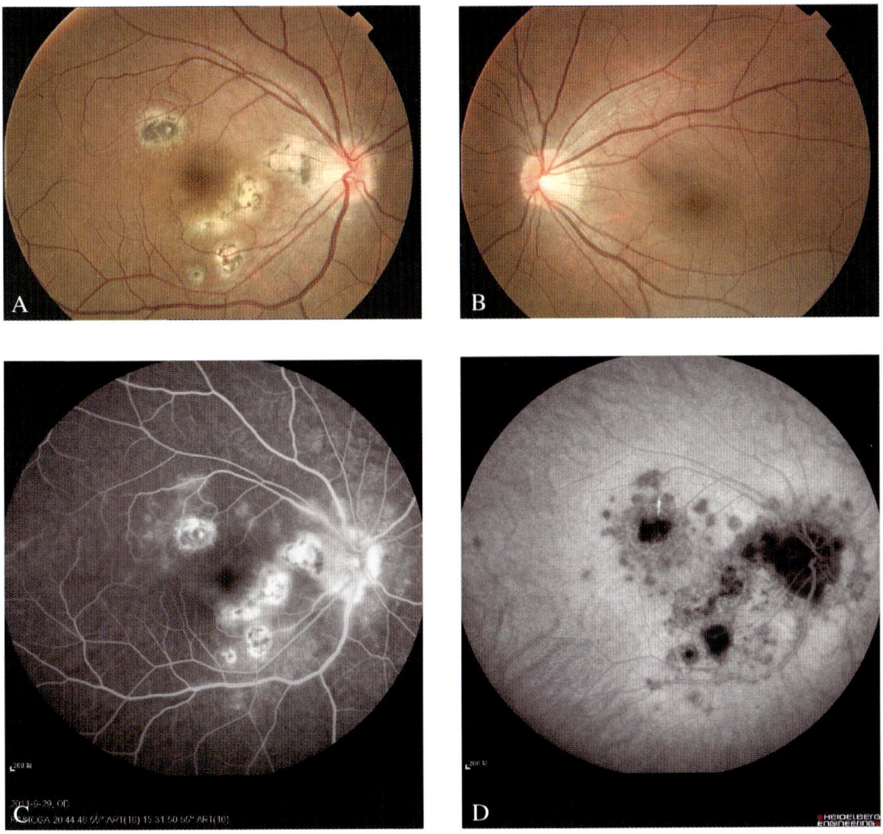

图 1-79　右眼陈旧性脉络膜炎，**A.** 右眼彩色眼底照相，显示后极部 **5** 个大小约 **1/2PD** 的脉络膜陈旧病灶，呈不均匀色素沉着（黑色）与色素脱失（淡黄白色）相间的圆片状；病灶周边可见散在淡黄色斑点；**B.** 左眼正常眼底彩色照相；**C.** 右眼 **FFA** 晚期（**20** 分 **44** 秒），显示后极部病灶内色素沉着处为荧光遮蔽的低荧光，色素脱失处呈高荧光，边界清楚，无渗漏（窗样缺损）；在病灶周边的点状病灶与视盘周围的可见点片状、相对略弱的高荧光（窗样缺损）；**D.** 右眼吲哚青绿眼底造影（**ICGA**），显示后极部大小不等的圆片状低荧光，其中色素沉着处为绝对低荧光

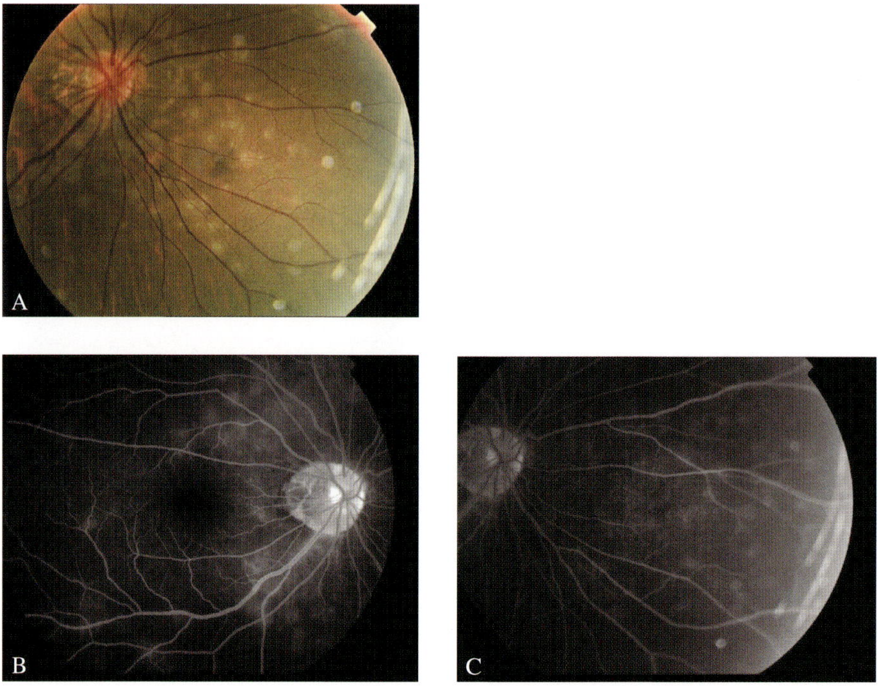

图 1-80 结核性葡萄膜炎，**A.** 右眼彩色眼底照相，显示视网膜下散在分布的斑片状病灶，黄白色、边界略模糊；**B.C.** 为 **FFA** 图像，视网膜血管正常，斑片状病灶处为弱的高荧光

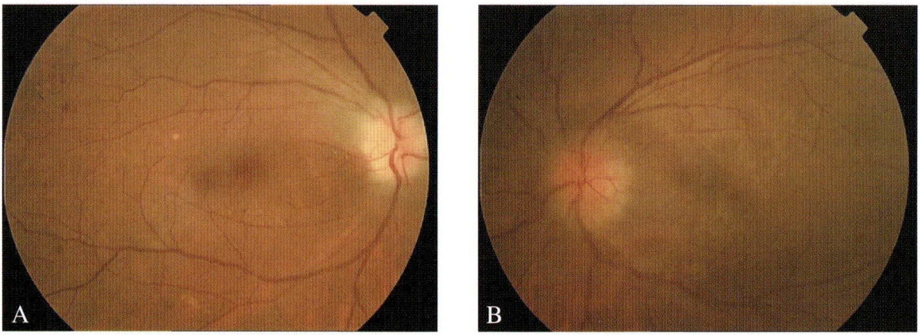

图 1-81 右眼全葡萄膜炎 **A.** 右眼彩色眼底照相：视盘水肿，视网膜中央动脉细窄，颞侧网膜可见少量出血斑；**B.** 左眼彩色眼底照相：视盘水肿，视网膜中央动脉细窄，黄斑水肿伴前膜，黄斑周围小血管被牵拉迂曲、向中心凹收缩

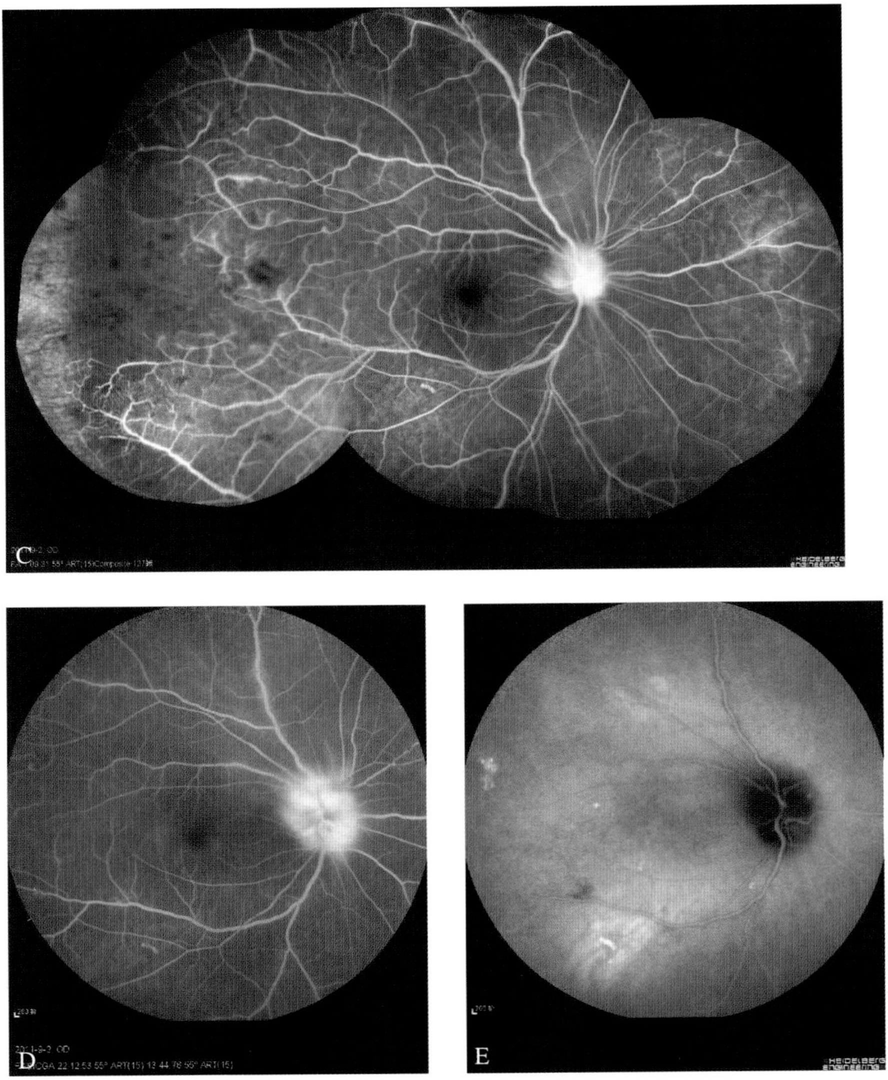

图 1-81 续　**C.** 右眼 **FFA** 晚期图像拼图：视盘呈高荧光，视网膜周边部可见大片的毛细血管非充盈区，其附近的视网膜小血管管壁着染、渗漏，毛细血管扩张呈鱼网状；**D.** 右眼 **FFA** 晚期图像：视盘为血管渗漏的高荧光，视网膜中央动脉极细，黄斑区周围有轻微荧光素渗漏；**E.ICGA** 晚期图像：视盘边界模糊的低荧光，未见视盘表面有新生血管，说明 **FFA** 显示的视盘高荧光为视盘表面小血管渗漏所致

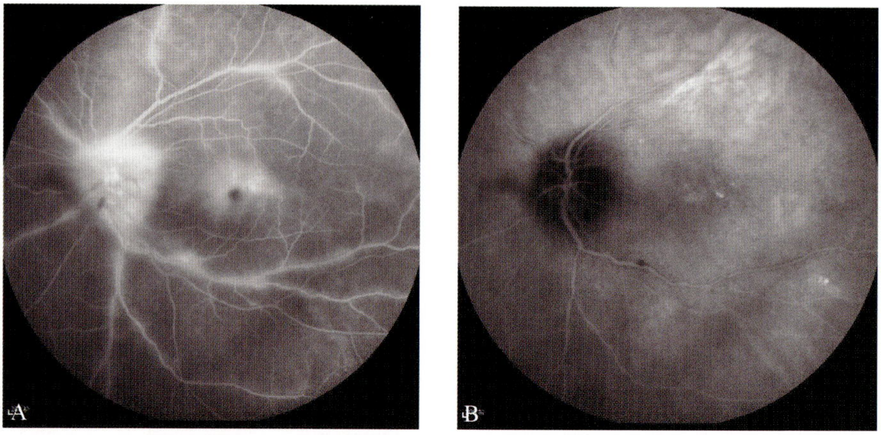

图 1-82 双眼全葡萄膜炎和视网膜血管炎，**A. FFA** 晚期图像：视盘呈边界模糊的高荧光，黄斑周围毛细血管荧光素渗漏，视网膜大血管主干管壁染色、渗漏；**B. ICGA** 晚期图像：视盘边界欠清的低荧光，未见视盘有新生血管样病变

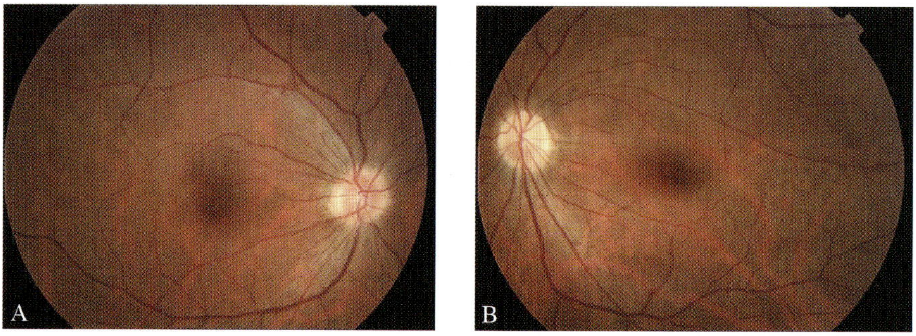

图 1-83 全葡萄膜炎，**A.B.** 彩色眼底相显示双眼眼底中周部色素紊乱

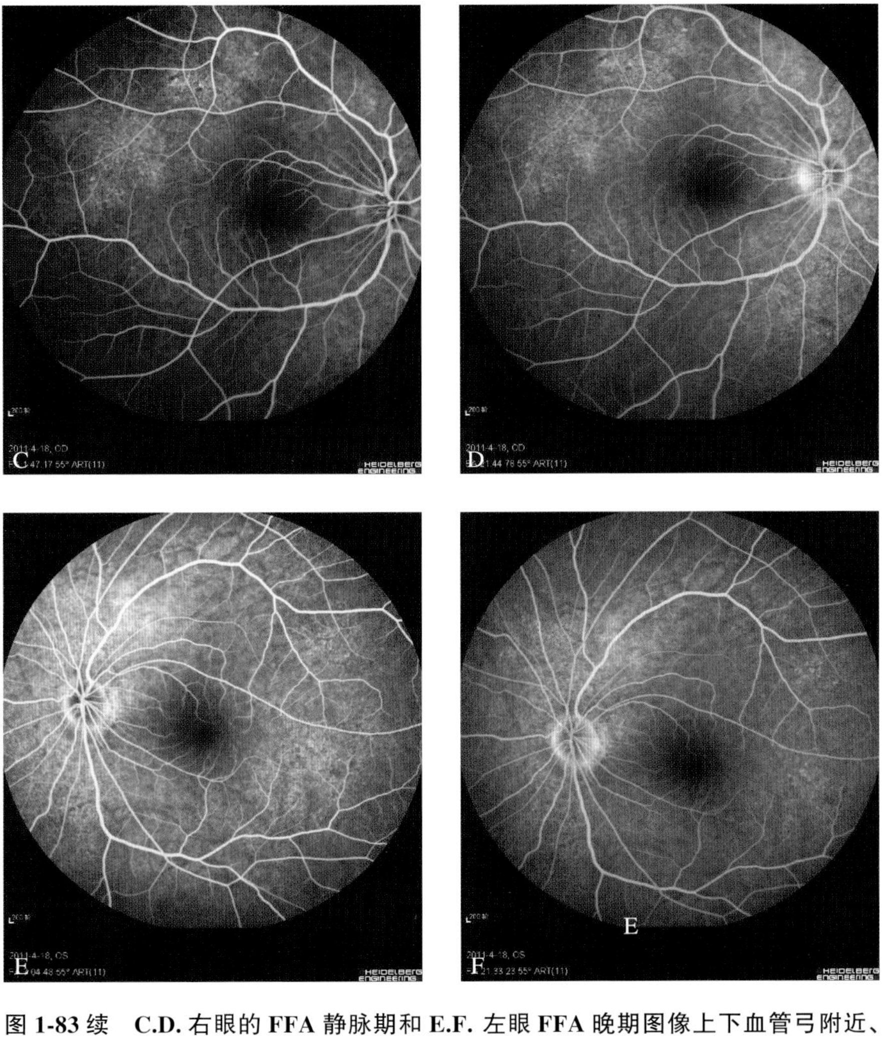

图 1-83 续　**C.D.** 右眼的 **FFA** 静脉期和 **E.F.** 左眼 **FFA** 晚期图像上下血管弓附近、视盘鼻侧可见弥漫性点状高荧光，晚期无渗漏（窗样缺损）

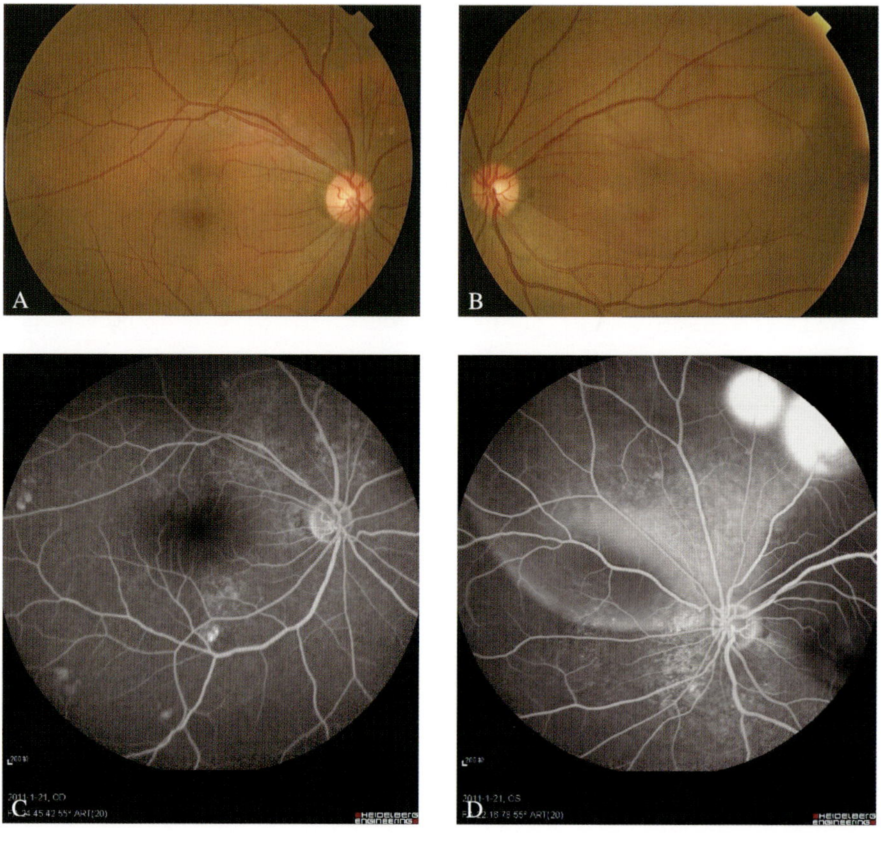

图 **1-84** 双眼脉络膜炎，**A.** 右眼彩色眼底照相：散在分布少量黄白色、边界清楚的小圆点状病灶；**B.** 左眼彩色眼底照相：呈显著的上半视网膜呈半球形渗出性视网膜脱离，累及黄斑区；**C.** 右眼的 **FFA** 像可见点状高荧光（窗样缺损）；**D.** 左眼 **FFA** 图像：上方可见两处明显的极强高荧光的脉络膜渗漏灶，晚期渗漏的荧光素勾勒出神经上皮脱离的范围

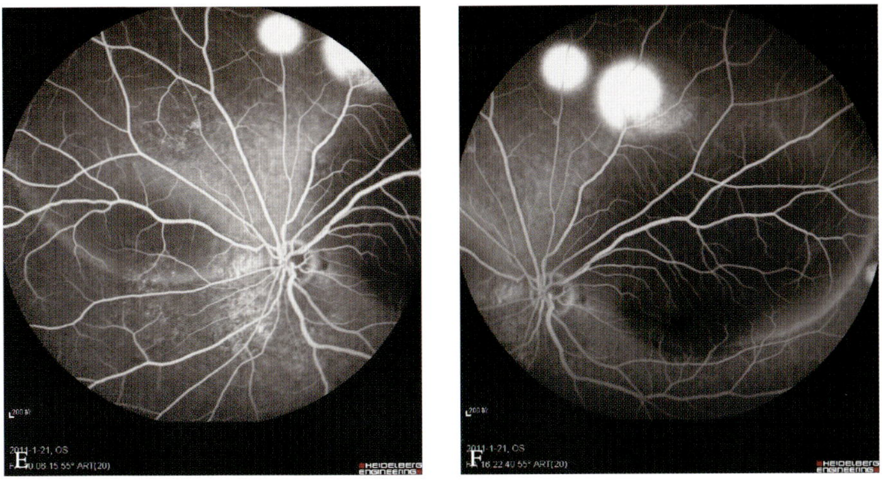

图 **1-84** 续　**E.F.** 左眼 **FFA** 图像：上方可见两处明显的极强高荧光的脉络膜渗漏灶，晚期渗漏的荧光素勾勒出神经上皮脱离的范围

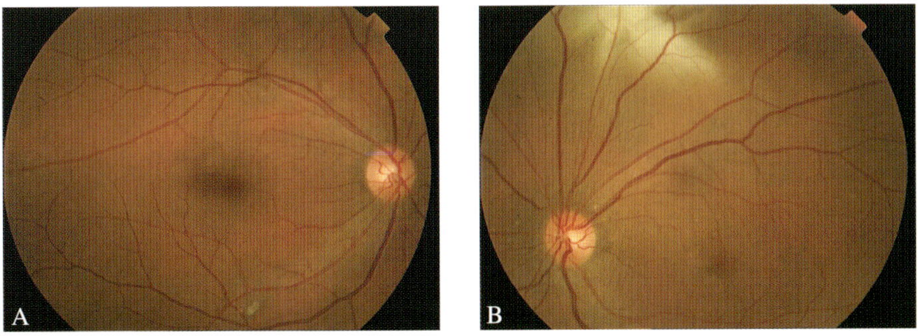

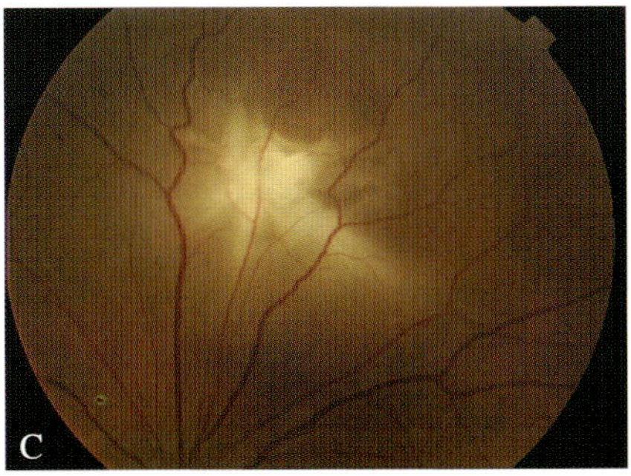

图 **1-85**　双眼脉络膜炎，图 **1-84** 同一患者治疗 **3** 个月后，**A.** 右眼彩色眼底照相；**B.C.** 左眼彩色眼底照相：原上方渗漏处可见明显的视网膜下增殖性病变形成，并收缩、牵拉，后极部可见视网膜皱褶，累及黄斑

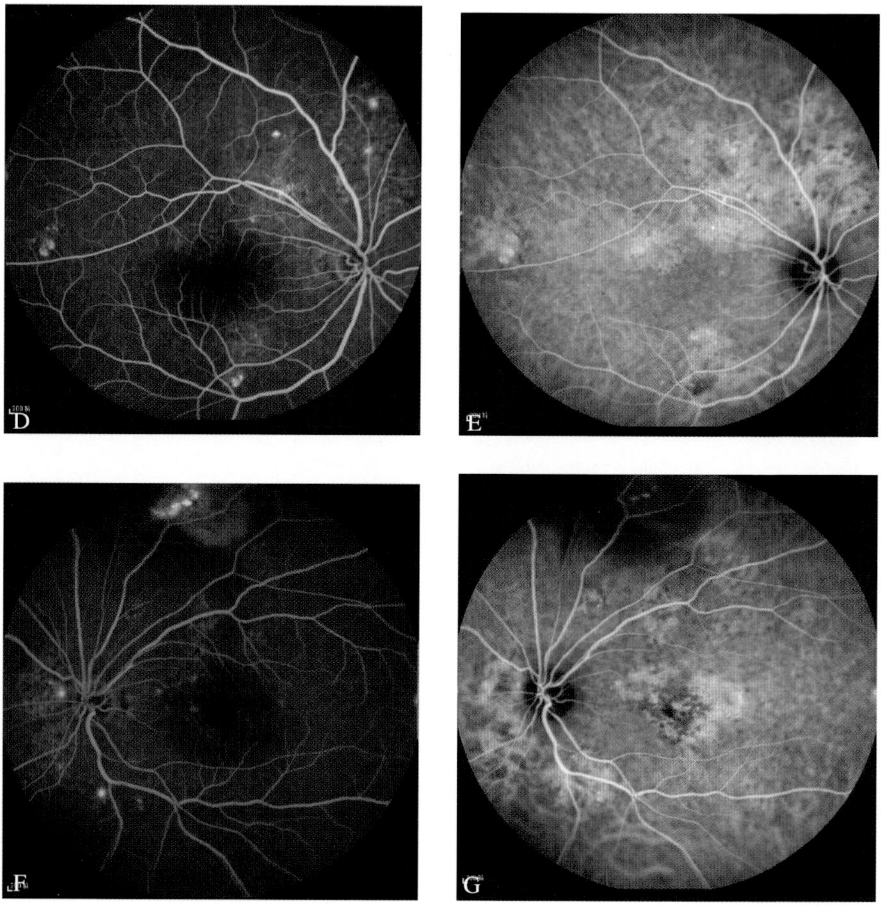

图 1-85 续　**D.** 右眼 **FFA** 图像：右 **FFA** 仍为散在点片状高荧光（窗样缺损）；**E.** 右眼 **ICGA** 晚期图像斑驳样片状弱的高荧光，夹杂点状低荧光；**F.** 左眼 **FFA 5** 分钟时图像：可见散在点状高荧光；**G.** 左眼 **ICGA** 晚期像后极斑驳高荧光，颞上大片低荧光（炎性渗漏）

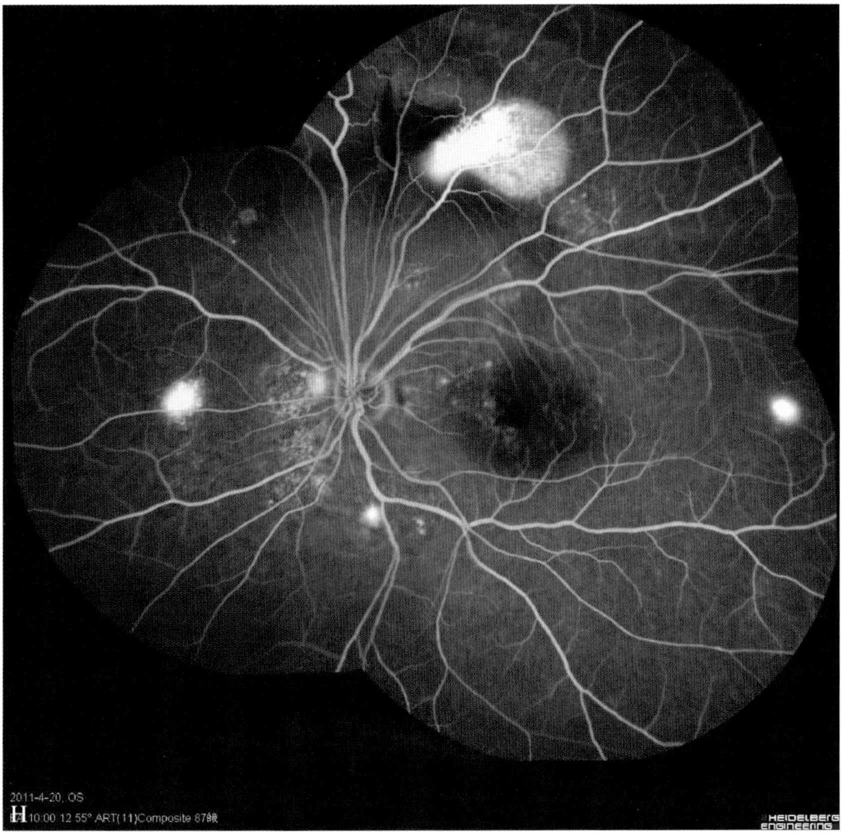

图 1-85 续　**H. FFA** 拼图，左眼 **FFA10** 分钟时图像：有 **5** 处荧光素渗漏明显（脉络膜炎性渗漏），上方增殖膜较厚的部分为低荧光（荧光遮蔽），旁边仍渗漏显著；黄斑、视盘周围可见密集的点状窗样缺损

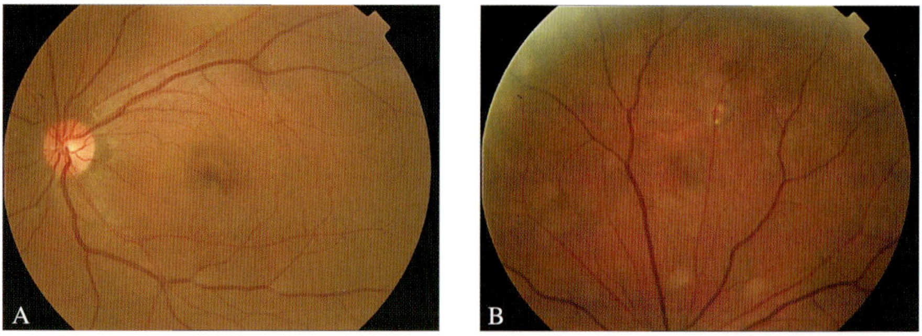

图 **1-86**　双眼脉络膜炎，图 **1-84** 同一患者治疗 **5** 个月后，**A.** 左眼彩色眼底照相后极部和 **B.** 上方陈旧病灶

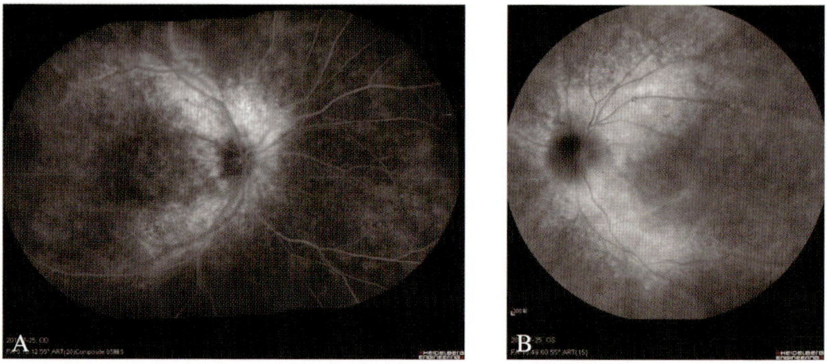

图 **1-87**　后葡萄膜炎，**A.B.** 右、左眼 **FFA** 图像：双眼广泛、弥漫的针尖样点状高荧光，在视盘上下、沿血管弓处分布最为密集

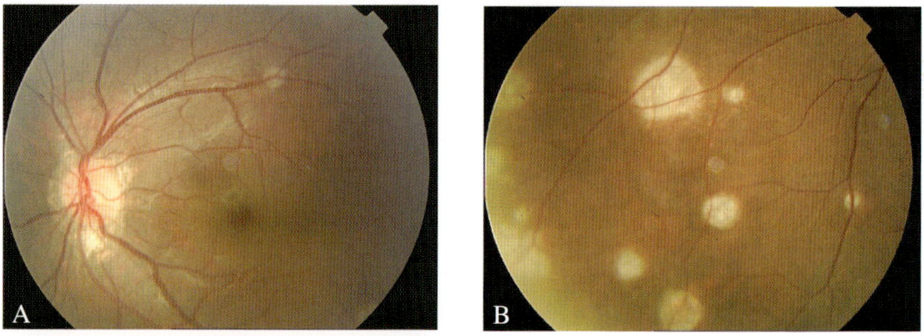

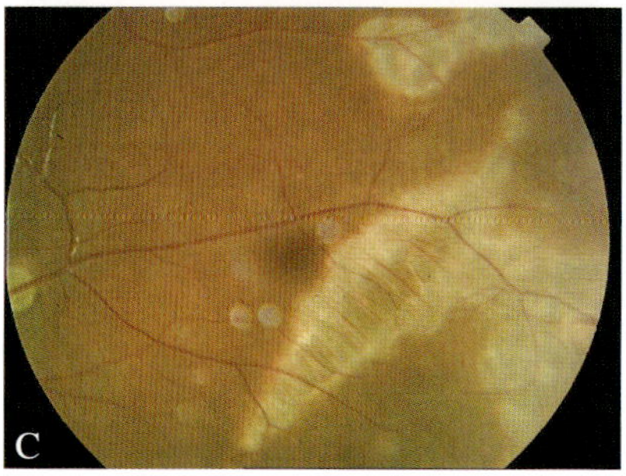

图 **1-88**　左眼陈旧性全葡萄膜炎，**A.** 眼底照相后极部显示正常，鼻下（**B**）和颞下（**C**）显示灰白色脉络膜陈旧病灶

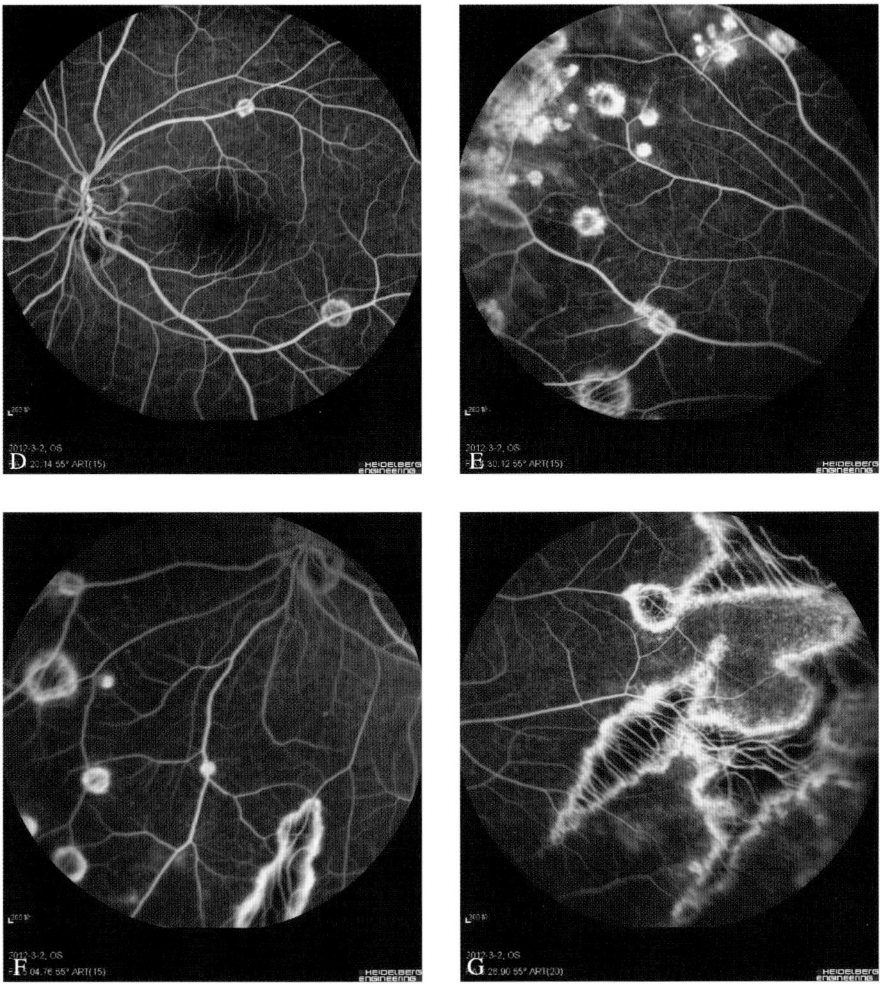

图 1-88 续　D.E.F.G. 左眼 **FFA**：周边部广泛的圆形、梭形、不规则形脉络膜萎缩灶，病灶边缘为高荧光，内为低荧光，呈“中黑外亮”的特点，并可暴露脉络膜大血管走行，此为脉络膜毛细血管层萎缩所致

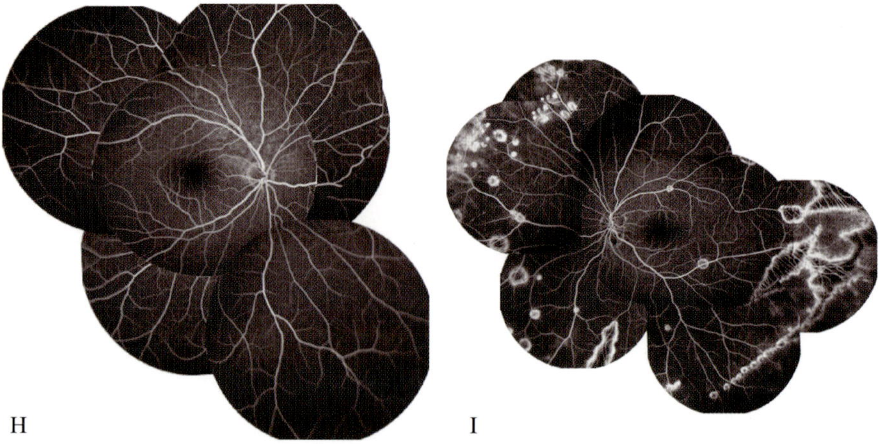

图 1-88 续　H.I. 右、左眼 FFA 拼图，显示右眼大致正常，左眼周边多处脉络膜萎缩灶

3．并发症

（1）黄斑部视网膜前膜：又称视网膜黄斑部纤维增生（图 1-89）。形成原因可能是：炎性玻璃体浓缩，牵引视网膜表面；内界膜分离伴有玻璃体细胞增生，形成膜牵引视网膜；胶质细胞通过内界膜到视网膜表面。

（2）黄斑部及视盘水肿：多见于后葡萄膜炎和全葡萄膜炎，特别是病变靠近视乳头和后极部，严重的前葡萄膜炎也可以引起视乳头和黄斑部水肿、视乳头充血，边界不清（图 1-90）。发生的机制可能是由于视乳头无内界膜，易受炎症影响；黄斑部有 Henle 纤维容易使液体贮积（图 1-91 ~ 1-92）。

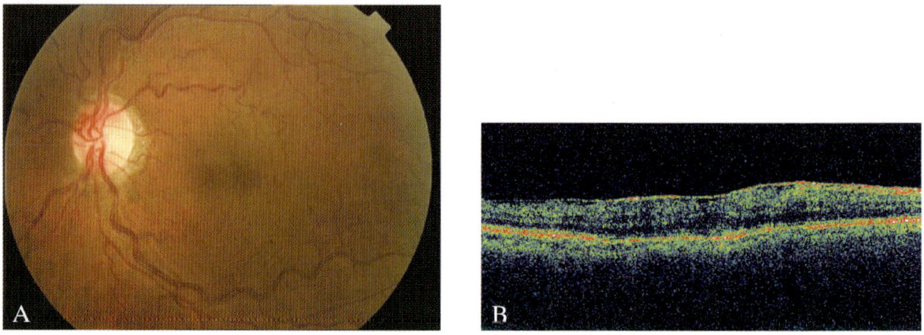

图 1-89　黄斑前膜，A. 眼底照相可见黄斑周围血管异常；B. 相干光断层扫描（OCT）显示黄斑前膜

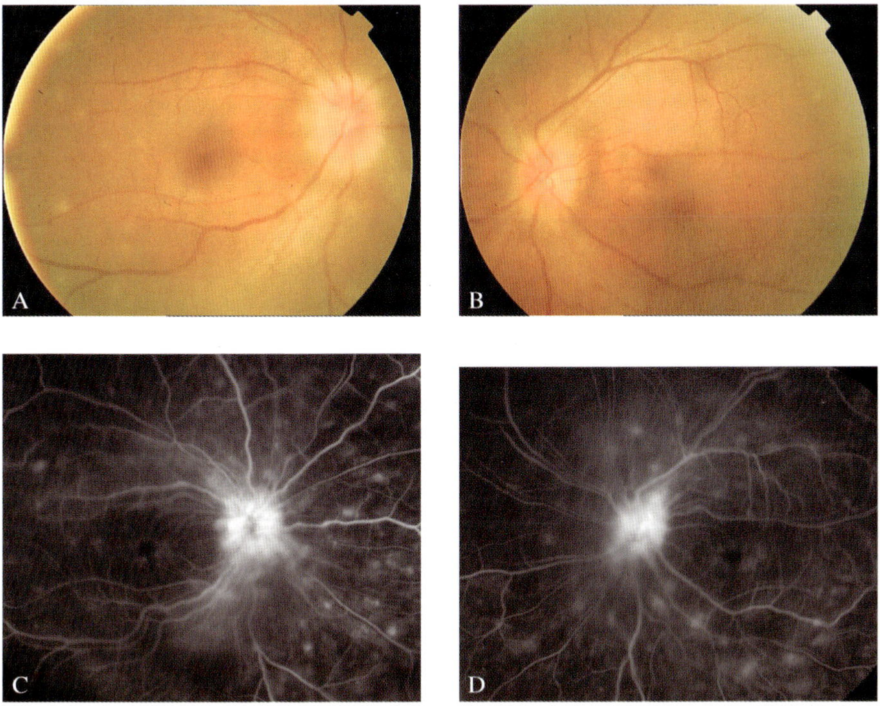

图 1-90　结节病，A.B. 彩色眼底照相显示双眼视盘水肿，右眼视盘边缘结节样外观；C.D. 双眼 FFA 图像：视盘呈高荧光，广泛分布斑点状脉络膜渗漏灶，呈高荧光

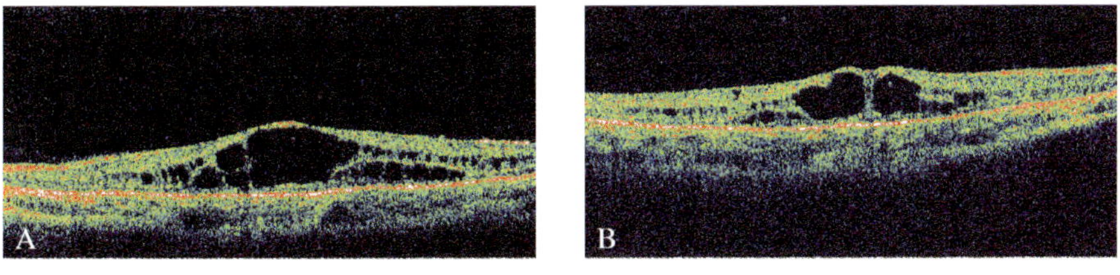

图 1-91　A.B. 双眼 OCT 图像：Vogt- 小柳原田病伴发的黄斑囊样水肿

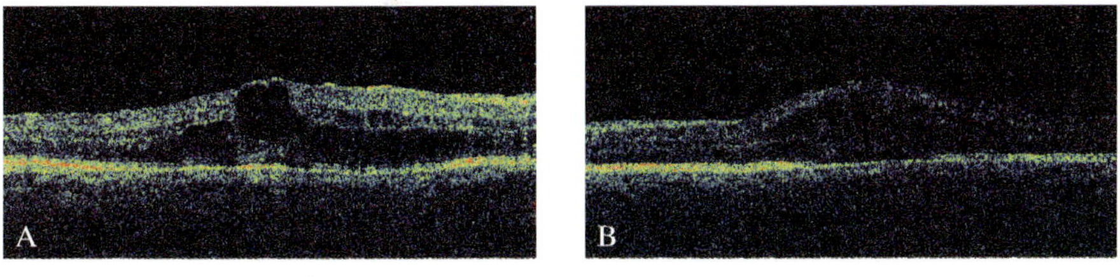

图 1-92　A.B. 双眼 OCT 图像：慢性前葡萄膜炎伴发的黄斑囊样水肿

（3）视神经炎：葡萄膜炎可使视盘有反应性充血水肿，当急性炎症累及视盘，充血水肿更明显（图 1-93 ～ 1-95）。

（4）视网膜血管炎

1）视网膜毛细血管炎：检眼镜下不易看清，荧光素眼底血管造影可以看到毛细血管闭塞或扩张，荧光素渗漏（图 1-96）。毛细血管炎很少单独存在，往往伴有视网膜静脉炎，可见于以下疾病：①结节病：几乎眼底全周视网膜毛细血管末端有荧光素渗漏；② Behçet 病；③中间葡萄膜炎。

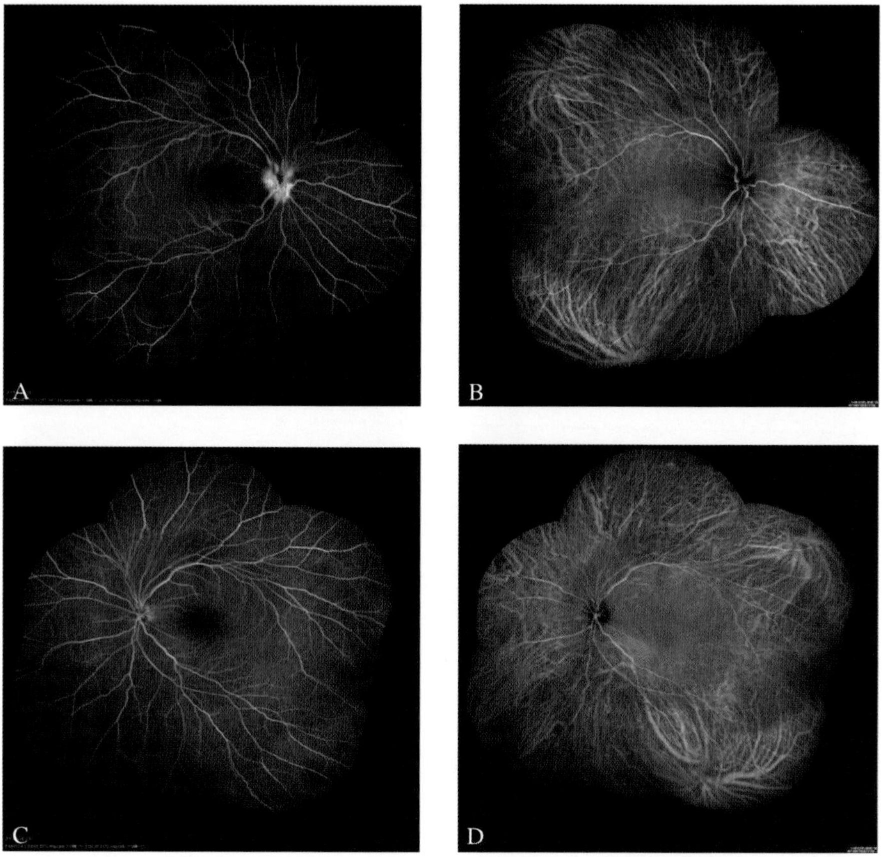

图 1-93 右眼视神经炎，**A.** FFA 图像显示右眼视盘边界模糊，呈高荧光；**B.** ICGA 图像显示右眼视盘为边界不清的低荧光，未见视盘表面有新生血管形成；左眼相对正常，**C.** 左眼 FFA 图像，**D.** 左眼 ICGA 图像

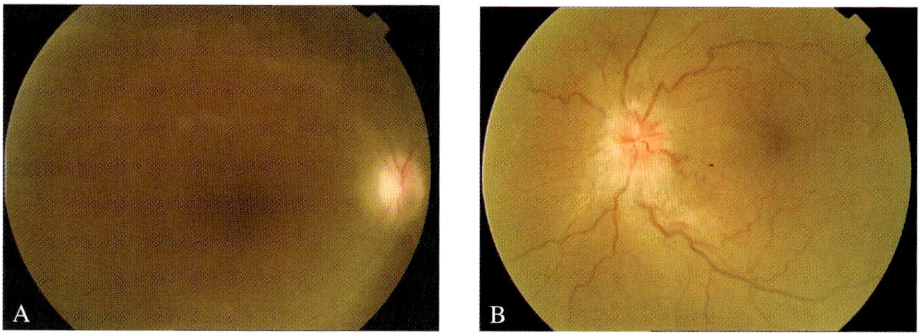

图 1-94　VKH 首先表现为双眼视神经炎，彩色眼底照相：A. 右眼玻璃体混浊，B. 左眼视盘充血边界不清

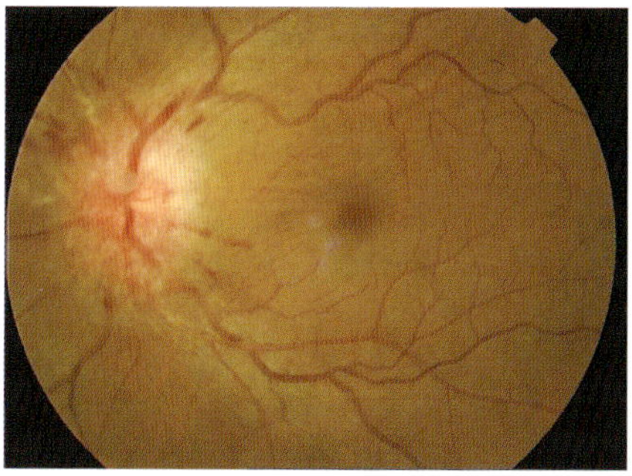

图 1-95　伪装综合征，白血病，视盘浸润而致视盘水肿、出血

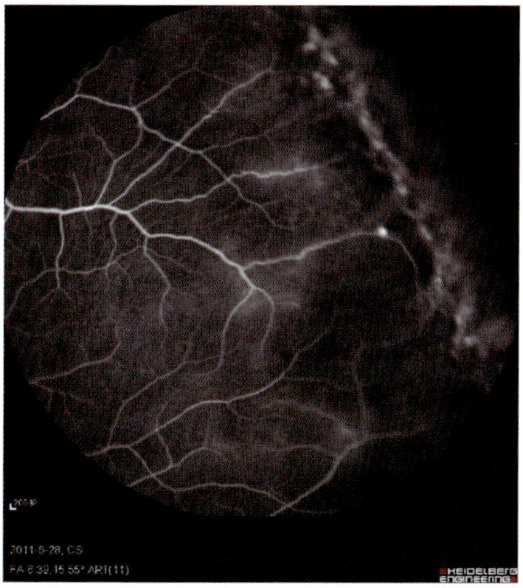

图 1-96　FFA：视网膜小血管末端管壁荧光素染色，周边部视网膜毛细血管渗漏

2）视网膜静脉炎：以视网膜静脉炎和静脉周围炎为主，血管周围伴有白线或引起视网膜出血，因炎症血管通透性增强而引起视网膜水肿特别是黄斑水肿；炎症严重时可引起静脉血栓（图 1-97 ~ 1-99，视网膜血液淤积，循环障碍，形成缺血状态，而引起新生血管。视网膜静脉周围炎是结节病的主要特征之一。急性霜样树枝状视网膜血管炎特点是双眼视力急剧减退，前房和玻璃体有轻度炎症反应，眼底后极部和周边部有广泛的视网膜静脉周围炎症浸润，形成白色鞘膜，呈落霜样树枝状外观（图 1-97 ~ 1-102）。

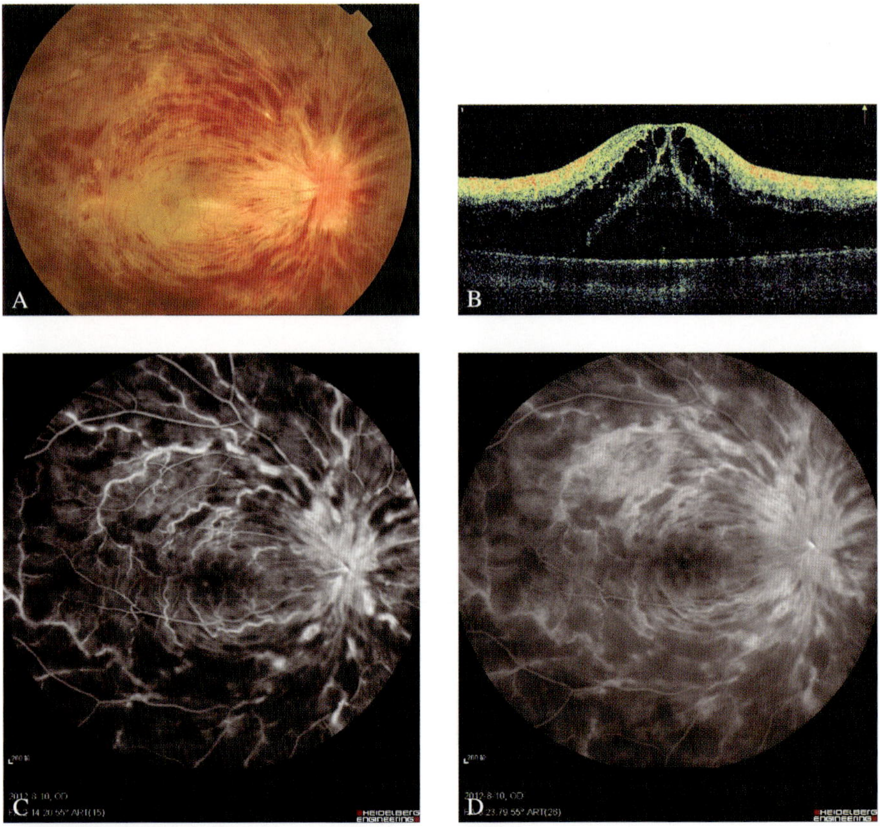

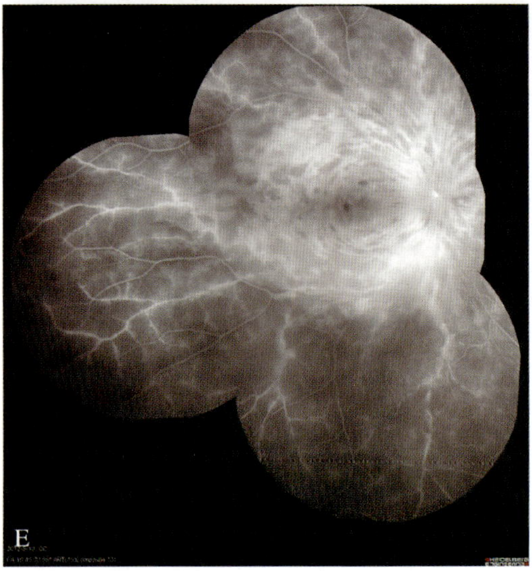

图 1-97　女孩 **14** 岁，视网膜血管炎，主要表现为视网膜中央静脉阻塞，**A.** 彩色眼底照相示视网膜表面火焰状出血沿视网膜神经纤维层走行；**B. OCT** 显示黄斑囊样水肿；**C.D.E.** 分别为 **FFA** 早期、中期和晚期拼图

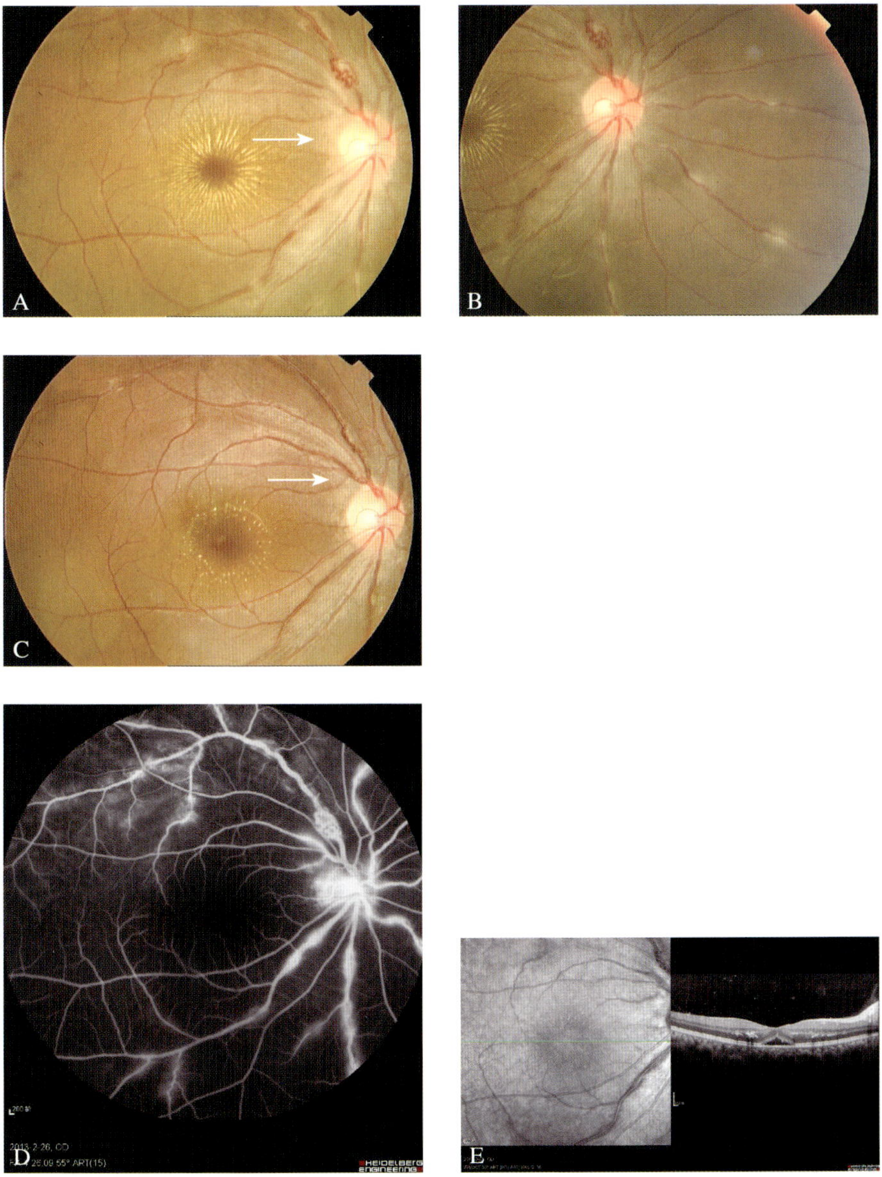

图 **1-98**　视网膜静脉节段性白鞘（**A，B**），黄斑星芒状渗出（**A**）；**C.** 全身糖皮质激素治疗 **3** 个月后眼底照相，显示上方血管异常明显好转，血管旁炎症和黄斑星芒状渗出明显好转；**D. FFA** 显示视网膜静脉管壁节段性膨大，管壁着染，并见颞上支血管襻；**E.** 红外像显示黄斑区星芒状渗出，**OCT** 显示黄斑中心渗出性视网膜脱离，星芒状渗出位于外丛状层

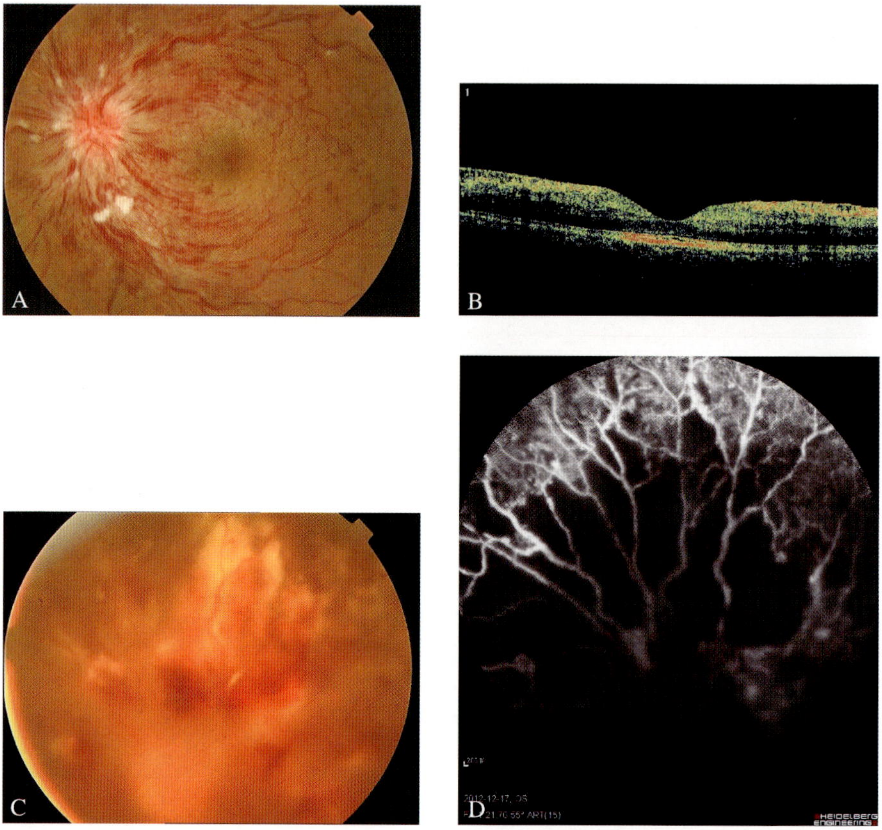

图 1-99 男性，30 岁，视网膜血管炎，初期表现为视网膜静脉阻塞（A，B），后发展为玻璃体积血（C），FFA 示大片视网膜无灌注区（D）

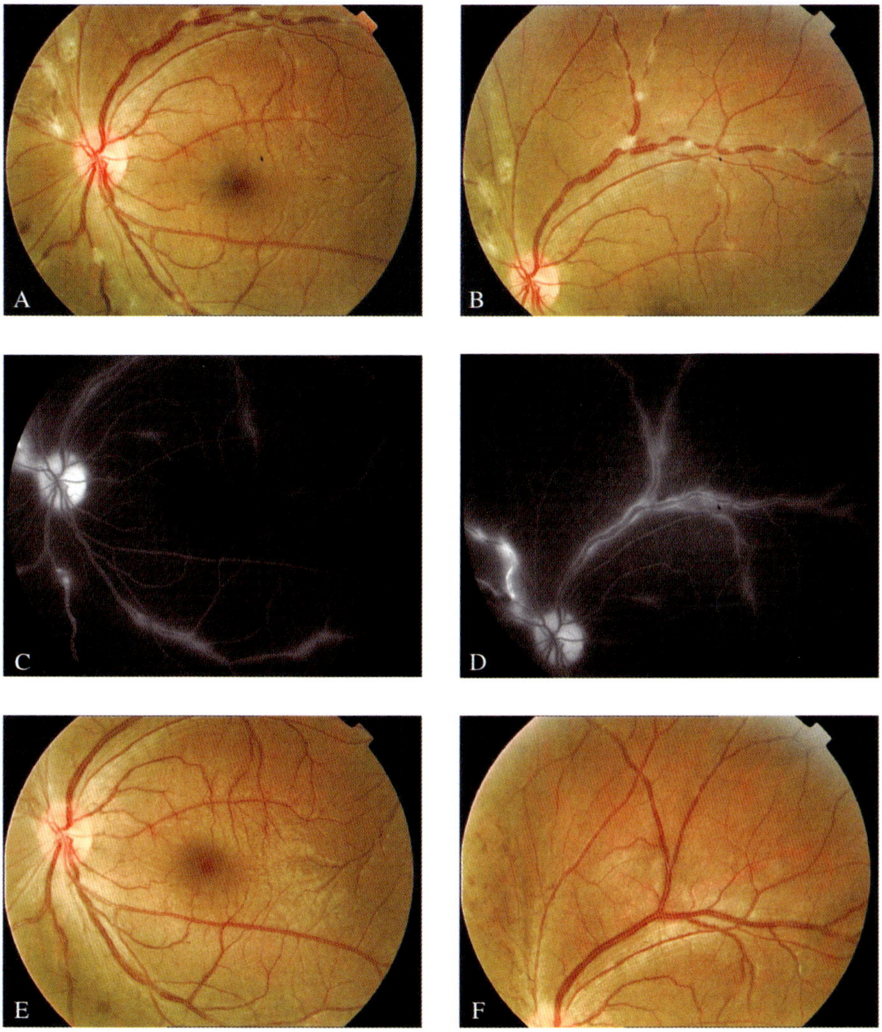

图 **1-100**　左眼视网膜静脉周围炎，视力 **0.7**，**A.B.** 眼底照相，显示视网膜中央静脉串珠样改变；**C.D.FFA** 图像：视网膜中央静脉主干轻度扩张、迂曲，并有节段性狭窄，管壁染色、轻微渗漏；**E.F.** 经全身口服激素及利福平治疗后明显好转，左眼视力 **1.0**

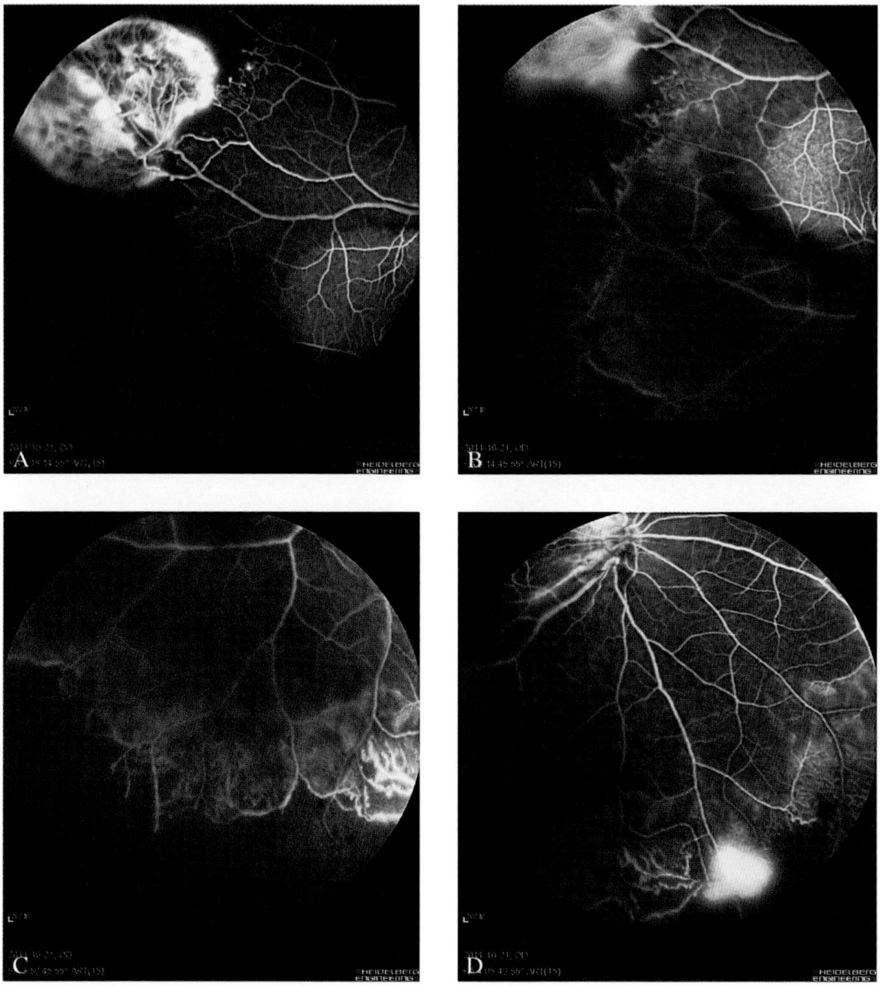

图 1-101 双眼视网膜血管炎，**FFA**：眼周边部广泛、连续的毛细血管非充盈区，其边缘可见明显的视网膜内微血管异常（**intraretinal microvascular abnomality，IRMA**），上方、下方有新生血管网出现，呈明显的高荧光（渗漏）

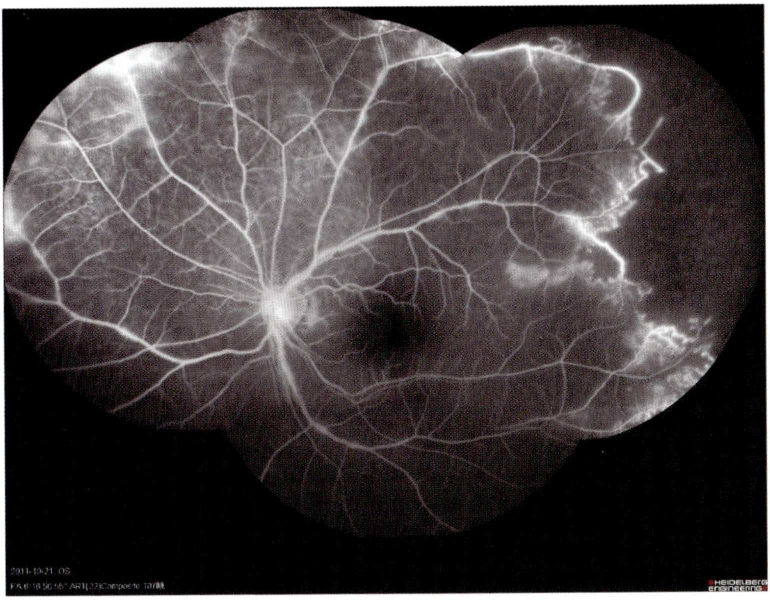

图 **1-101** 续　**E** 为 **FFA** 拼图

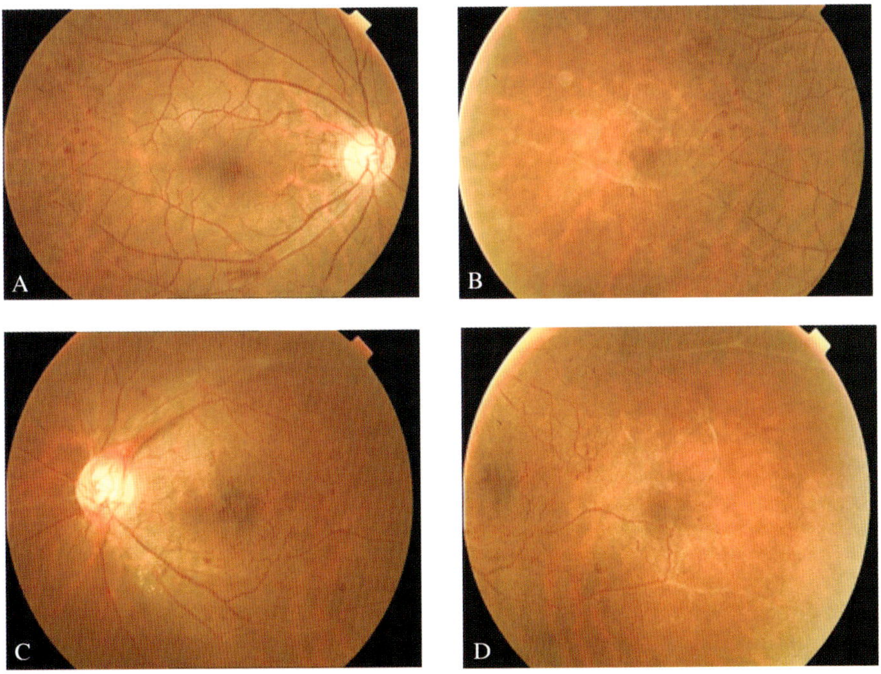

图 **1-102**　特发性视网膜血管炎、动脉瘤、视神经视网膜炎综合征（**IRVAN** 综合征），眼底照相 **A.B.** 右眼后极部和颞侧，显示小片状出血，周边血管闭塞成白线；**C.D.** 左眼后极部和颞侧，显示小片状出血和周边血管闭塞成白线，视盘上动脉膨大成血管瘤样改变，视盘血管膜增生

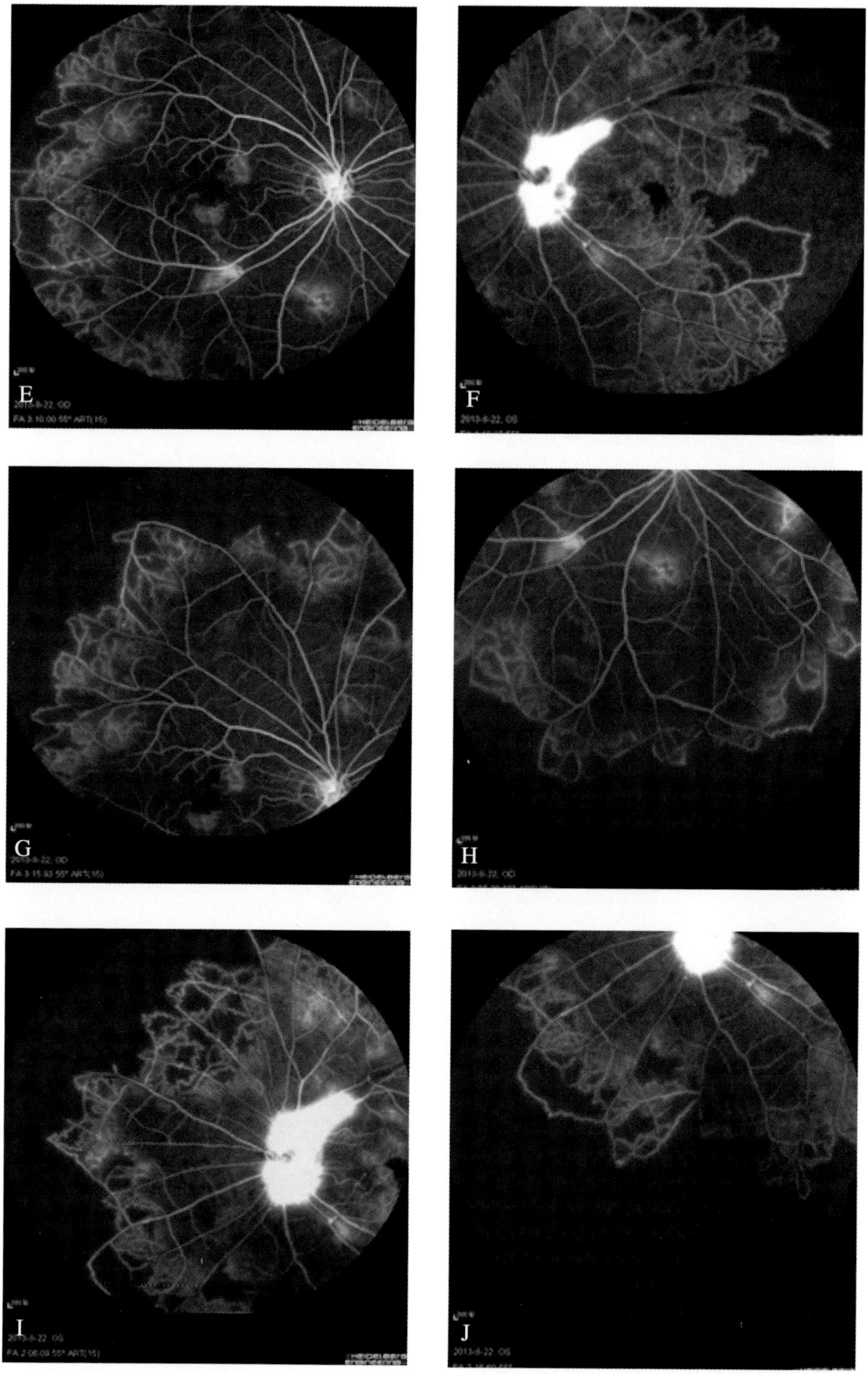

图 1-102 续　FFA 图像；**E.F.** 右、左眼视盘渗漏，多个血管分叉处显示动脉瘤，周边血管吻合及无血管区；**G.H.** 右眼周边及 **I.J.** 左眼周边广泛无血管区，大量血管吻合

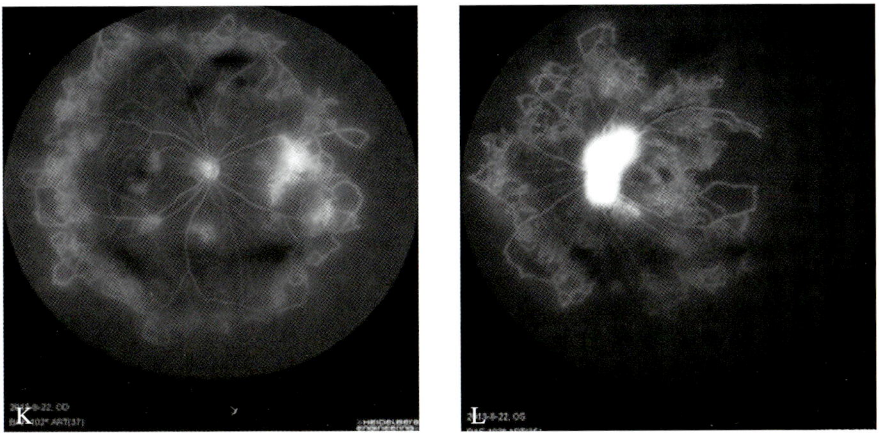

图 1-102 续　K.L. 超广角 FFA 图像，显示右、左眼眼底全貌，周边大片无血管区和血管广泛吻合

3）视网膜动脉炎：葡萄膜炎也可以伴有视网膜动脉炎和动脉周围炎，结节病除视网膜静脉周围炎外也可见视网膜动脉炎；Behçet 病视网膜动脉炎可引起视网膜动脉闭塞；弓形体病性视网膜脉络膜炎、急性视网膜坏死、梅毒性炎症等均可有视网膜动脉炎和动脉周围炎表现（图 1-103 ～ 1-104）。

（5）视网膜下新生血管：由于炎症破坏了血 - 视网膜屏障外层，来自脉络膜的新生血管进入视网膜下。非活动性新生血管很少引起症状，一旦发生渗出和破裂可引起视网膜局限性浆液性或出血性脱离，

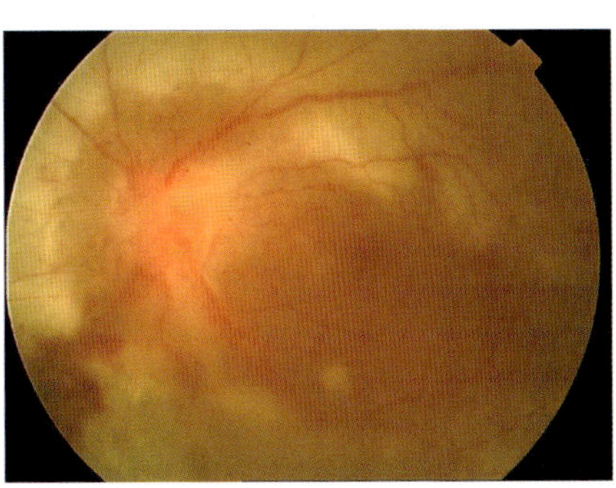

图 1-103　急性视网膜坏死，视网膜动脉炎和视网膜坏死

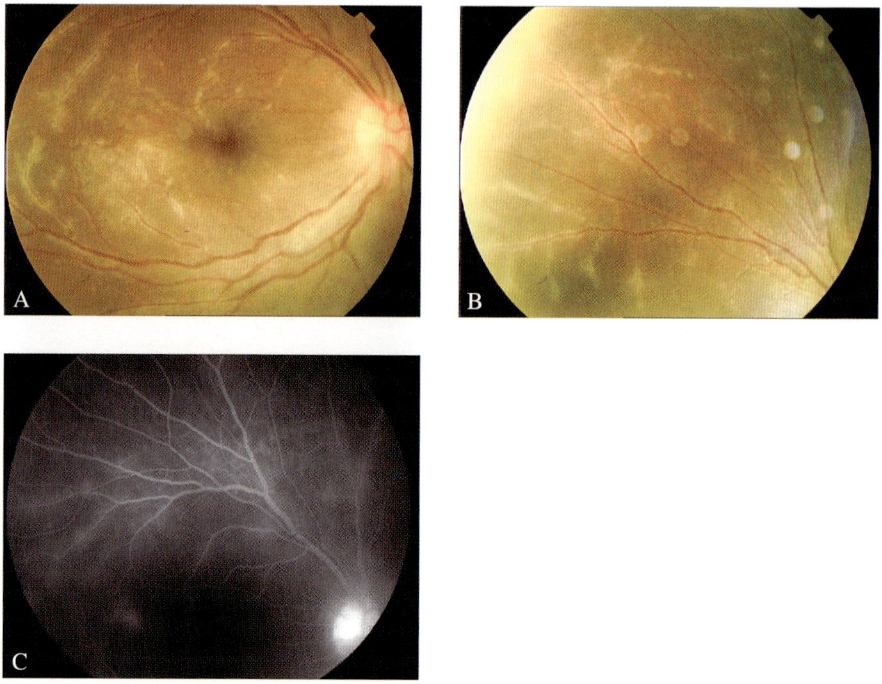

图 1-104　霜样树枝状视网膜血管炎，A.B. 彩色眼底照相：视网膜血管旁白色渗出，似挂霜的树枝；**C.FFA** 图像示视网膜血管动脉、静脉管壁均有荧光素染色和渗漏

患者突然视力减退，视物变形或出现中心暗点，特别好发于黄斑部。FFA 和 OCT 是发现视网膜下新生血管的可靠方法。视网膜下新生血管常见于弓形体病、Behçet 病、Vogt- 小柳原田病、拟组织胞浆菌病、匐行性脉络膜炎等（图 1-105）。

（6）视网膜脱离：由于严重的葡萄膜炎 RPE 受损，炎症渗出，液体由脉络膜向视网膜下漏出，引起渗出性视网膜脱离；玻璃体炎症形成索条，牵引视网膜脱离；由于炎症致视网膜萎缩病灶边缘或视网膜坏死变薄区出现裂孔而引起视网膜脱离，如急性视网膜坏死；由病原体引起的视网膜脱离（图 1 -106 ～ 1-107）。

（7）视网膜劈裂：可能由于炎症渗出并发新生血管，引起视网膜组织内液体的积聚而导致视网膜劈裂。

（8）脉络膜脱离：炎症时液体由毛细血管进入组织间隙，而脉络膜毛细血管的内皮细胞结构疏松，眼部炎症合并低眼压则可使大量

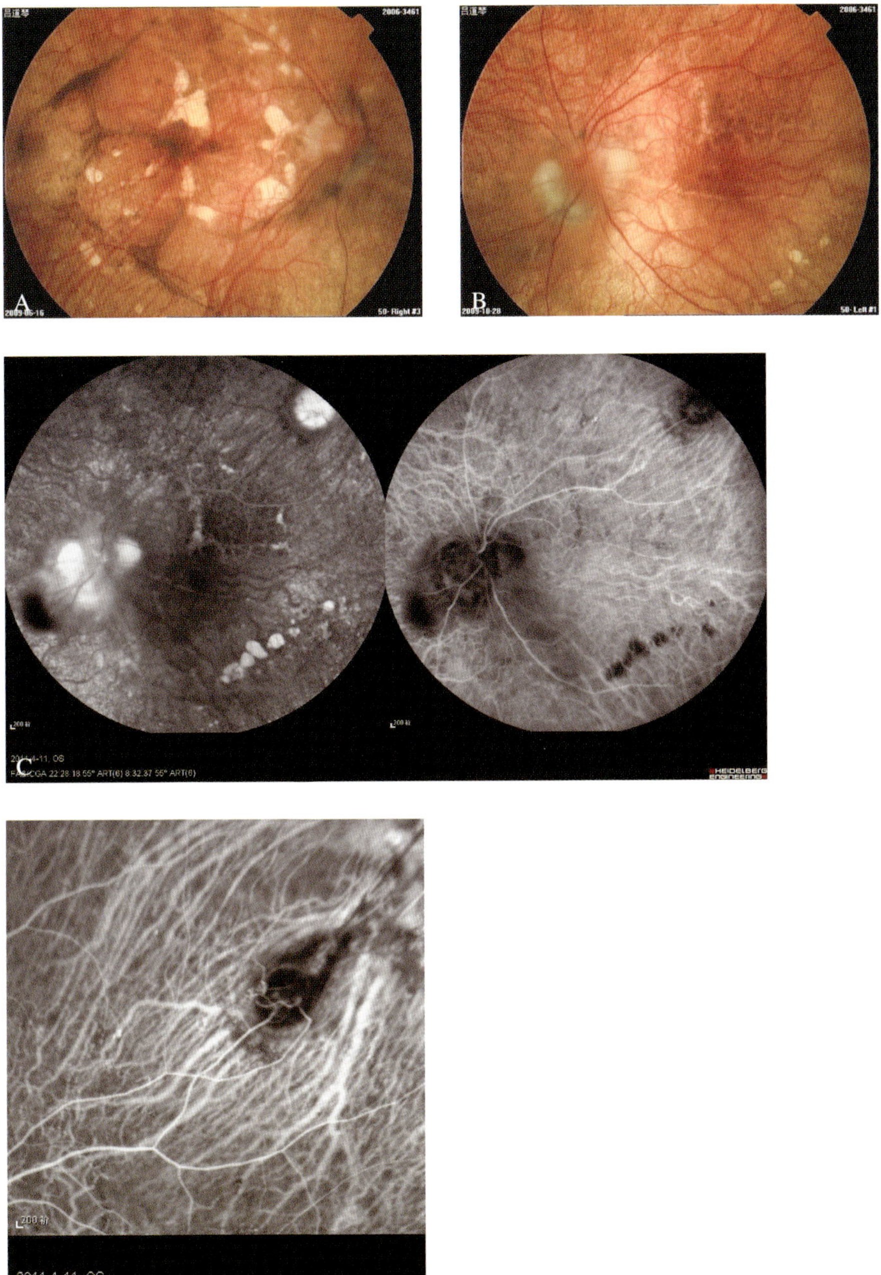

图 1-105 VKH 病史 3 年，A.B. 双眼眼底色素脱失和色素堆积，RPE 萎缩透见巩膜，视盘周围纤维增殖；C. 左眼 FFA 显示视盘周围高荧光，颞下圆形 RPE 萎缩，ICGA 显示颞下 RPE 萎缩处圆形串状低荧光；D. 左眼 ICGA 颞上显示异常血管吻合

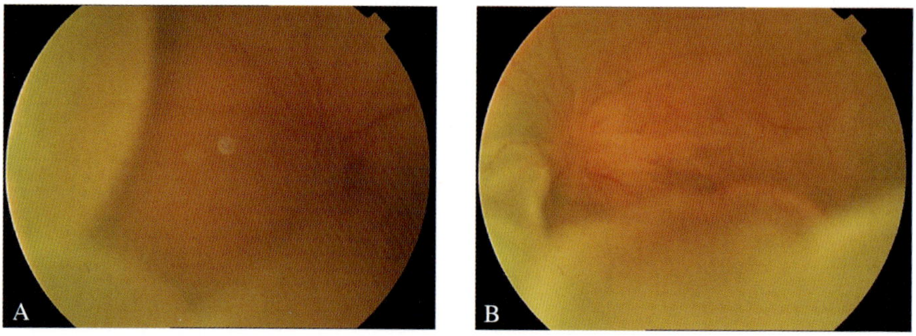

图 1-106　A.B.VKH 急性期双眼渗出性视网膜脱离，呈球形

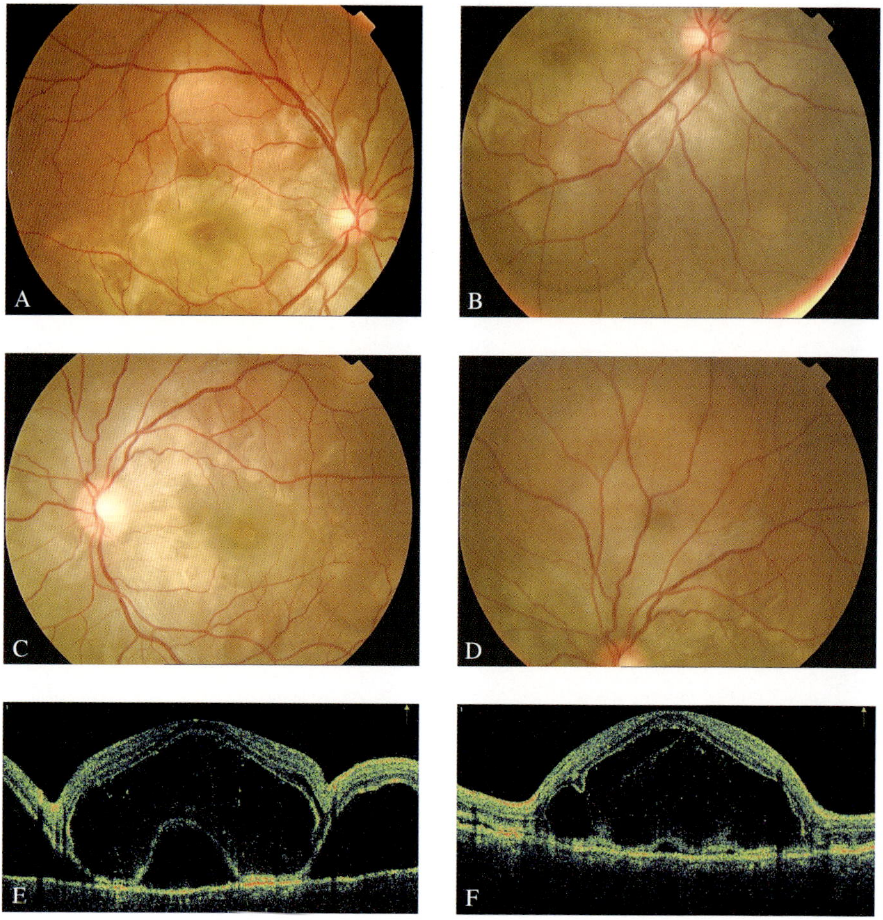

图 1-107　VKH 患者急性期，A.B. 右眼眼底彩照，C.D. 左眼眼底彩照，显示视网膜后极多个泡状脱离；E.F. 分别为右、左眼的黄斑区，视网膜高度隆起

液体自脉络膜毛细血管进入脉络膜上腔而引起脱离。可见于巩膜炎、Vogt-小柳原田病、交感性眼炎和中间葡萄膜炎。

（9）眼球萎缩：是葡萄膜炎的严重后果。睫状体附近渗出物机化形成纤维膜（睫状膜）牵引视网膜脱离；睫状体本身由于炎症变成瘢痕组织，使房水分泌减少，最后眼球萎缩，眼压低下，视力完全丧失，眼球萎缩。

（杨　柳）

第二章　感染性葡萄膜炎

第一节　细菌性葡萄膜炎

一、眼内炎

眼内炎（endophthalmitis）是指眼球壁的一层或多层膜及相邻眼内腔的炎症。临床上常指视网膜、脉络膜和玻璃体腔的潜在性破坏性炎症。包括外因感染性和内因感染性。

外因性细菌性眼内炎发病急，一般在手术后或外伤后 24 ～ 48 小时眼睛突然疼痛，视力下降，刺激症状明显，结膜充血，分泌物增多，角膜水肿混浊，前房絮状渗出，很快出现前房积脓，玻璃体混浊视力降至光感不确，不立即治疗很快导致全眼球脓炎。

内因性细菌性眼内炎罕见。早期表现为眼底后极部视网膜炎症，视网膜静脉周围渗出，静脉白鞘。也可发生视网膜浅层出血、视乳头充血、水肿、玻璃体混浊，也可发生慢性前葡萄膜炎，甚至前房积脓（图 2-1 ～ 2-2）。

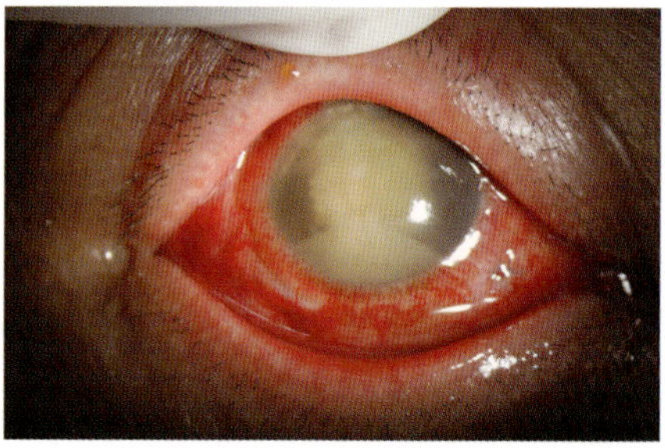

图 2-1　右眼钝挫伤后因视网膜脱离，行玻璃体切除 + 硅油填充术后 8 个月，硅油取出术后第 1 天，出现眼痛、大量脓性分泌物，前房积脓，行前房冲洗 + 玻璃体腔注药，同时做细菌涂片，为革兰阴性杆菌，培养为铜绿假单胞菌。眼内炎前节表现：结膜充血、水肿，角膜水肿，前房大量白色成形渗出，前房积脓

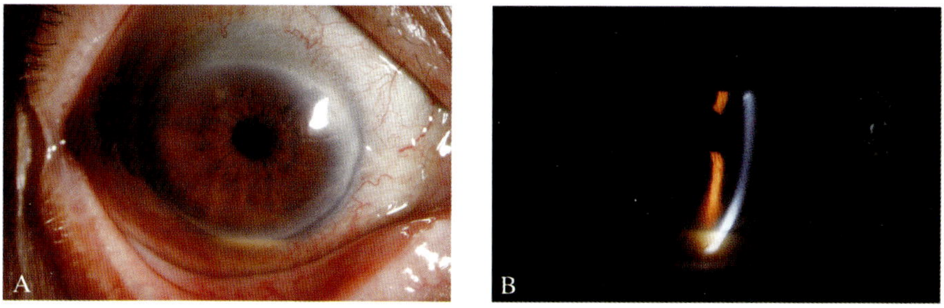

图 2-2　双眼老年性白内障，糖尿病，左眼白内障术后一周行右眼白内障手术，一周后右眼突然视力下降，诊断右眼眼内炎，A. 角膜狄氏膜皱折；A.B. 前房积脓。前房及玻璃体取材后培养为表皮葡萄球菌感染

（池　滢）

二、结核性葡萄膜炎

结核是由结核分枝杆菌引起的一种慢性感染性疾病。结核分枝杆菌可直接侵犯葡萄膜组织，引起结核性肉芽肿性病变，也可由迟发型超敏反应引起炎症。结核性葡萄膜炎（tuberculous uveitis）根据病变部位和临床表现有以下类型：

1. 结核性前葡萄膜炎

（1）结核性感染：为肉芽肿性病变，虹膜和睫状体出现典型结核结节，多发生于儿童和青少年。

1）急性粟粒型结核：虹膜灰黄色小结节，睫状充血，小灰白色 KP。

2）慢性粟粒型结核：虹膜结节为圆形灰黄色或浅红色，约 1 ~ 3mm，在虹膜浅层基质内，表面有新生血管。羊脂状 KP，瞳孔缘 Koeppe 结节。

3）团球型结核：最初只发生在虹膜或睫状体，为灰黄色。逐渐增大融合成大的肉芽肿性病变，其周围有小结核结节，肿块表面有新生血管。有时有浆液性纤维素性渗出和干酪样前房积脓。

（2）弥漫性过敏性前葡萄膜炎：临床上最为多见，常为双眼，多见于以往有过结核病史者，有复发倾向。表现为急性或慢性前葡萄膜炎。急性者常发生于 20 ~ 30 岁青年，充血较重，有成形性渗出物，发病后很快形成虹膜后粘连，Koeppe 结节颇有诊断价值。慢性者常发生于 50 岁左右中年人，女性多见，较多羊脂状 KP，广泛虹膜后粘连和浓厚玻璃体混浊，容易复发。

2．结核性后葡萄膜炎

（1）急性粟粒型脉络膜结核：常为双眼，眼底检查见后极部脉络膜血管下圆形大小不等的黄白色斑，1/6 ~ 1/2PD 大小，边界不清（图 2-3）。

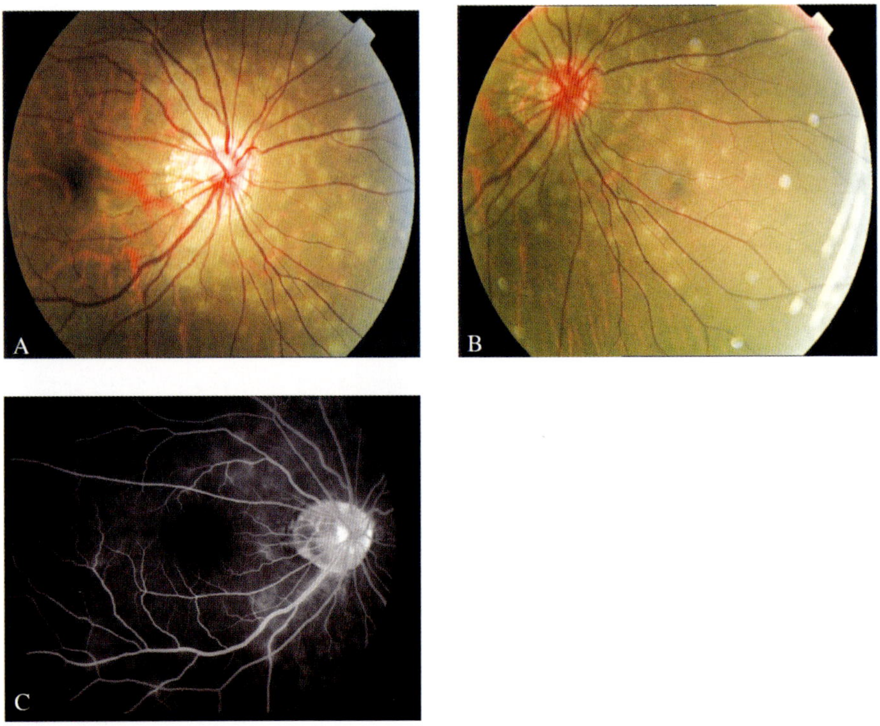

图 2-3　结核性后葡萄膜炎，A.B. 眼底照相示散在圆形病灶；C. FFA 示：多发散在圆形渗出灶

（2）脉络膜结核瘤：一般为单眼，脉络膜有局限性隆起病变，呈黄白色或灰白色肿块，边界不清，多位于后极部，病灶可达 2 ~ 6PD，病灶附近有渗出斑和出血，可发生视网膜脱离。

（3）慢性结核性播散性脉络膜炎：眼底表现为广泛的多发性播散性病灶，新鲜病灶呈圆形或椭圆形黄白色或淡黄色病变，边界不清，有时病灶附近有出血，全视网膜水肿，玻璃体混浊。随病变吸收，中心部色素脱失，边缘逐渐清楚。最后病变边缘有色素沉着，中心部可见脉络膜大血管或暴露白色巩膜。本病有复发倾向，眼底常表现为新旧病变同时存在。

（4）局灶性结核性脉络膜炎：病灶为圆形或椭圆形，黄白色或灰白色，边缘不整，位于视网膜下，1 ~ 2PD，病灶附近可见小白点或出血点，玻璃体混浊。炎症消退后遗留带有色素的萎缩斑。

（5）弥漫性结核性脉络膜炎：比较少见，全葡萄膜肉芽肿性炎症，脉络膜变厚，常侵犯视网膜，玻璃体严重混浊。

3．结核性全葡萄膜炎

结核性全葡萄膜炎是指前后节都累及的结核性葡萄膜炎，可以表现为急性或慢性过程。

（郭春英）

三、麻风性葡萄膜炎

麻风（leprosy）是由麻风分枝杆菌所致的慢性传染病，主要侵犯人体的皮肤、皮下结缔组织和神经。麻风性葡萄膜炎（多由麻风分枝杆菌经血液、淋巴液、神经、黏膜和皮肤（眼睑破损）侵入引起，发病机制可以是葡萄膜组织的直接侵袭或是对于麻风分枝杆菌的超敏反应。

麻风性葡萄膜炎：

1．慢性结节型前葡萄膜炎　为常见类型，起病缓慢，早期无明显症状，眼球部充血，前节无炎症表现，不知不觉中虹膜上出现典型的麻风珠，为珍珠样发亮白色针尖大的小结节，或称粟粒状麻风斑点，散布在虹膜表面。也可以伴有其他慢性前葡萄膜炎的表现（图 2-4）。

2．孤立的麻风瘤　较少见，可能是眼球表面麻风的扩展。往往由睫状体开始，出现在前房角，常伴有角膜基质炎，逐渐蔓延至虹膜、前部脉络膜、巩膜，甚至眼球穿孔导致眼球萎缩。

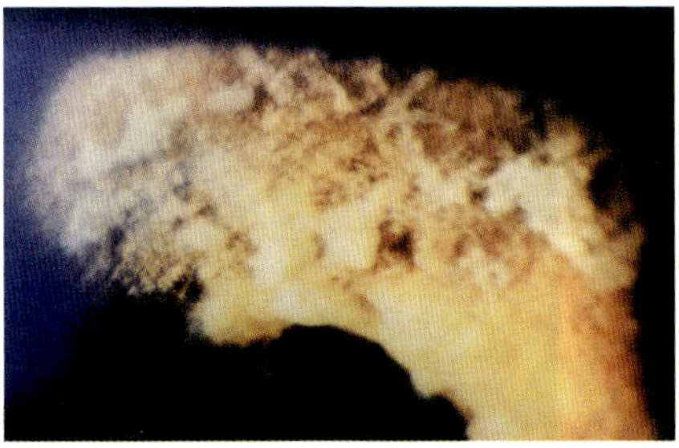

图 2-4　麻风性虹膜睫状体炎（严重型），虹膜表面呈奶酪状浸润

3．急性弥漫性成形性前葡萄膜炎　比较少见，可能是对细菌的迟发超敏反应。发病急，症状明显，反复发作，发生虹膜后粘连。

（杨　柳）

四、布鲁菌病性葡萄膜炎

布鲁菌病（brucellosis）是由布鲁杆菌引起的急性传染病，由于人类接触了病畜及其分泌物或食用被细菌污染的食物而患病。

布鲁菌病性葡萄膜炎可以累及前节或后节，多见于反复发作的患者。可以有视力下降。临床可以表现为前葡萄膜炎或脉络膜炎，前葡萄膜炎常表现为慢性肉芽肿性炎症，脉络膜炎尽管很少见，但有限局性灰白色或灰黄色脉络膜渗出，形成不规则多发的结节，周围伴有少许炎症，没有出血。

（杨　柳）

五、淋病性葡萄膜炎

淋病是性传播疾病，是由淋病奈瑟菌所引起的泌尿生殖系统化脓性疾病，主要通过性交传染，直接感染尿道、子宫颈内膜、直肠肛周、眼结膜和咽部。

淋菌性葡萄膜炎（gonorrheal uveitis）包括外因性和内因性两种。

1．外因性淋病性葡萄膜炎　可发生于严重的淋病性结膜炎，特别是发生于角膜被侵犯时，发生前葡萄膜炎，往往伴有前房积脓。如果角膜穿孔，可能在发病后24小时因化脓性葡萄膜炎而失明。

2．内因性淋病性葡萄膜炎　也较常见，可以表现为化脓性葡萄膜炎、单纯性虹膜炎、渗出性前葡萄膜炎、成形性前葡萄膜炎、后葡萄膜炎等各种类型。

（杨　柳）

第二节　螺旋体病性葡萄膜炎

一、梅毒性葡萄膜炎

梅毒是由梅毒螺旋体引起的一种性传播或血源性感染的疾病。临床上分为获得性梅毒和先天性梅毒两种类型。可引起多种类型的葡萄膜炎和其他异常。梅毒性葡萄膜炎（syphilitic uveitis）有以下类型：

1．获得性梅毒性葡萄膜炎

（1）虹膜蔷薇疹：眼梅毒的最早表现，发生于二期梅毒早期。虹膜早期蔷薇疹，虹膜表面血管袢充血，出现快，持续数日无痕迹消失；复发性蔷薇疹血管扩张形成限局性病变，往往有渗出和虹膜后粘连。

（2）梅毒性前葡萄膜炎：可发生于梅毒二期、三期、抗梅毒治疗后或停止治疗后 4 ～ 6 个月。可有急性和慢性两种表现。

（3）梅毒性脉络膜视网膜炎

1）弥漫型 眼底广泛水肿发灰

2）播散型 最多见，双眼患病，开始玻璃体絮状混浊，眼底有灰黄色急性炎症病灶，视网膜水肿，视乳头边界不清，病灶数目不一、形状各异，并可融合形成大片病变，多位于后极部视乳头周围。视网膜血管呈动脉炎和动脉周围炎的表现，常见浅层火焰状出血。陈旧性病变有色素增生，如视网膜色素变性样改变。

3）急性梅毒性后极部鳞状脉络膜视网膜炎 呈鳞状黄白色视网膜下病灶，其中央部位脱色素，并有 RPE 的点状色素增生。伴有玻璃体炎。眼底灰黄色急性炎症病灶，视网膜血管呈动脉炎和动脉周围炎（图 2-5）。

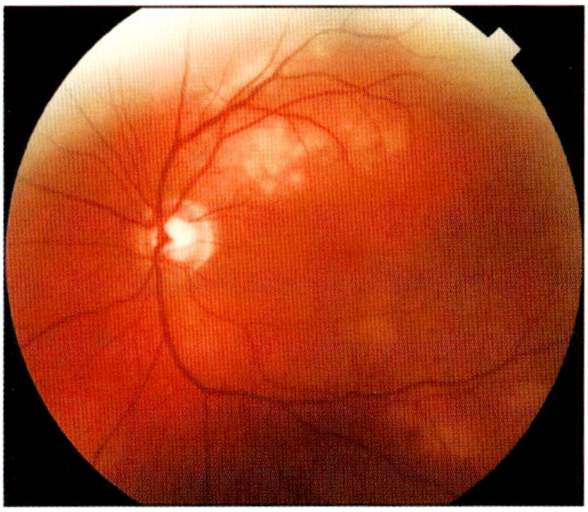

图 2-5　梅毒性后葡萄膜炎，眼底灰黄色病灶（杜泠泠提供）

2．先天性梅毒性葡萄膜炎

（1）急性前葡萄膜炎：可发生于胎内或生后半年内，为急性纤维素性炎症，常发生虹膜后粘连，瞳孔膜闭或玻璃体大量渗出，形成假性黑矇猫眼。

（2）脉络膜视网膜炎：常发生于出生前，临床常见双眼色素紊乱，呈椒盐样眼底改变，常伴有视神经萎缩和视网膜血管变细，以及大片萎缩灶。

（郭春英）

二、钩端螺旋体病性葡萄膜炎

钩端螺旋体病（leptospirosis）是一种流行广泛的急性传染病，是由钩端螺旋体引起，全身表现可有伤寒流感型、黄疸出血型、脑膜炎型及肺出血型。

钩端螺旋体病性葡萄膜炎可有以下几种表现类型：

1．轻型前葡萄膜炎　多见，起病急，有轻度睫状充血、细小 KP 和前房浮游物。

2．重型全葡萄膜炎　有急、慢性两种类型：

（1）急性型：有大量细小 KP，前房大量纤维素性渗出物，有时可出现前房积脓；玻璃体混浊、出血，视乳头模糊不清，黄斑水肿，周边部视网膜水肿以及血管旁渗出。

（2）慢性型：起病缓慢，有羊脂状 KP，可形成致密的虹膜后粘连和膜状玻璃体混浊，可发生脉络膜炎。常迁延不愈，视力可以严重受损。

3．后葡萄膜炎　较为少见，前节正常，玻璃体混浊为尘埃状或线状，视网膜水肿，多在后极部有圆形不规则灰白色或灰黄色点状渗出，可融合成较大的限局性渗出灶；视网膜静脉充血或弯曲，神经纤维层线状或火焰状出血，可有视乳头水肿。

（杨　柳）

三、Lyme 病性葡萄膜炎

Lyme 病是由蜱媒介的疏螺旋体感染性疾病，侵犯多器官系统，主要为皮肤、神经系统、关节、心脏和眼部。Lyme 病的全身临床表现可分为三期，第一期为感染期，第二期为扩散期，第三期为免疫期。各期均可有眼部表现，可涉及眼和眶的每一组织，以葡萄膜炎为主。第一期睑结膜滤泡性结膜炎最多见，第二期出现葡萄膜炎、视神经炎、视网膜血管炎、缺血性视神经病变等，第三期出现基质性角膜炎、浅层巩膜炎、眶肌炎和皮质盲（图 2-6）。

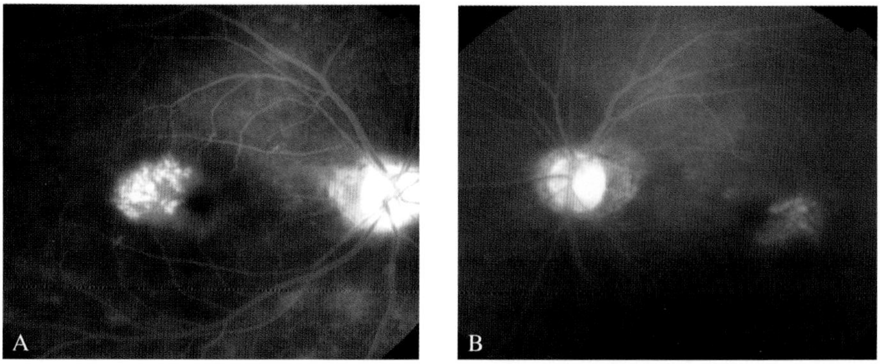

图 2-6　Lyme 病诊断 20 年，A.B. FFA 示双眼陈旧性眼底病灶

Lyme 病性葡萄膜炎可表现为：

1．肉芽肿性前葡萄膜炎　急性肉芽肿性表现。

2．非典型性中间葡萄膜炎　玻璃体有雪球状混浊，可有雪堤状混浊，伴有虹膜后粘连等。

3．弥漫性脉络膜视网膜炎　可伴有视网膜脱离。

4．全葡萄膜炎　前后节均有炎症，可发生视网膜血管炎、视网膜出血。

5．全眼球炎　严重者可引起全眼球炎。

（杨　柳）

第三节　病毒性葡萄膜炎

一、单纯疱疹性葡萄膜炎

单纯疱疹病毒（herpes simplex virus，HSV）性葡萄膜炎有先天性和后天性。

先天性感染多表现为视网膜脉络膜炎或视网膜脉络膜瘢痕，黄斑部和后极部有白黄点状病变，血管周围有白鞘或出血，玻璃体炎症混浊；萎缩瘢痕病变边缘有色素，血管迂曲。有时表现为急性坏死性视网膜炎，也可发生虹膜炎、视网膜脉络膜炎、视网膜脉络膜瘢痕。

后天感染引起的单纯疱疹性葡萄膜炎有以下几种：

1．疱疹性角膜 - 虹膜睫状体炎　疱疹性角膜 - 虹膜睫状体炎常发生于树枝状角膜炎，前房少许浮游物和 KP，KP 多位于角膜病变的后壁（图 2-7）。

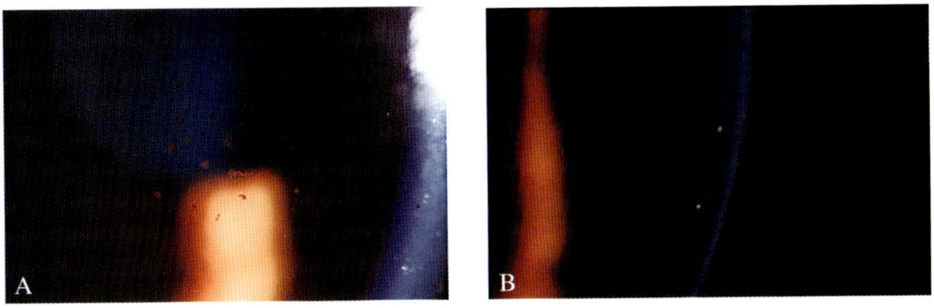

图 2-7　单疱病毒性角膜 – 虹膜睫状体炎，A.B. 角膜后羊脂状 KP，单纯疱疹病毒 IgM 阳性

2．疱疹性虹膜睫状体炎　疱疹性虹膜睫状体炎多有疱疹性角膜炎病史，也可先于角膜炎发生或仅表现为虹膜炎。发病急，眼疼痛，有细小 KP 或羊脂状 KP，可伴有角膜水肿和后弹力层皱褶，房水混浊常发生前房出血，有时虹膜有限局性病变。愈后常发生虹膜后粘连，限局性虹膜萎缩，形成限局性白斑。

3．疱疹性视网膜脉络膜炎　疱疹性视网膜脉络膜炎早期视网膜静脉白鞘或火焰状出血，动脉变细迂曲，视网膜水肿，眼底周边部和赤道部有多发性视网膜脉络膜病变，黄斑和后极部可有黄色渗出，消退后遗留色素增生和瘢痕。严重者可伴有视乳头水肿、视神经炎、动静脉闭塞、渗出性视网膜脱离。有的病人可发生视网膜坏死（见桐泽型葡萄膜炎）。

（池　莹）

二、水痘 - 带状疱疹性葡萄膜炎

水痘 - 带状疱疹病毒（varicella / herpes zoster virus）性葡萄膜炎是同一病毒有不同感染表现。一种是发生于儿童的水痘，属于原发感染；另一种是发生于成年人的带状疱疹。有先天性和后天性感染。

先天性感染眼底检查发现小或大的散在性脉络膜视网膜炎，还可表现为白色隆起，中心有黑色瘢痕，视神经萎缩，视网膜血管迂曲。

后天性感染可有渗出性前葡萄膜炎，多发生于皮疹出现后两周内，一般出现小 KP，开始为灰白色，2 ～ 3 周后变为大棕色 KP，消退较慢，甚至 2 ～ 3 年后仍可存在，是本病的特征。前房闪光较轻，中等量浮游细胞，偶尔有前房积脓或出血。

虹膜上可出现与角膜或皮肤相似的疱疹，称虹膜疱疹。本病有典型三症状：急性三叉神经痛、限局性虹膜损害、前房出血。出血经常反复并有剧痛。炎症经过数月治愈，虹膜变薄萎缩，遗留大小不等的脱色素斑（图 2-8）。

后天性感染是急性视网膜坏死的病因，也是艾滋病等机会感染致后部眼病变的主要表现之一。眼底表现为视网膜水肿，多发性或限局性脉络膜视网膜炎，为黄白色渗出，可伴有视网膜血管炎和视神经炎，有玻璃体混浊（见桐泽型葡萄膜炎）。

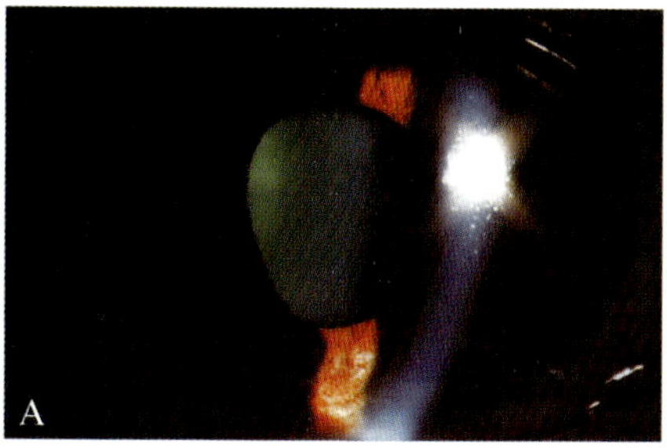

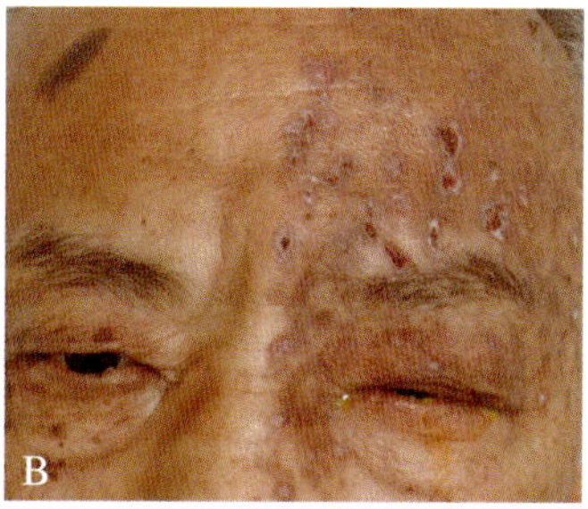

图 2-8　A. 病毒性前葡萄膜炎炎症消退后遗留虹膜局灶性萎缩；B. 左眼周围及额部疱疹，累及左眼

（池　滢）

三、桐泽型葡萄膜炎（急性视网膜坏死）

急性视网膜坏死（acute retinal necrosis，ARN）是由疱疹病毒感染造成的，包括单纯疱疹病毒和水痘 - 带状疱疹病毒。

本病的发病年龄分布曲线呈双峰型，20 岁峰主要由 HSV 引起，50 岁峰多由 VZV 所致。临床过程分为四期：

1. 初发期　包括前驱期和视网膜坏死期。患者主诉视物模糊，轻度或中度眼痛，或眶周痛和刺激症状。常有轻度至中度睫状充血，前节炎症多为羊脂状 KP，前房有轻度或中度细胞反应，严重者也可发生前房积脓、虹膜后粘连和虹膜结节。常伴眼压升高。也有少数病例前节无炎症表现。

后节炎症表现三联征：视网膜血管炎、视网膜坏死、玻璃体炎。视网膜血管炎主要累及动脉，动脉变细，血管壁有多少不等的淡黄色散在的斑点状浸润或伴有白鞘。有时可见少许视网膜出血。视盘边界模糊，视网膜广泛水肿，周边部有散在的较大黄白色渗出斑，继而融合成大片浓密灰白色或略呈黄白色病变（图 2-9 ～ 2-10）。

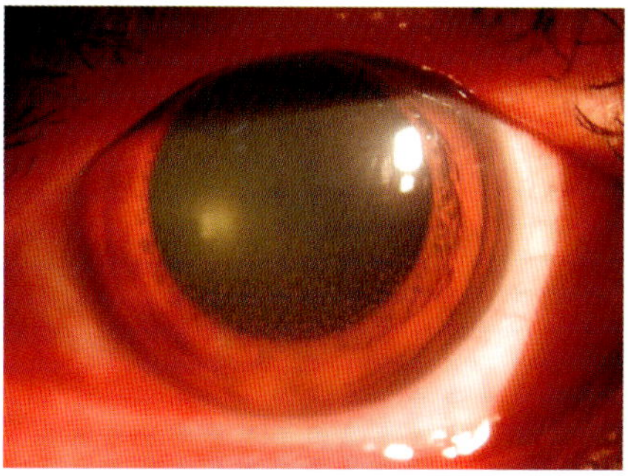

图 2-9　急性视网膜坏死，患者左眼角膜后下半多量羊脂状 KP

2. 缓解期　又称视网膜完

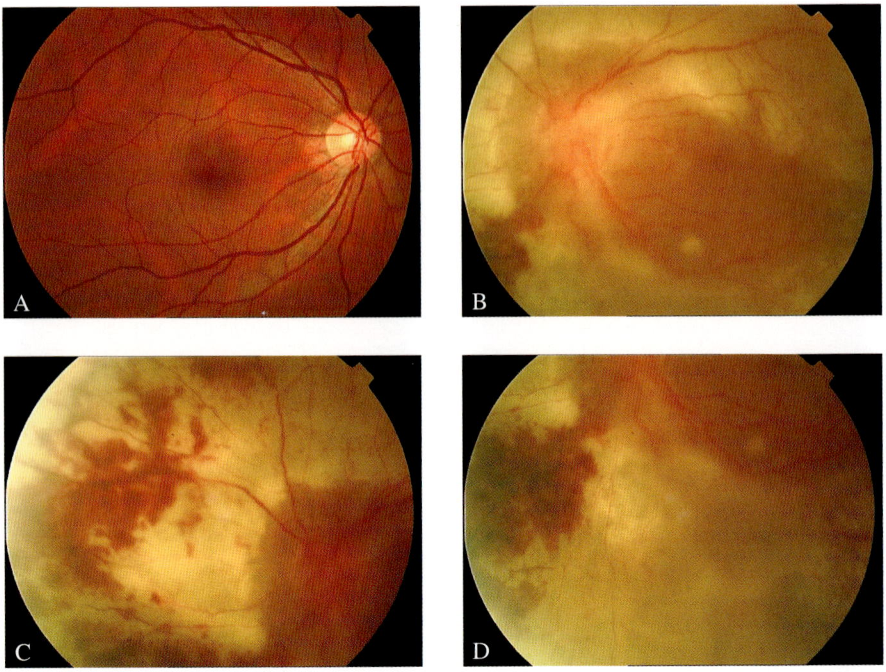

图 2-10 急性视网膜坏死患者，与图 2-9 同一患者，A. 正常右眼眼底；B. 受累左眼后极、鼻上（C）和下方（D）眼底相，可见大量黄白色视网膜坏死灶和广泛出血

全坏死和玻璃体混浊期。发病后 20~30 天进入缓解期，自觉症状好转，前节炎症减轻或消失，视网膜血管浸润逐渐消退，视乳头颜色变淡，但玻璃体混浊明显加重。

3．晚期　也称视网膜坏死消退期。发病后 1.5~3 个月前节炎症完全消退，眼底周边部视网膜坏死炎症逐渐消退，视网膜萎缩变薄，玻璃体混浊逐渐减轻，玻璃体机化，视网膜血管闭塞。

4．视网膜脱离期　在坏死变薄的视网膜边缘部发生裂孔，可为多发裂孔，视网膜似破布状，引起全视网膜脱离。预后不佳。

（杨　柳）

四、巨细胞病毒性葡萄膜炎

巨细胞病毒（cytomegalovirus，CMV）感染所致，本病多见于免疫功能低下者，特别多见于艾滋病患者。

先天性感染常有眼的先天异常。早期有散在的渗出和出血以及血管白鞘，并可发生前葡萄膜炎或全葡萄膜炎。晚期可见视网膜脉络膜萎缩灶，常有并发性白内障。

后天性感染眼底特点是视网膜脉络膜炎。典型 CMV 视网膜炎是散在的黄白色颗粒状混浊，分布在后极、沿血管弓周围或周边部。开始边缘模糊不清，呈絮状淡灰色，逐渐融合扩大。视网膜水肿，黄斑可有星芒状渗出。有不同程度出血、渗出和视网膜内出血同时存在，继而黄白点失去其颗粒状表现，成为灰褐色，伴有视网膜和 RPE 的萎缩，因而被描述为奶酪番茄样眼底改变。活动性病变常表现为白色视网膜坏死，往往伴有视网膜炎、血管周围炎、闭塞性血管炎。病变进展，全层视网膜坏死，产生视网膜胶质化和 RPE 萎缩。CMV 视网膜炎 25% 以上可发生不同程度的渗出性或孔源性视网膜脱离。视网膜炎可伴有前葡萄膜炎，甚至发生前房积脓（图 2-11 ~ 2-16）。

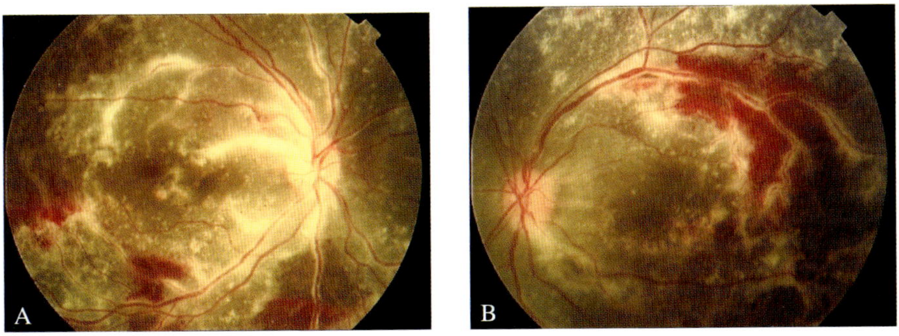

图 2-11　男，6 岁，白血病，骨髓移植术后视力下降，血液中检查出 CMV 的 DNA。诊断为 CMV 视网膜炎。骨髓移植供体为患儿父亲，移植前患儿巨细胞病毒（-），父亲巨细胞病毒（+）。CMV 视网膜炎患儿初次在眼科就诊时的彩色眼底照相。**A.** 右眼彩色眼底照相，可见视盘边界欠清，视网膜灰黄色，散在黄白色渗出，血管白鞘，颞下方片状出血。**B.** 左眼彩色眼底照相，颞上方视网膜血管周围大片出血，伴黄白色渗出，可见明显视网膜血管白鞘

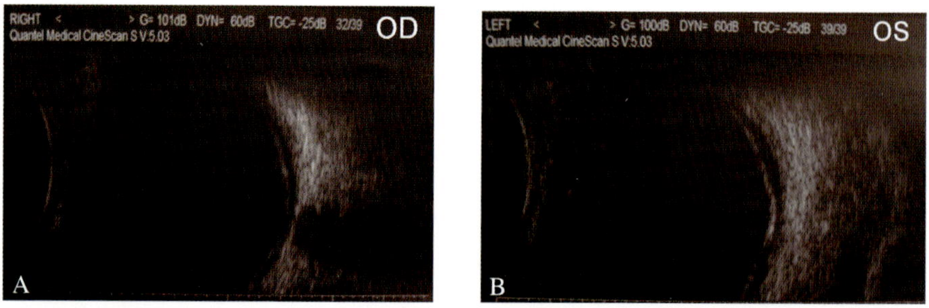

图 2-12 与图 2-11 同一患者，A.B. 眼部 B 超检查示双眼视网膜浅脱离

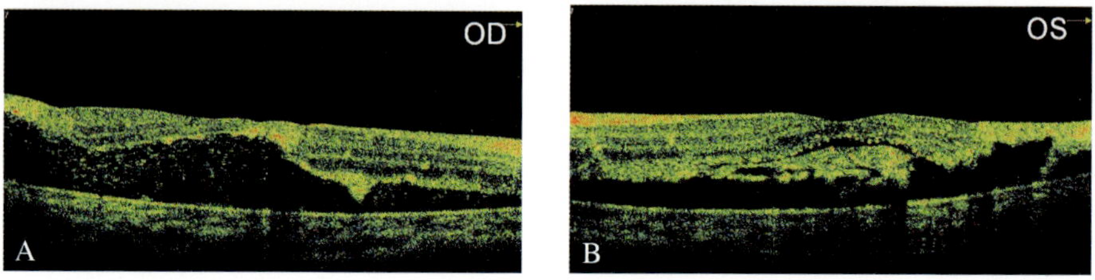

图 2-13 与图 2-11 同一患者，A.B. OCT 检查示双眼视网膜脱离，视网膜下高反射物质

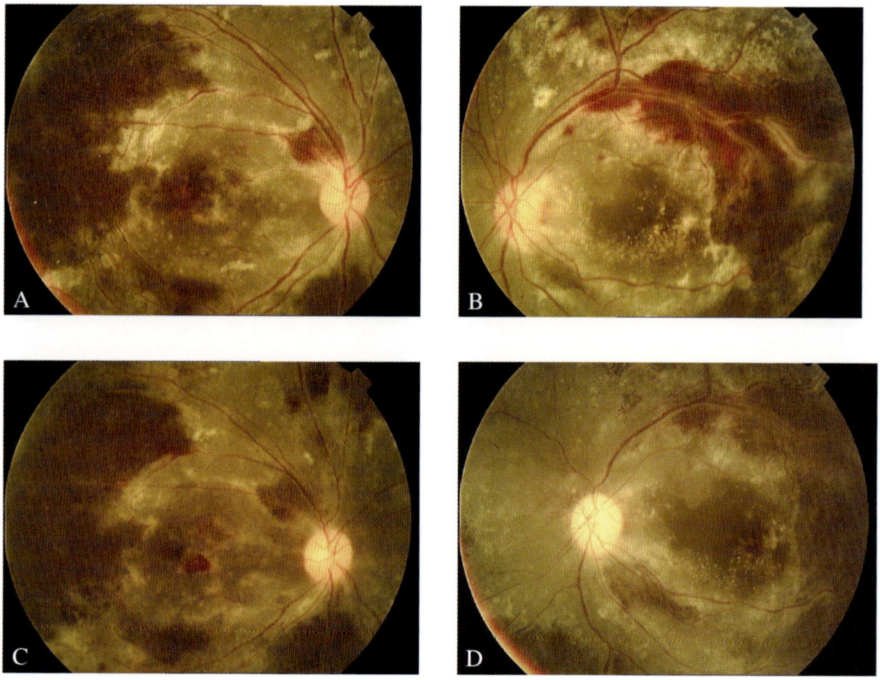

图 2-14 与图 2-11 同一患者，经全身静脉点滴更昔洛韦治疗，血液中 CMV 病毒转阴，但眼底病变未见好转。A.B. 治疗 1 周后；C.D. 治疗后 2 周

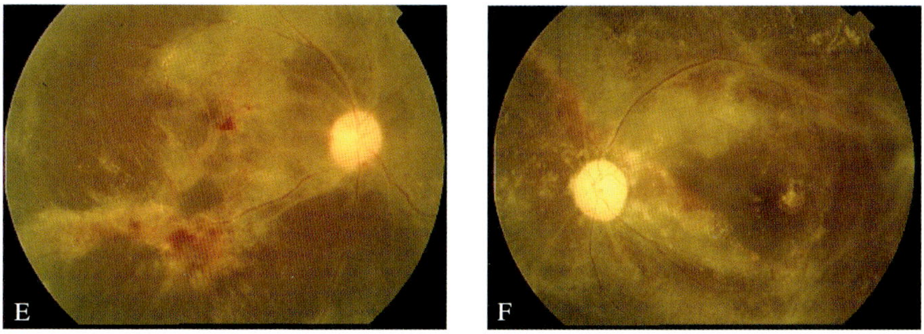

图 2-14 续　**E.F.** 治疗后 3 周

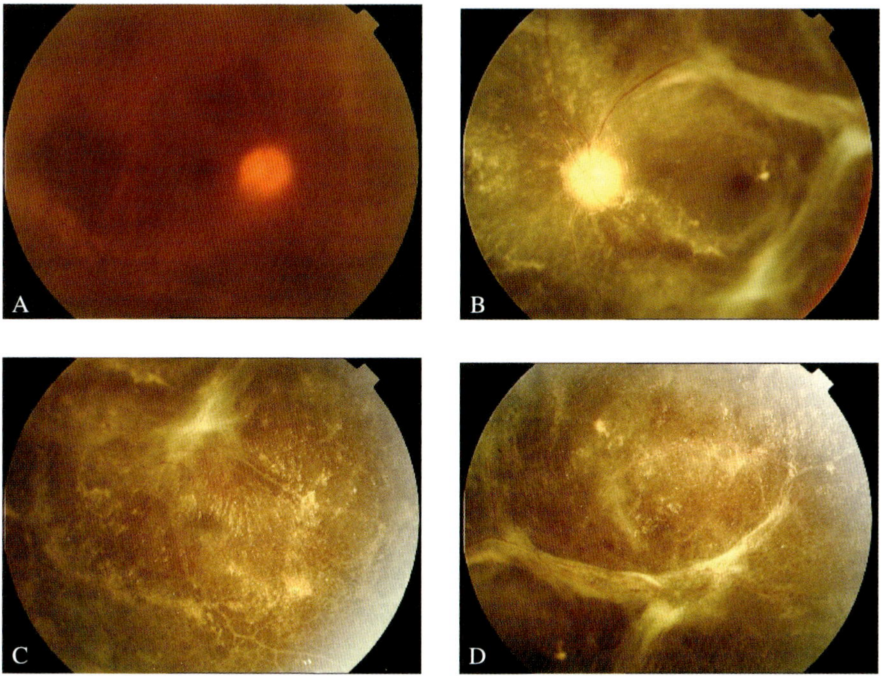

图 2-15　与图 2-11 同一患者，**A.B.C.D.** 治疗后 1 个月双眼的眼底相，显示视网膜表面增殖，视网膜菲薄，血管闭塞呈白线

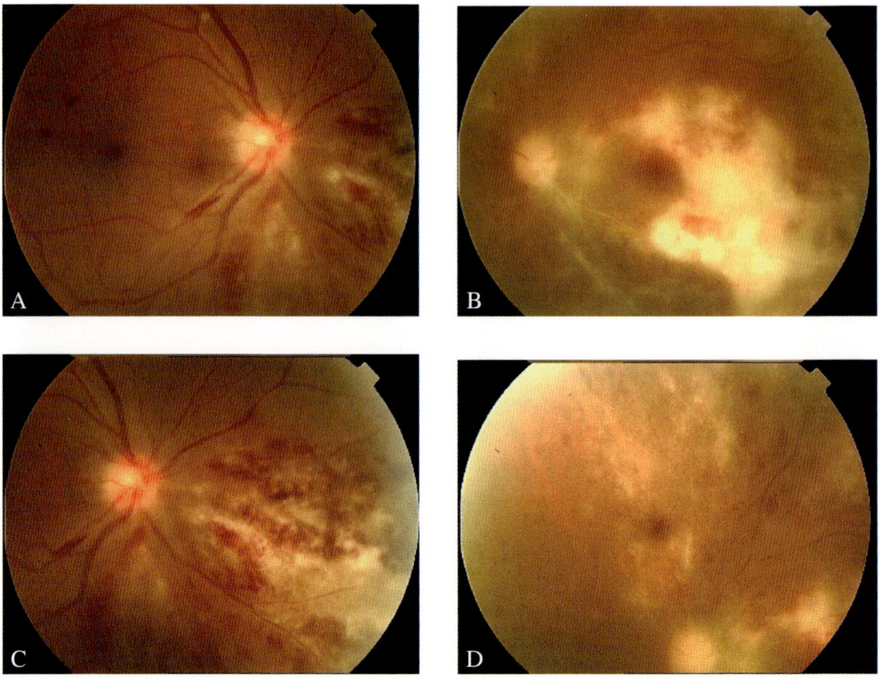

图 2-16 白血病骨髓移植后 CMV 视网膜炎，A.B.C.D. 眼底照相显示奶酪番茄酱样改变，并见视网膜血管闭塞成白线

（杨 柳 郭春英）

五、艾滋病

50% ～ 100% 的艾滋病患者出现眼病。眼部表现可以完全没有症状，也可以导致严重的视力损害。常见眼病包括微血管病变、眼机会感染、眼部肿瘤和神经眼部异常。

微血管病变中视网膜棉絮斑最多见，单发或多发的孤立棉絮状混浊，4 ～ 6 周自行消退。这种棉絮斑是视网膜神经纤维层局部缺血、缺氧，轴浆流运转受阻停滞。视网膜微血管异常表现为视网膜灌注异常者达 100%，后极部视网膜可见 Roth 斑，黄斑区毛细血管闭塞表现为黄斑水肿和渗出。

艾滋病可导致多种机会致病菌的感染。包括巨细胞病毒、弓形体、水痘带状疱疹病毒、卡氏肺囊虫、结核、梅毒、念珠菌、组织胞浆菌、新型隐球菌等。详见各章节。

其中VZV感染除急性视网膜坏死外，还可发生进展型外层视网膜坏死综合征：眼底出现多发性深层视网膜黄白色损害，迅速融合导致视网膜破坏。视网膜血管一般不受累，玻璃体混浊轻（图2-17）。

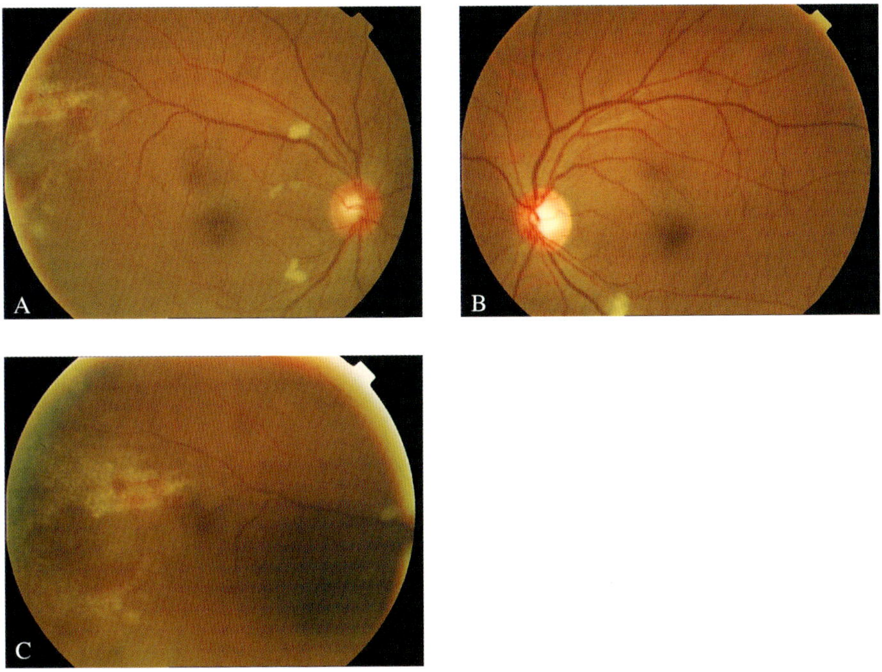

图2-17　HIV感染患者眼底棉絮斑位于后极（A，B）及周边（C）

六、风疹病毒性视网膜脉络膜炎

先天感染以视网膜脉络膜改变最多见。眼底有色素紊乱，黄斑部最明显，表现为大小不等、不规则的色素斑，黄斑部有较大色素斑，中心反射消失，这种眼底改变常称为椒盐样视网膜炎，一般视乳头和血管正常。

后天感染常见轻度结膜炎和视网膜炎。表现为急性散在性视网膜脉络膜炎，RPE脱色素，呈灰暗色斑，主要侵犯后极部，往往伴有大泡状视网膜脱离和脉络膜脱离。一般视网膜血管正常，没有出血。这与麻疹、疱疹、流感等相区别。可有很轻的前葡萄膜炎，视网膜前玻璃体有白色细胞。

七、麻疹病毒性视网膜脉络膜炎

先天性麻疹双眼可有弥漫细小散在的视网膜色素性病变在后极部和周边部，黄斑部有色素堆积，视网膜血管正常或变细，黄斑部也可有星状病变和视网膜水肿。

后天性麻疹视网膜病变比先天性的多见。在急性期视网膜血管变细，特别是动脉；视网膜弥漫性水肿，有小的视网膜出血和渗出。黄斑部有星状病变，视乳头水肿、边界不清。水肿消退后小动脉轻度变细，伴有或不伴血管白鞘，视网膜继发性色素性病变，呈椒盐状、骨小体样色素。黄斑部星状渗出吸收后有的呈斑状色素，视网膜脉络膜炎症呈胶质瘢痕病变。如伴发亚急性硬化性脑炎可发生视乳头水肿、视神经萎缩、颞侧视乳头苍白、黄斑水肿后色素性黄斑改变。

八、Epstein-Barr 病毒性葡萄膜炎

Epstein-Barr 病毒性葡萄膜炎多表现为脉络膜视网膜炎。

（杨 柳）

第四节 真菌性葡萄膜炎

一、真菌性眼内炎

外因性真菌性眼内炎较细菌性症状稍轻，潜伏期较长，9 天到 15 周。术后发生的真菌性眼内炎，一般至少在术后两周甚至一个月以后才显出异常，因此易被医生忽视。病程进展缓慢，早期症状轻，可有相当长的时间保持一定的有用视力。表现为前玻璃体绒毛团状灰白色渗出，也可有弥漫性混浊，严重者前房积脓，脓液黏稠不活动。视网膜受累较晚。

内因性真菌性眼内炎进展缓慢，首先出现单灶性或多灶性脉络膜视网膜炎，逐渐发展为玻璃体炎。白念珠菌败血症所致的眼内炎常于全身症状出现后 5 ～ 10 周出现眼部改变，视力下降，眼底白色限局散在多发病灶，多于后极部，也可先发生视网膜出血、水肿、视网膜血管周围白鞘，炎症发展，致玻璃体混浊，呈乳脂样白色限局混浊；也可发生前葡萄膜炎。真菌感染的典型表现是玻璃体前部的晶状体后间

隙有白球样渗出或像动物角样从晶体后部向外延伸（图 2-18）。

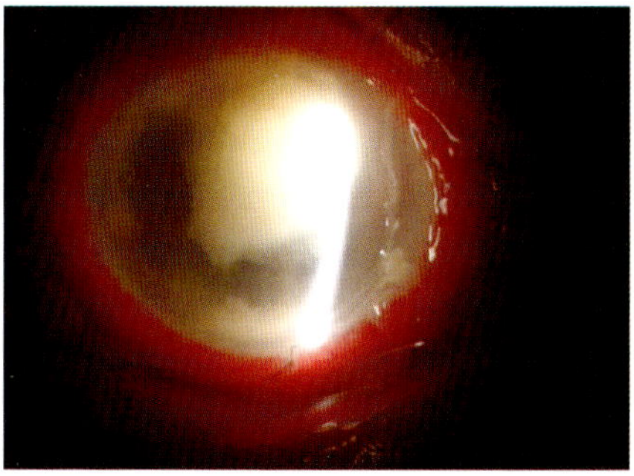

图 2-18　左眼因孔源性视网膜脱离行玻璃体切除 + 硅油填充术。术后第一天视力矫正达 **0.7**，视网膜复位。术后第三天患者出现视力下降，视力眼前手动，**6** 米光感，光定位各方向确定，角膜水肿，前房渗出有白色液平及团块状渗出，前房及玻璃体标本涂片和培养发现真菌。诊断为真菌性眼内炎，角膜水肿，前房渗出，有白色液平及团块状渗出

二、拟眼组织胞浆菌病性葡萄膜炎

拟眼组织胞浆菌病（presumed ocular histoplasmosis，POH）是由组织胞浆菌引起的眼病，组织胞浆菌是属于深部真菌的荚膜组织胞浆菌，感染以侵犯网状内皮系统为主的深部真菌病，表现为不规则发热、肝脾大、淋巴结肿大、皮肤、黏膜损害等。拟眼组织胞浆菌病主要表现脉络膜视网膜炎，可以表现为：

1．播散性脉络膜炎　由散在的组织胞浆菌的孢子引起。有的脉络膜炎很轻，眼底只见脉络膜肿胀。实际在临床所见多是散在的小瘢痕灶，多在周边部，称周边萎缩瘢痕。每个瘢痕比一般的脉络膜视网膜陈旧病灶小，而且色素少，常是 0.3 ～ 0.7PD，为圆形或椭圆形，边缘不规整，往往是黄色脱色素斑，但常在其中心有色素团，有时边缘部有小色素点。如果小萎缩灶在黄斑附近，可能发生黄斑盘状病变。

2．视乳头周围脉络膜炎　多称视乳头周围脉络膜瘢痕，很多乳头周围瘢痕多伴有黄斑部病变，对于本病的诊断很重要。视乳头周围病变有四种类型：结节型：乳头周围有 1 ～ 20 个黄色斑点；弥漫型或融合型：最多见；混合型和出血型。

3．黄斑部盘状病变　出血性黄斑盘状病变，是 POH 的破坏性改变，往往在周边部脉络膜瘢痕发生后 10 ～ 20 年发生。

三、隐球菌病性葡萄膜炎

隐球菌性眼内感染多有潜在的诱发因素，使用免疫抑制剂，全身病如恶性血液病、艾滋病、糖尿病等，也有 50% 病例无任何诱因。

隐球菌性葡萄膜炎可以表现为前葡萄膜炎、脉络膜视网膜炎、全葡萄膜炎等。眼底病灶呈散在大小不一的小绒毛状白色渗出，边界不清，玻璃体常有团块状混浊，可合并视网膜脱离。

四、曲霉菌病性葡萄膜炎

刺激症状和充血较轻，都有少许前房积脓，玻璃体高度混浊，并有灰白色团状渗出。

五、念珠菌性葡萄膜炎

眼底可见棉絮状白色病灶，玻璃体有炎症细胞和团块状混浊。病灶也可呈毛绒状黄白色隆起，大小不等。也可发生视网膜出血和 Roth 斑。

（池　滢）

第五节　原虫、寄生虫性葡萄膜炎

一、弓形体病性葡萄膜炎

弓形体病（toxoplasmosis）是人畜共患的寄生虫病，弓形体病性葡萄膜炎是欧美最常见的感染性葡萄膜炎，可分为先天性和后天性感染两种。

1．先天性感染的眼部改变　主要表现为视网膜脉络膜炎。先天性弓形体病的急性期多发生在胎儿或出生后不久，因此患儿检查眼底已成瘢痕性陈旧病灶。也有成人先天感染而后发病，在晚发病患者可见到新鲜病灶，也可新旧病灶同时存在。病灶多沿大血管、黄斑部和视乳头附近。

（1）陈旧病灶：典型的陈旧性病灶常为双侧性，多位于黄斑部，2 ～ 3PD 或更大，中心部有灰色或白色增殖性组织及色素沉着，其边缘部脱色素，病变边缘清楚，与黄斑部缺损很难区别（图 2-19）。

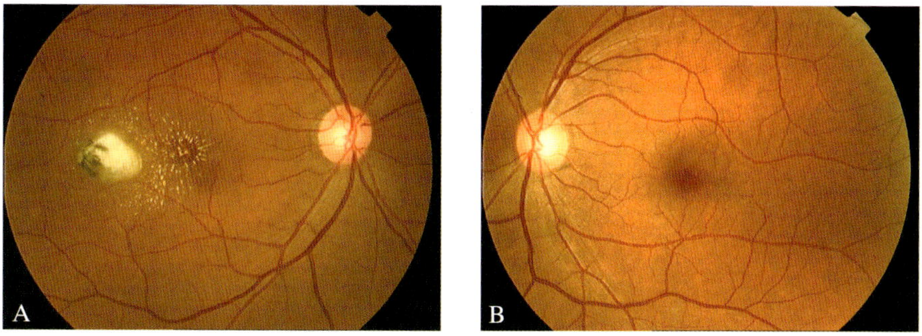

图 2-19　右眼弓形体病性视网膜脉络膜炎，黄斑旁陈旧病灶（A），左眼底正常（B）

（2）新鲜病灶：很多先天性弓形体病，生后全身、眼底正常，数年以后眼底出现新鲜病灶。形态可有大的急性限局性渗出性视网膜脉络膜炎，位于黄斑区，或视乳头附近，或较小的病变沿大血管分布，病灶一般为 1 ~ 5PD，呈青白色或灰黄色，伴有视网膜水肿和出血。常发生视网膜血管炎，节段性动脉周围炎，静脉周围白鞘，玻璃体有点状灰白色混浊，偶尔玻璃体呈葡萄藤落雪样改变。一般 2 ~ 3 个月后炎症逐渐消退，血管炎消失，边界清楚，逐渐出现色素。常有虹膜睫状体炎，炎症较轻；点状内层视网膜炎表现为单一的或多发的灰色视网膜病；外层视网膜弓形体病特点是急性多发灰白色病灶，位于视网膜外层。

（3）新旧混合病灶：多数是在陈旧病灶附近又发生新鲜病灶，常形成卫星病灶，是本病的特点。

2．后天感染　很少侵犯中枢神经系统和眼。眼底病变病灶多为灰白色，水肿隆起，附近可见视网膜血管炎，也可发生脉络膜新生血管膜。可伴有前葡萄膜炎和玻璃体混浊。

二、弓蛔虫病性葡萄膜炎

弓蛔虫病（toxocariasis）是最常见的肠道寄生虫病。国外报道较多，国内很少见到。

病变可发生在虹膜，也可有前节炎症反应。表现虹膜绒毛状结节，也可表现白点状改变和前房积脓。

后极部视网膜脉络膜炎常位于黄斑，急性期病变区为白色，1/2 ~ 4PD，也可表现为后极部肉芽肿性病变，典型为白色，有炎症细胞和水肿。偶在病灶内可见到蛔蚴的新月形暗影。也可发生周边部视网膜脉络膜炎和周边部肉芽肿。眼弓蛔虫常见的炎症类型是视网膜和玻璃体炎症反应，即线虫性眼内炎，特点为慢性、单眼黄白色肿块，玻璃体混浊，急性期有羊脂状 KP、房水混浊，严重者发生前房积脓和视网膜脱离。弓蛔虫蚴也可活动于眼组织内，不产生炎症组织块。

三、囊尾蚴病性葡萄膜炎

根据虫体所在的部位表现各异。可发生前节炎症和后节炎症。后节炎症多见，一般在视网膜下，由于囊虫活动可引起广泛视网膜脱离，眼内囊虫死亡可发生严重葡萄膜炎、眼内炎、眼球萎缩。

（杨　柳）

第三章　非感染性葡萄膜炎

第一节　不伴有全身改变的葡萄膜炎

一、晶状体相关性葡萄膜炎

称晶状体相关性葡萄膜炎（lens-associated uveitis）或晶状体诱发性葡萄膜炎（lens-induced uveitis）是由晶状体引起的疾病，主要有晶状体过敏性眼内炎（phacoanaphylactic endophthalmitis）、晶状体毒性葡萄膜炎（phacotoxic uveitis）和晶状体溶解性青光眼（phacolytic glaucoma）。其实，这个分类不准确，晶状体过敏性眼内炎是晶状体过敏性葡萄膜炎的严重类型，而晶状体毒性是不存在的，晶状体毒性葡萄膜炎是晶状体过敏性眼内炎的轻型表现。所以可以分成晶状体过敏性葡萄膜炎（phacogenic uveitis）和晶状体溶解性青光眼两类。

晶状体过敏性眼内炎是晶状体过敏性葡萄膜炎的严重类型，表现为严重的前葡萄膜炎，见于白内障囊外摘除术、超声乳化术、晶状体外伤后以及晶状体玻璃体内脱位，更多见于过熟性老年性白内障。本型炎症反应强烈，眼痛、视力高度减退，甚至光感不确。眼睑肿，结膜充血，角膜水肿，有细小点状或羊脂状 KP，前房水混浊，甚至有无菌性前房积脓，虹膜肿胀，纹理不清，瞳孔缩小，往往有广泛虹膜后粘连，发生继发性青光眼。

晶状体溶解性青光眼是由于过熟性白内障晶状体皮质溶解而发生的继发性开角型青光眼，也是晶状体过敏性眼内炎的并发症。急性发作眼压升高，有轻到中度混合充血，角膜水肿，无 KP 或少许 KP，宽房角，房水闪光阳性。有时前房内有雪花状小白点漂浮，角膜后壁、虹膜及晶状体表面也有小白点或彩色反光的小点。瞳孔轻度或中等度开大，虹膜一般无后粘连。

二、交感性眼炎

交感性眼炎（sympathetic ophthalmia，SO）为双眼非坏死性肉芽肿性葡萄膜炎。当一眼受穿孔性外伤后，发生慢性或亚急性葡萄膜炎，继之健眼也发生同样的葡萄膜炎，这种双眼性葡萄膜炎称为交感性眼炎。

刺激眼穿通伤后未能迅速恢复正常，持续慢性炎症或炎症加重，炎症进展可出现羊脂状 KP 或中小白色 KP，前房水混浊，眼底不清，虹膜表面和瞳孔缘有灰白色虹膜结节，虹膜色暗，纹理不清，晶状体前有沉着物，这时详细检查未受伤眼，可发生问题。

交感眼常有调节近点延长或发生一过性近视，多出现前节炎症，睫状充血，睫状区有压痛，房水混浊，角膜后沉着物以及晶状体后间隙混浊。炎症加重形成成形性虹膜睫状体炎和玻璃体混浊，视乳头充血，后极部可发生限局性视网膜脱离。炎症也可由后部开始，首先视乳头肿胀充血，视网膜弥漫水肿，后极部更明显，眼底出现黄白点如同玻璃疣样改变，相当于 Dalen-Fuchs 结节。玻璃体很快混浊，眼底渗出广泛并融合，可引起视网膜脱离。同时炎症向前扩散，发生严重的前葡萄膜炎。

（杨　柳）

三、Fuchs 异色性虹膜睫状体炎

Fuchs 异色性虹膜睫状体炎（Fuchs heterochromic iridocyclitis，FHI）是一种主要累及单眼的慢性非肉芽肿性前葡萄膜炎。

临床表现：症状轻或无，多以视力下降就诊。

体征：睫状充血轻或无；典型 KP 为灰白色圆形，中等大小，无色素半透明，边界清楚，不融合，多弥散分布于整个角膜内皮后，在 KP 之间可有羽毛状细丝；轻度前房闪辉和少量前房炎性细胞；虹膜脱色素，部分病例出现虹膜萎缩；无虹膜后粘连；常出现并发性白内障和青光眼（图 3-1 ~ 3-4）。

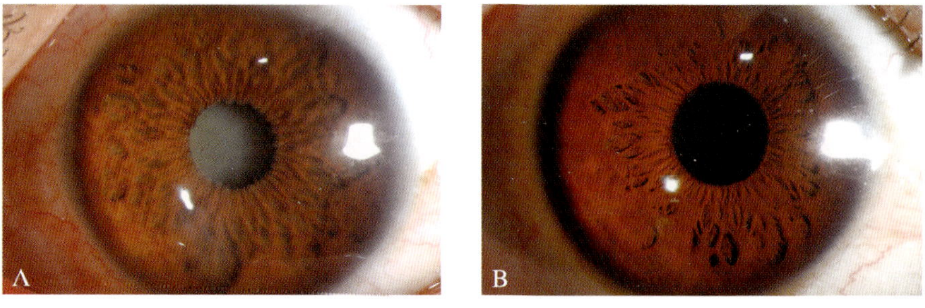

图 3-1　Fuchs 综合征，A. 患眼，角膜后 KP，瞳孔缘 Koeppe 结节，虹膜虫蚀状萎缩，晶状体混浊；B. 对侧眼正常对照，虹膜显正常纹理

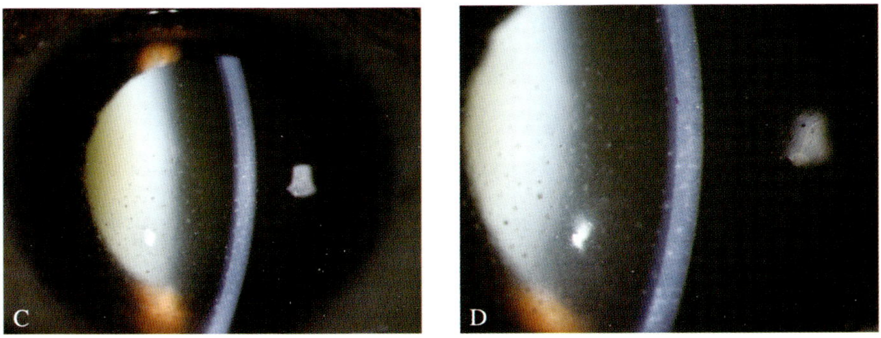

图 3-1 续　C. 角膜后满布中等大小 KP；D. 角膜 KP

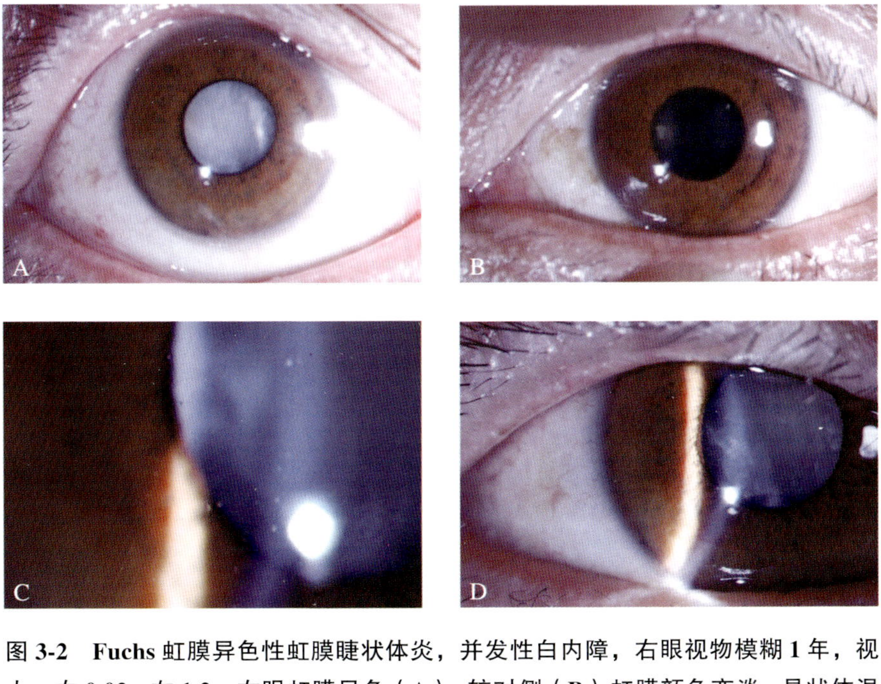

图 3-2　Fuchs 虹膜异色性虹膜睫状体炎，并发性白内障，右眼视物模糊 1 年，视力：右 0.02，左 1.2，右眼虹膜异色（A），较对侧（B）虹膜颜色变淡，晶状体混浊（A），右眼角膜后散在多形性 KP（C），虹膜虫蚀状萎缩（D）（晏晓明提供）

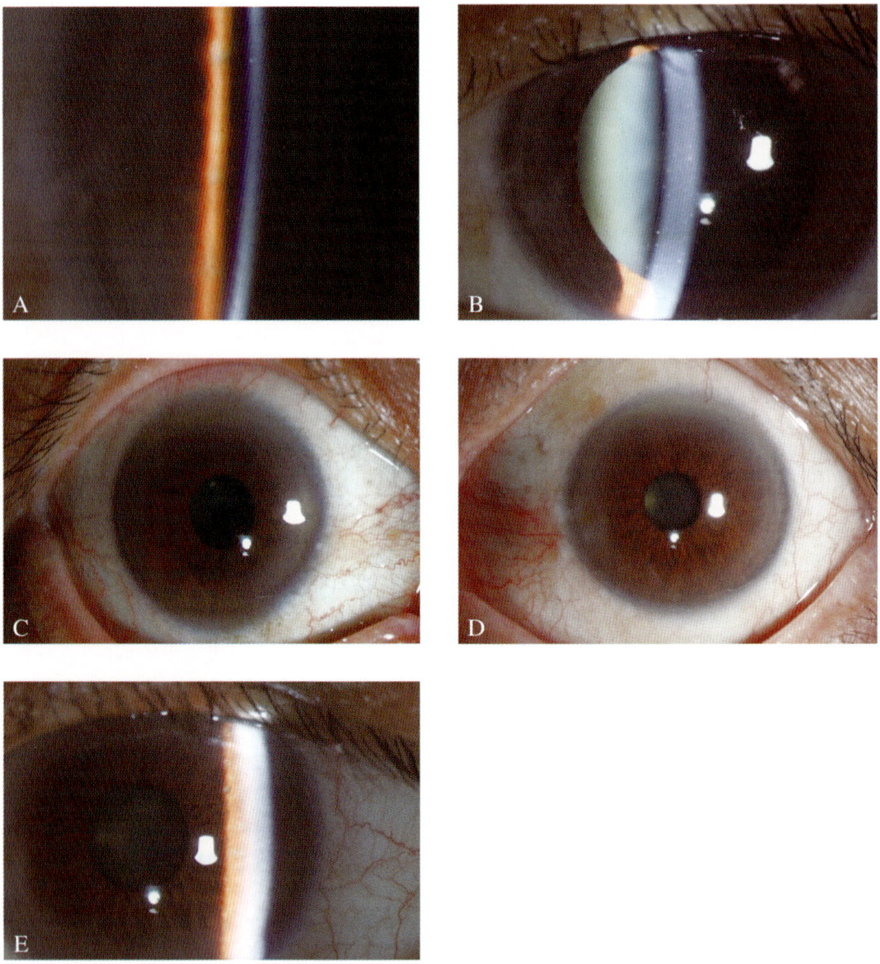

图 3-3 Fuchs 虹膜异色性虹膜睫状体炎，因翼状胬肉生长就诊时偶然发现，视力右 **1.2**，左 **0.6，KP** 弥漫分布在角膜后壁（**A，B**）；相比对侧眼（**C**）虹膜异色（**D**）；虹膜虫蚀样改变（**E**）

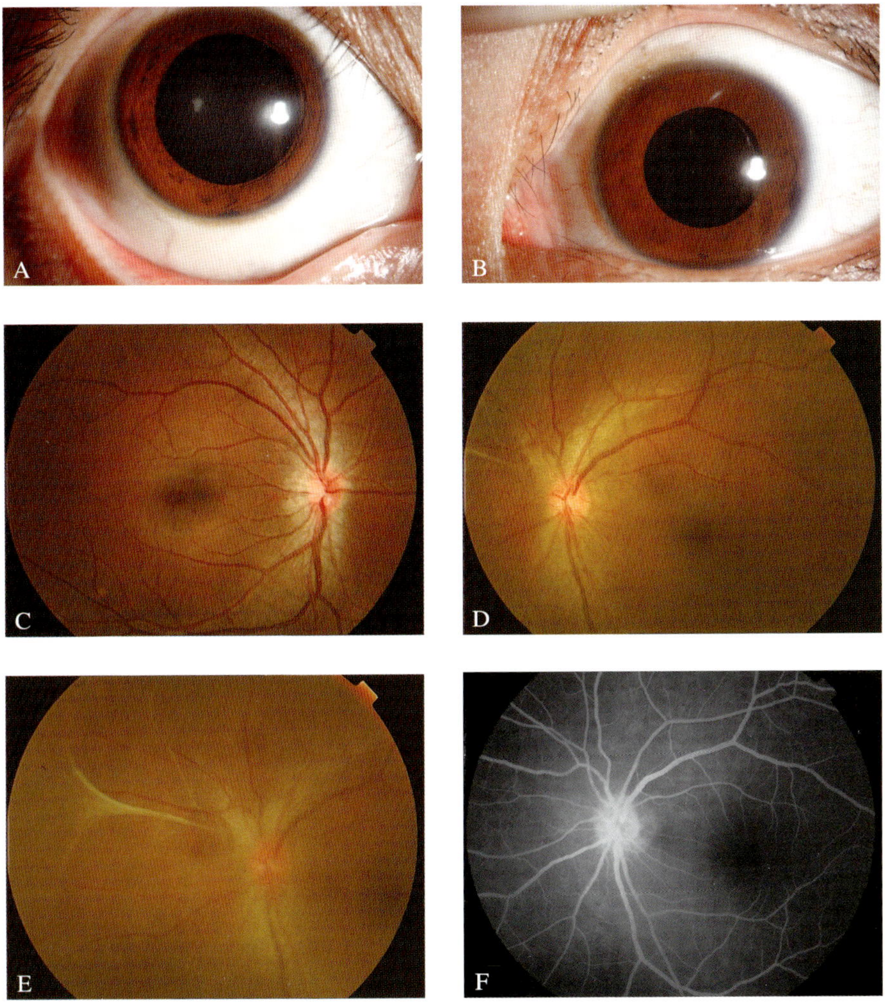

图 3-4　左眼 Fuchs 虹膜异色性虹膜睫状体炎，并发性白内障手术后，主因左眼视力下降就诊，检查发现左眼角膜后散布星状灰 KP，前房浮游物（-），Tyndall 征（-），虹膜虫蚀状，晶状体前皮质较均匀混浊。行白内障超声乳化和人工晶体植入后，检查眼底见鼻侧视网膜前膜状物。相比右眼（A），左眼虹膜纹理较少（B），眼底照相右眼正常（C），左眼鼻侧有膜状物（D，E），荧光素眼底血管造影未见血管异常（F）

（杨　柳　郭春英）

四、特发性中间葡萄膜炎

中间葡萄膜炎（intermediate uveitis）指炎症位于睫状体平坦部、玻璃体底部和眼底周边部的慢性炎症，可以与很多疾病相关，如结节病、多发性硬化、Lyme 病、结核、梅毒等，原因不明者称为特发性中间葡萄膜炎。

本病多发生于青壮年。早期没有改变或仅有轻微充血，角膜有少量细小灰色 KP 或根本没有 KP，少数病例出现羊脂状 KP，前房反应轻，房角处可有胶样黄白色渗出，多见于角膜下方，容易引起虹膜前粘连。

玻璃体多有细小尘状混浊，早期出现在晶状体后间隙和前玻璃体，细胞渗出有时混有条索状或纱膜状混浊，严重者玻璃体内形成灰白色机化膜。炎症细胞可形成灰白色小球状混浊，称为玻璃体雪球，多在下方周边部视网膜前，并有投影在视网膜上。

视网膜渗出有两种类型，一种是弥漫性炎症，在锯齿缘附近有少量散在黄灰色渗出，也可见于平坦部和视网膜周边部，常伴有视网膜小静脉末端白鞘和闭锁。瘢痕化以后遗留小陈旧性病变，有色素紊乱；一种是周边视网膜局限性渗出，为大片灰白色或灰黄色渗出，多位于锯齿缘，称为雪堤状渗出，常在下方，可沿锯齿缘呈条状伸展。

本病常发生视网膜血管炎和血管周围炎，眼底周边部血管有白鞘，沿静脉走行有渗出。静脉常扩张弯曲，有时周边部有新生血管形成。

并发症主要有并发性白内障、黄斑部囊样水肿和变性、青光眼、视网膜脱离、玻璃体出血和视乳头血管牵引。视乳头血管牵引多发生于周边限局性病灶，病灶机化，牵引视乳头血管趋向病灶方向（图 3-5 ～ 3-8）。

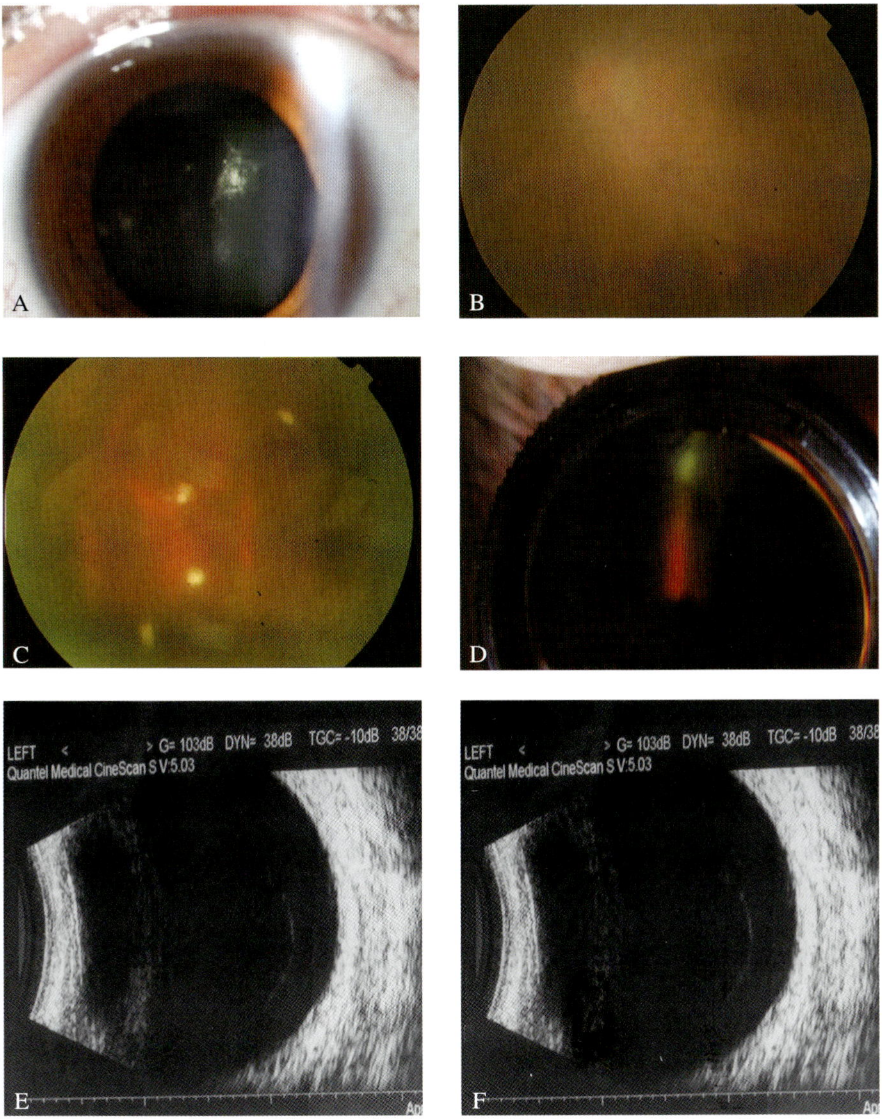

图 3-5　中间葡萄膜炎，并发性白内障，视力下降，反复炎症，**A.** 晶状体前皮质和后囊下混浊；**B.** 玻璃体混浊；**C.** 玻璃体下方雪球状混浊；**D. 90D** 前置镜下看到玻璃体下方雪堤状混浊；**E.F. B** 超示双眼玻璃体混浊

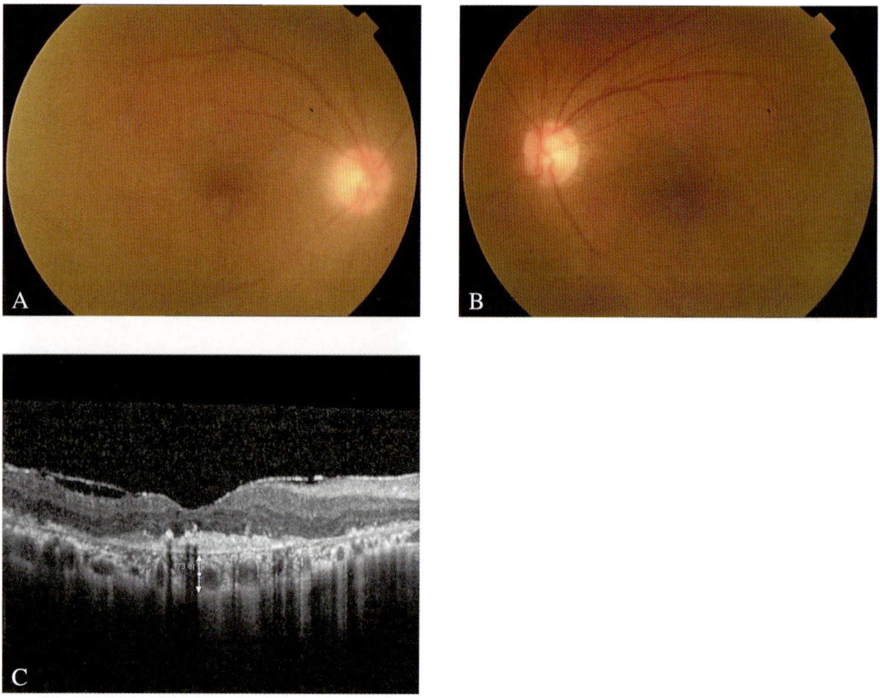

图 **3-6**　中间葡萄膜炎，**A.B.** 眼底照相，可见玻璃体混浊，周边血管较细；**C.** **OCT** 显示黄斑前膜、黄斑下纤维增殖

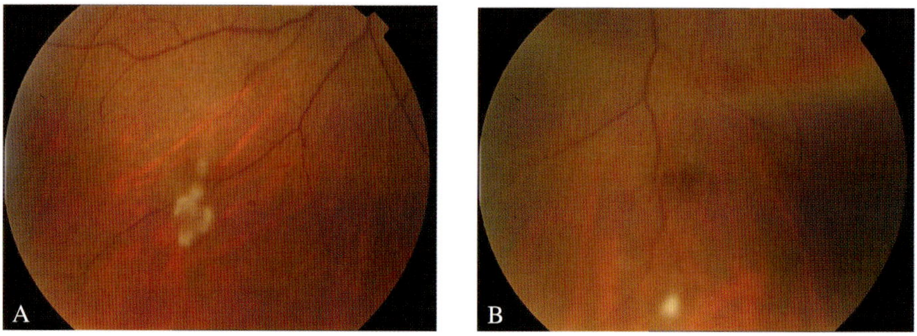

图 **3-7**　中间葡萄膜炎，**A.B.** 玻璃体雪球样混浊

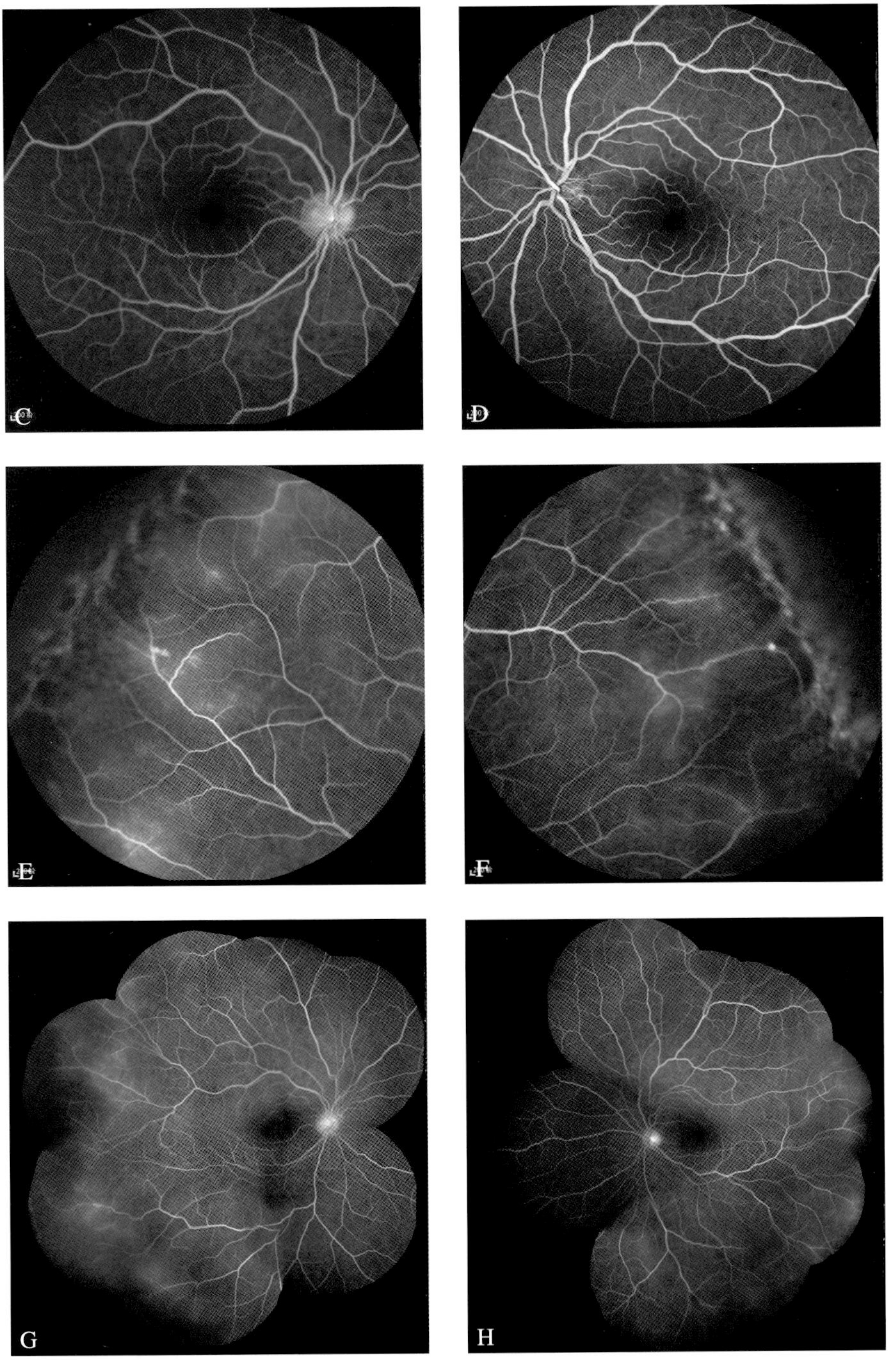

图 **3-7** 续　**C.D.** 荧光素眼底血管造影显示后极正常；**E.F.** 周边血管周围炎性渗出；**G.H.** 双眼拼图所见

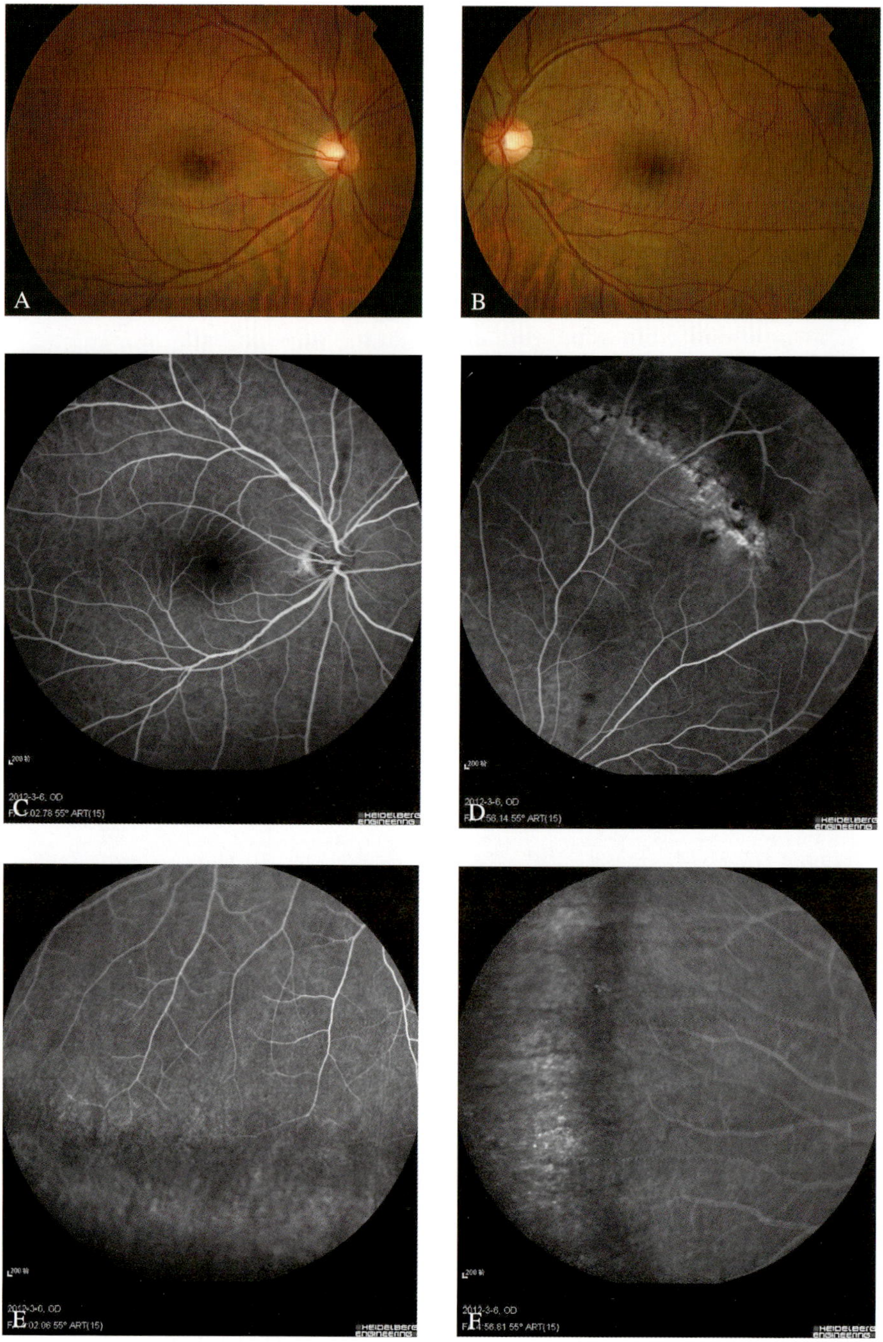

图 3-8 中间葡萄膜炎，**A.B.** 眼底照相后极正常；**C.I.** 双眼 **FFA** 显示双眼后极正常；右眼（**D**，**E**，**F**，**G**）和左眼（**J**）周边血管闭塞

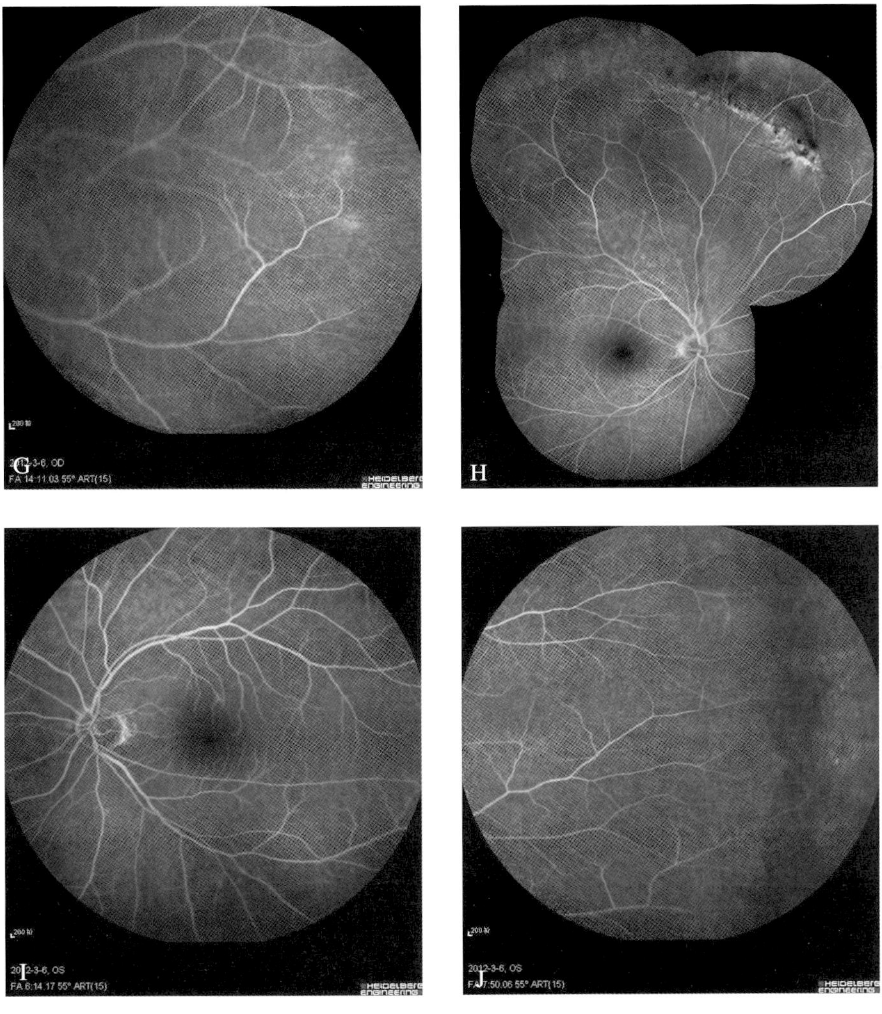

图 3-8 续　**H.K.** 为双眼拼图

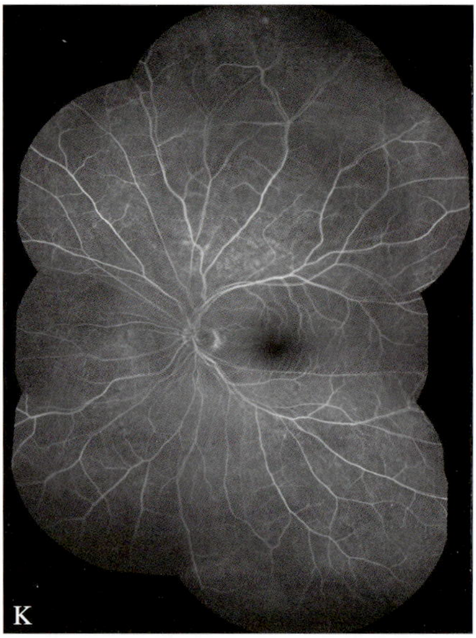

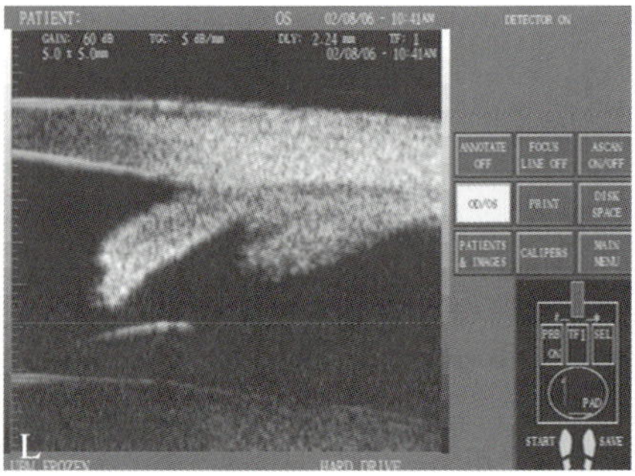

图 3-8 续　L.UBM 显示睫状体水肿

（杨　柳）

第二节　伴有全身改变的葡萄膜炎

一、风湿病性关节炎和结缔组织病性葡萄膜炎

（一）强直性脊柱炎

强直性脊柱炎（ankylosing spondylitis，AS）为慢性进行性关节炎，主要侵犯骶髂关节和脊柱，是前葡萄膜炎最常伴发的全身病之一。眼部表现一般多是双眼急性反复性非肉芽肿性前葡萄膜炎，再发往往有季节性，炎症轻重不等，严重者突然眼红，细小KP，很快发生纤维素性渗出，形成成形性前葡萄膜炎或伴有前房积脓。一般预后良好，但反复发作易发生并发症，影响视力（图3-9 ~ 3-12）。

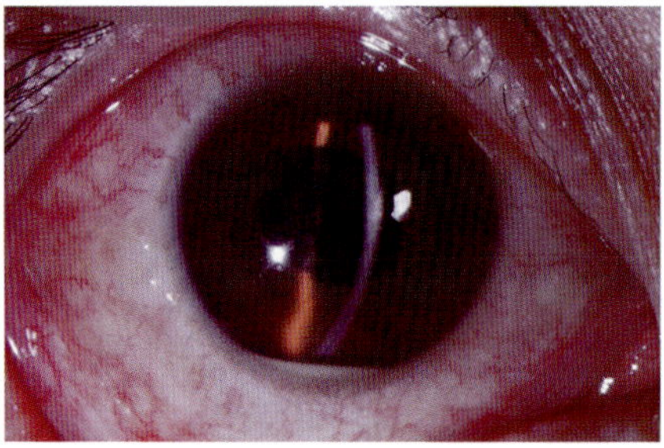

图 3-9　强直性脊柱炎伴前葡萄膜炎，混合充血，前房积脓

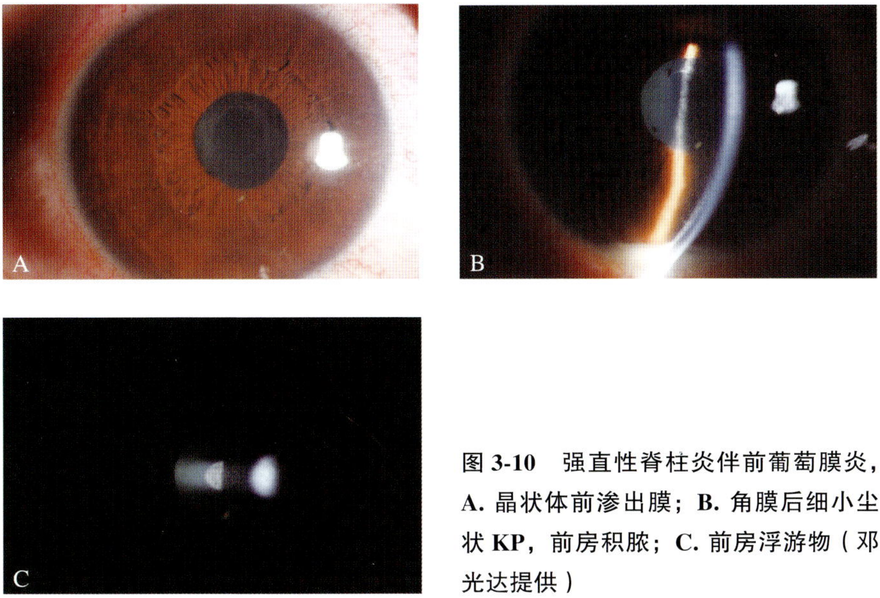

图 3-10　强直性脊柱炎伴前葡萄膜炎，**A.** 晶状体前渗出膜；**B.** 角膜后细小尘状 **KP**，前房积脓；**C.** 前房浮游物（邓光达提供）

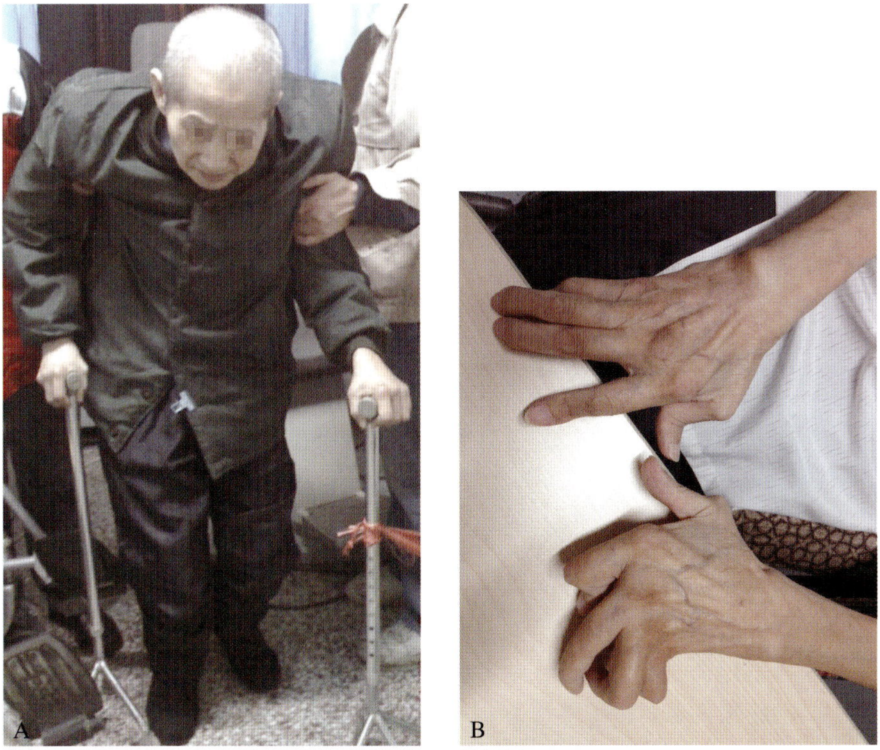

图 3-11　强直性脊柱炎伴双眼前葡萄膜炎，并发性白内障，行白内障超声乳化人工晶体植入术后，**A.B.** 关节严重变形，生活不能自理

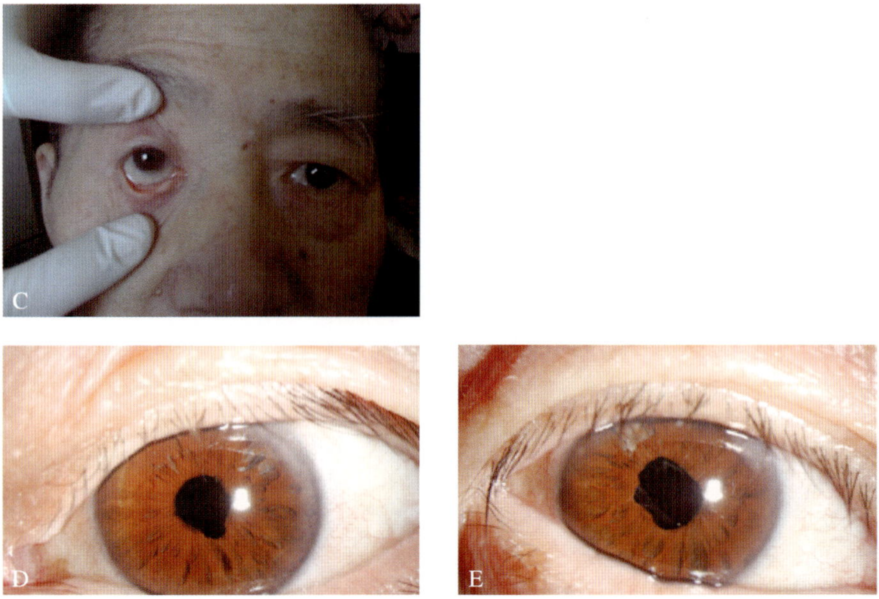

图 3-11 续　C. 前房积脓外观；D.E. 双眼白内障超声乳化和人工晶体植入术后，术前瞳孔大部后粘连，术后瞳孔缘有撕裂

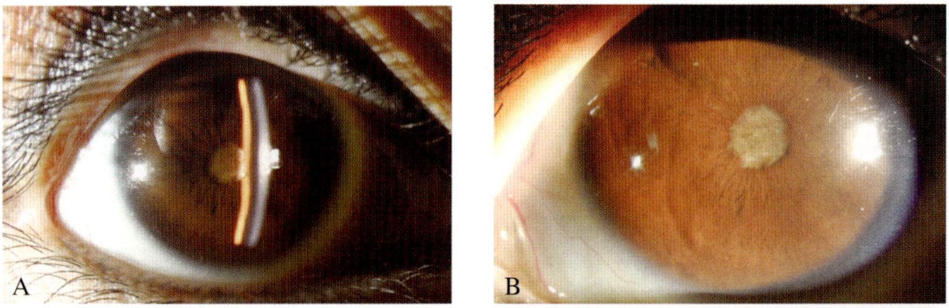

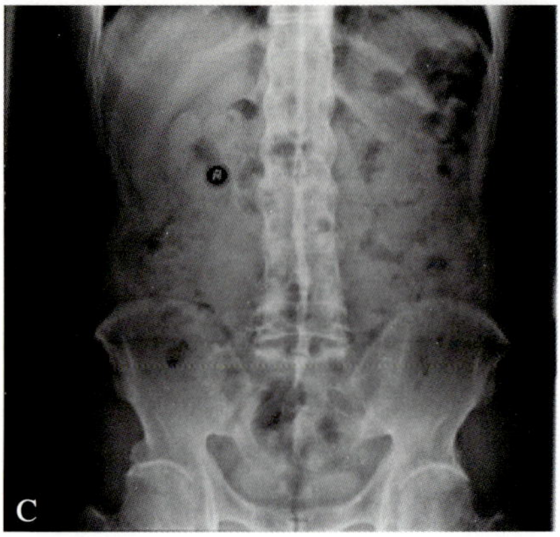

图 3-12　强直性脊柱炎，右眼反复前葡萄膜炎，并发性白内障，瞳孔闭锁，视力丧失，反复虹膜膨隆，眼压升高，断续进行 YAG 激光虹膜周边切除术。视力：右眼：眼前光感，左眼：1.0. A.B. 右眼前房极浅，晶状体混浊；C. 骶髂关节 X 线照相显示关节间隙变小、消失，关节融合

（二）Reiter 综合征

本综合征是全身炎症性疾病，主要有非特异性尿道炎、多发性关节炎、结膜炎和 / 或葡萄膜炎。

多在尿道炎数日后发生结膜炎，一般为双眼，有黏液脓性分泌物，眼睑肿胀，睑结膜乳头增生，结膜水肿出血。可伴角膜炎，表现为浅层点状角膜炎或伴有角膜上皮下混浊或前实质多形性浸润，也可发生小血管翳。本病患者可有前葡萄膜炎、结膜炎，有时可发生浅层巩膜炎和视网膜血管炎等。

（杨　柳）

（三）幼年型类风湿关节炎 / 青少年特发性关节炎

幼年性类风湿性关节炎（juvenile rheumatoid arthritis，JRA）/ 青少年特发性关节炎（juvenile idiopathic arthritis，JIA）是指年龄在 16 岁以下，病程持续 3 个月以上，排除感染、血液病、肿瘤、外伤以及先天异常的关节炎，是儿童前葡萄膜炎最常伴有的全身异常。临床分为 3 型：急性中毒型、多关节型、少关节型。全身型者很少发生眼葡萄膜炎，而少关节型最多发生眼部炎症。

眼部主要症状和体征：青少年特发性关节炎伴发的葡萄膜炎多双眼同时发病或相隔不超过数月，眼发病年龄为 3 ～ 12 岁，女孩多见，主要有两种类型：一型为慢性前葡萄膜炎，伴有少关节型关节炎，临床无刺激症状，眼不红不痛，裂隙灯下可见中小 KP，多位于角膜后下方，少数病人可出现羊脂状 KP 和 Koeppe 结节，常发生严重并发症，眼部表现典型三征：虹膜睫状体炎、角膜带状混浊、并发性白内障。另一型是急性虹膜睫状体炎，这种类型容易发展为强直性关节炎，多见于男孩，HLA-B27 阳性（图 3-13 ～ 3-16）。

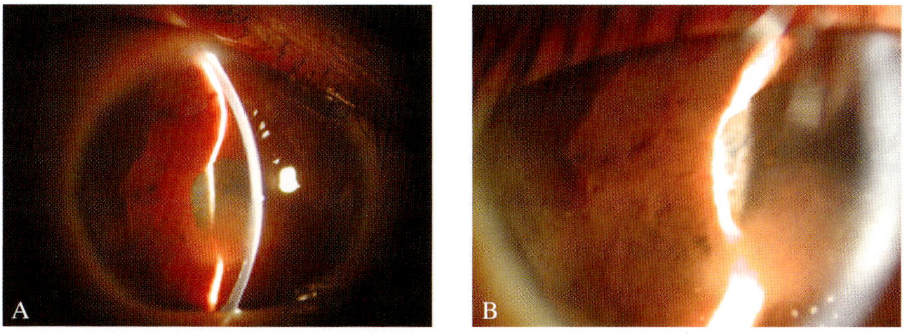

图 3-13　青少年特发性关节炎伴发葡萄膜炎，眼部炎症反复发作，A.B. 角膜后羊脂状 KP 和角膜带状变性

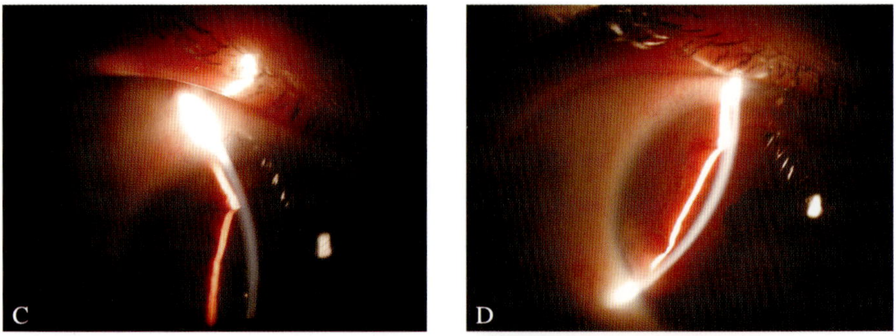

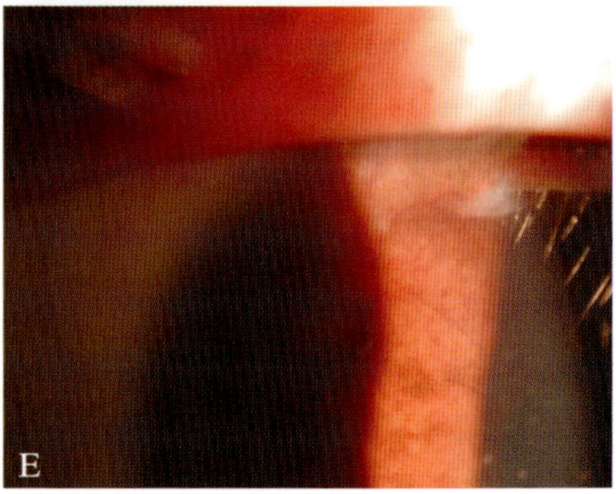

图 **3-13** 续　**C.D.** 虹膜周边前粘连（天幕状）；**E.** 虹膜新生血管

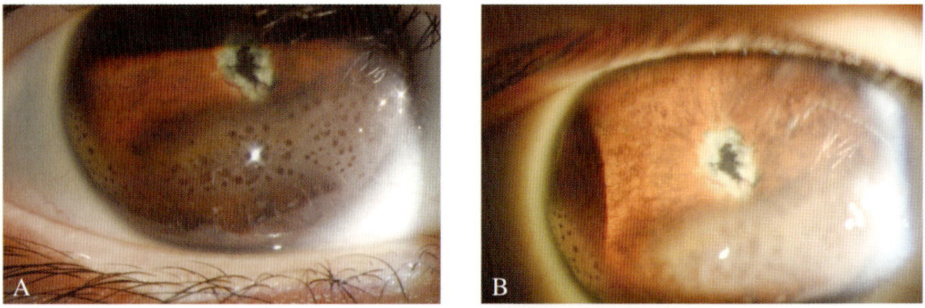

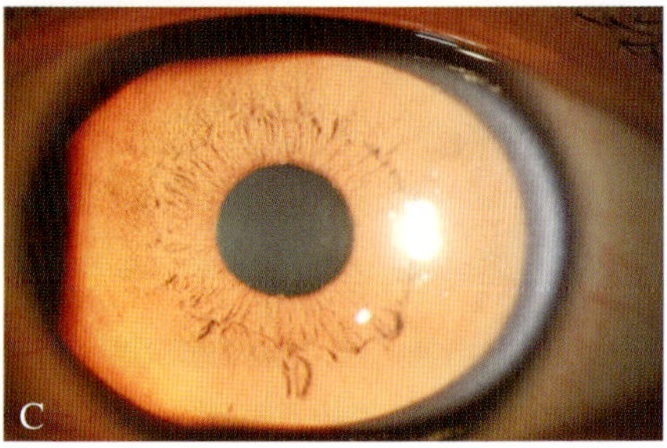

图 **3-14**　青少年特发性关节炎伴葡萄膜炎，右眼虹膜睫状体炎，**A.B.** 角膜带状变性，并发性白内障行白内障手术及人工晶体植入术后，炎症反复，瞳孔膜闭，**YAG** 激光切开；**C.** 左眼，瞳孔下方 **Koeppe** 结节

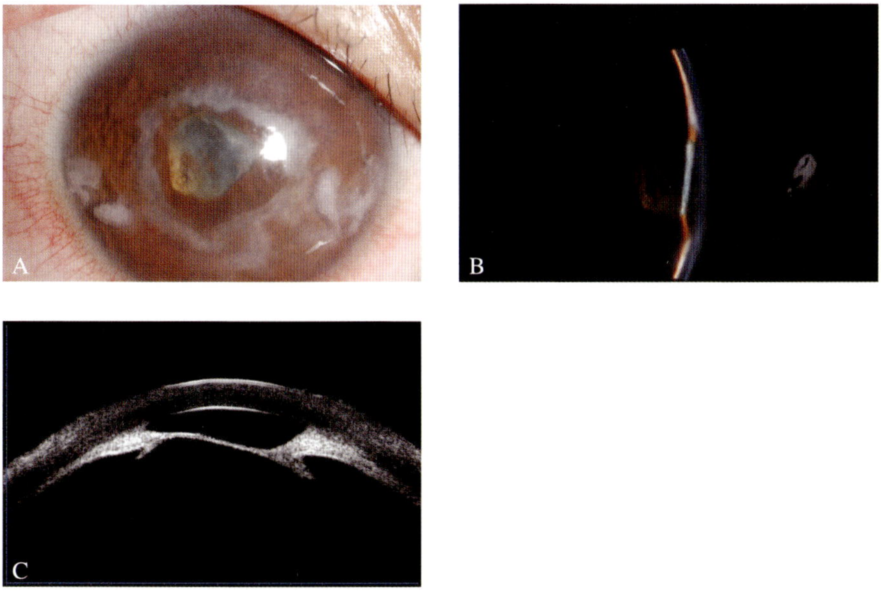

图 3-15　男，**22** 岁，**8** 岁时诊断特发性关节炎性虹膜睫状体炎，以后炎症反复发作，目前右眼视力眼前光感，角膜带状变性，角膜与虹膜小环外普遍相贴，仅瞳孔区和虹膜小环内前房存在，虹膜小环与角膜粘连出呈白色机化萎缩外观；瞳孔膜闭，晶状体混浊，眼底不能窥入，玻璃体混浊。**A.** 弥散光照相显示角膜带状混浊，虹膜角膜粘连；**B.** 裂隙照相显示前房消失，仅存瞳孔区；**C. UBM** 显示虹膜普遍与角膜相贴并粘连

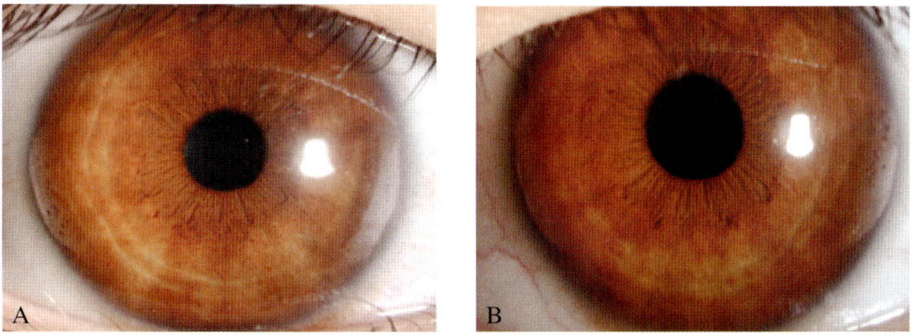

图 3-16　女，**18** 岁，**JIA** 伴葡萄膜炎，**A.B.** 右、左眼角膜带状变性

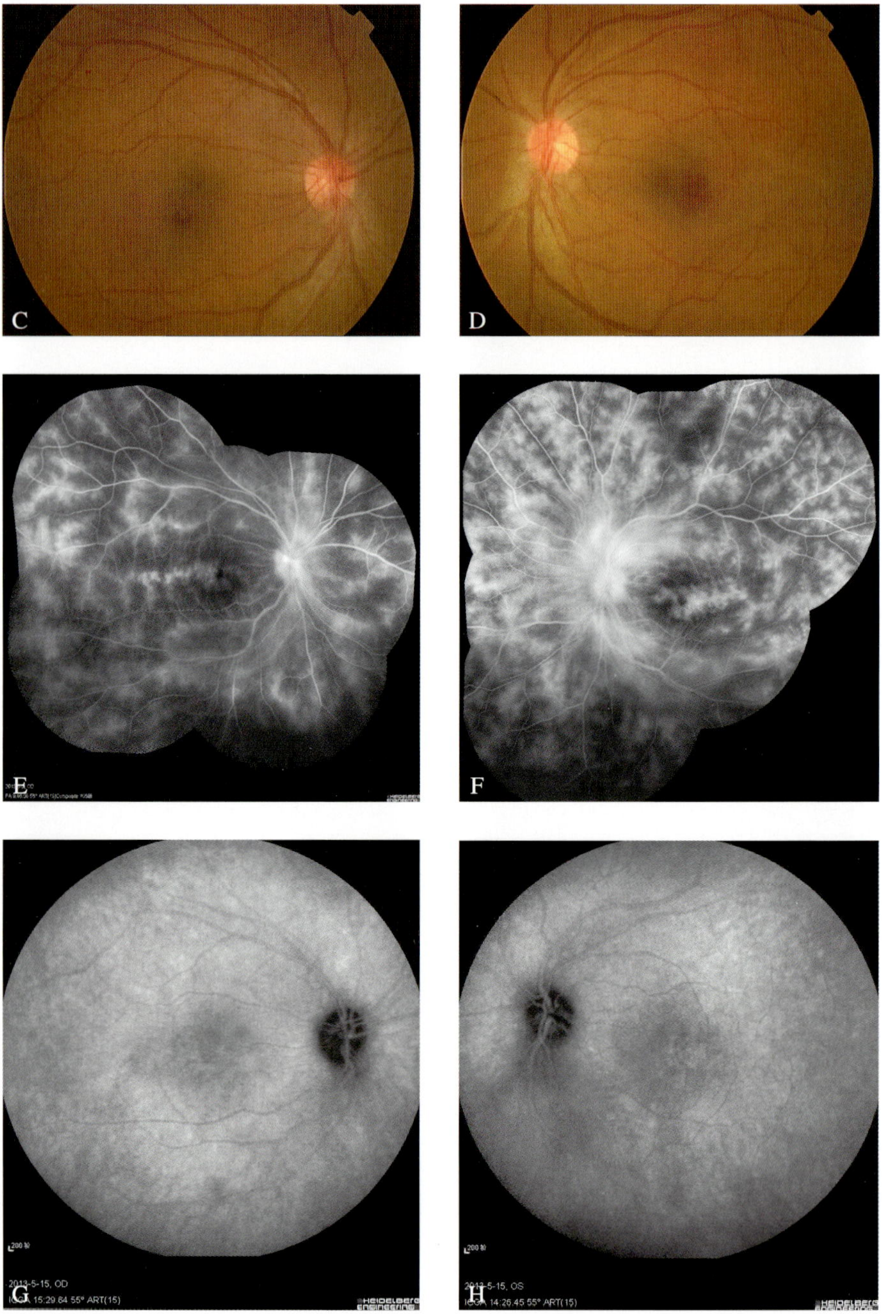

图 3-16 续　**C.D.** 右、左眼眼底照相显示后极未见明显异常；**E.F.** 右、左眼 **FFA**，视盘、视网膜血管、黄斑区弥漫渗漏；**G.H.** 右、左眼 **ICGA** 显示脉络膜轻度高荧光

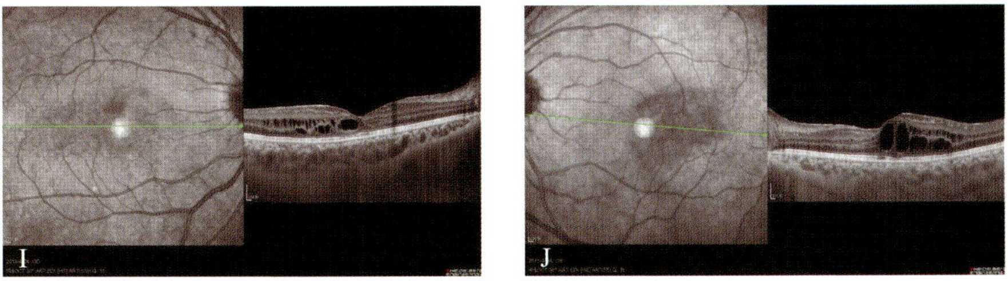

图 3-16 续　I.J. 右、左眼 OCT 示黄斑囊样水肿

（杨　柳　郭春英）

（四）银屑病关节炎

银屑病（psoriasis）患者中很少发生葡萄膜炎，但伴有关节炎的银屑病患者容易发生前葡萄膜炎。

银屑病患者眼部可有鳞屑性睑缘炎、特异性卡他性结膜炎，角膜缘可发生结节状疣，结节表面可能有破溃，靠近结节的球结膜充血，也可见角膜上皮下浸润，偶有浅层巩膜炎。

前葡萄膜炎有轻有重，严重者表现为急性虹膜睫状体炎，大多数与 AS 的葡萄膜炎相似，但银屑病伴有的前葡萄膜炎常伴有周边角膜浸润和结膜炎（图 3-17）。

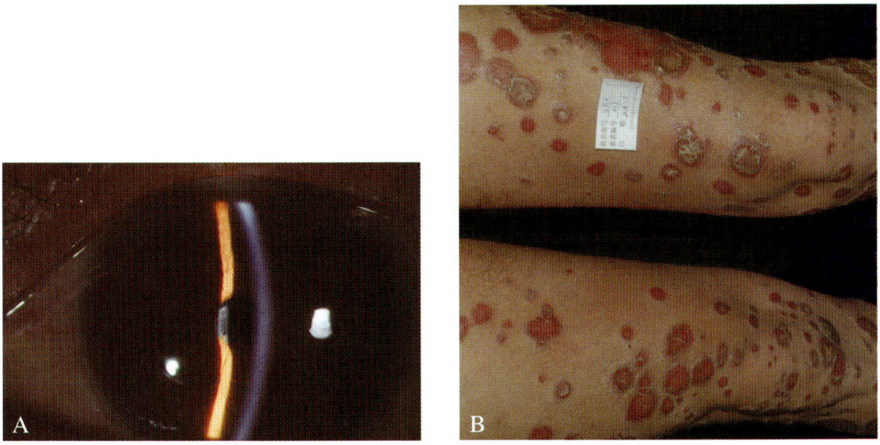

图 3-17　银屑病关节炎伴前葡萄膜炎，A. 角膜后壁细小 KP，虹膜后粘连，瞳孔区膜形成；B. 下肢皮肤改变（杨海珍提供）

（五）类风湿关节炎

类风湿关节炎（rheumatoid arthritis，RA）眼部表现最多见干燥性结膜角膜炎，也可有风湿性浅层巩膜炎、结节性巩膜炎、坏死性巩膜炎，坏死性巩膜炎疼痛轻，巩膜软化，可发生巩膜穿孔。葡萄膜炎少见，往往发生巩膜葡萄膜炎，是由于巩膜炎伴有前房炎症细胞，此外可发生视网膜血管炎。

（池　莹）

（六）炎症性肠道疾病

炎症性肠道疾病（inflammatory bowel disease，IBD）包括溃疡性结肠炎（ulcerative colitis）、克罗恩病（Crohn 病）和 Whipple 病。最多见的眼部并发症是葡萄膜炎，常是双眼非肉芽肿性前葡萄膜炎，眼发病与结肠炎无关，前葡萄膜炎反复发作，有刺激症状，视物不清，常伴有关节炎，也可发生角膜病变，在靠近角膜缘的角膜上皮下有白色混浊。

Crohn 病以结膜炎和前葡萄膜炎为最多见，前葡萄膜炎为非肉芽肿性炎症，有急性或慢性过程，肠道疾病发作时葡萄膜炎也加重（图 3-18）。

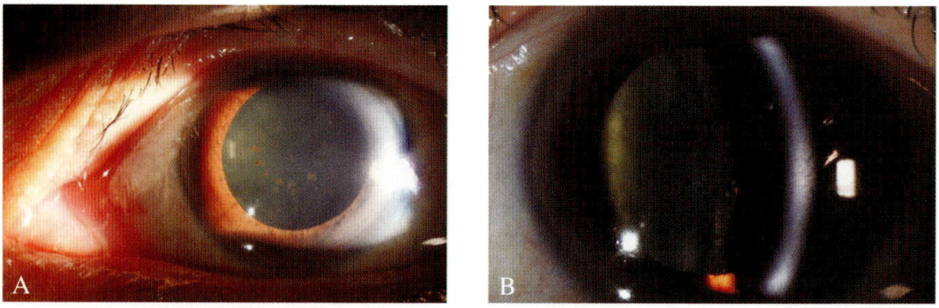

图 3-18　溃疡性结肠炎，全葡萄膜炎，长期小剂量口服泼尼松，A. 虹膜后粘连后遗留晶状体前囊色素沉着；B. 晶状体后囊下混浊

（杨　柳　池　莹）

（七）系统性红斑狼疮

系统性红斑狼疮（systemic lupus erythematosus，SLE）发生蝶形皮疹、紫癜者结膜表现充血或孤立的疱疹样坏死斑，角膜点状上皮炎伴有过度角化和反复性糜烂，发生结角膜干燥伴有丝状角膜病变。少数病例发生前葡萄膜炎，可伴有角膜浸润，后葡萄膜炎表现为粟粒样浸润为灰白色或淡黄色病灶。2% 病例可见棉絮样斑，这种棉絮斑为白色边界不清，位于后极部，多为 2 ～ 3 个，大约 1/4PD，数周后消失，视网膜小动脉和大动脉都可发生狭窄或闭锁（图 3-19 ～ 3-20）。

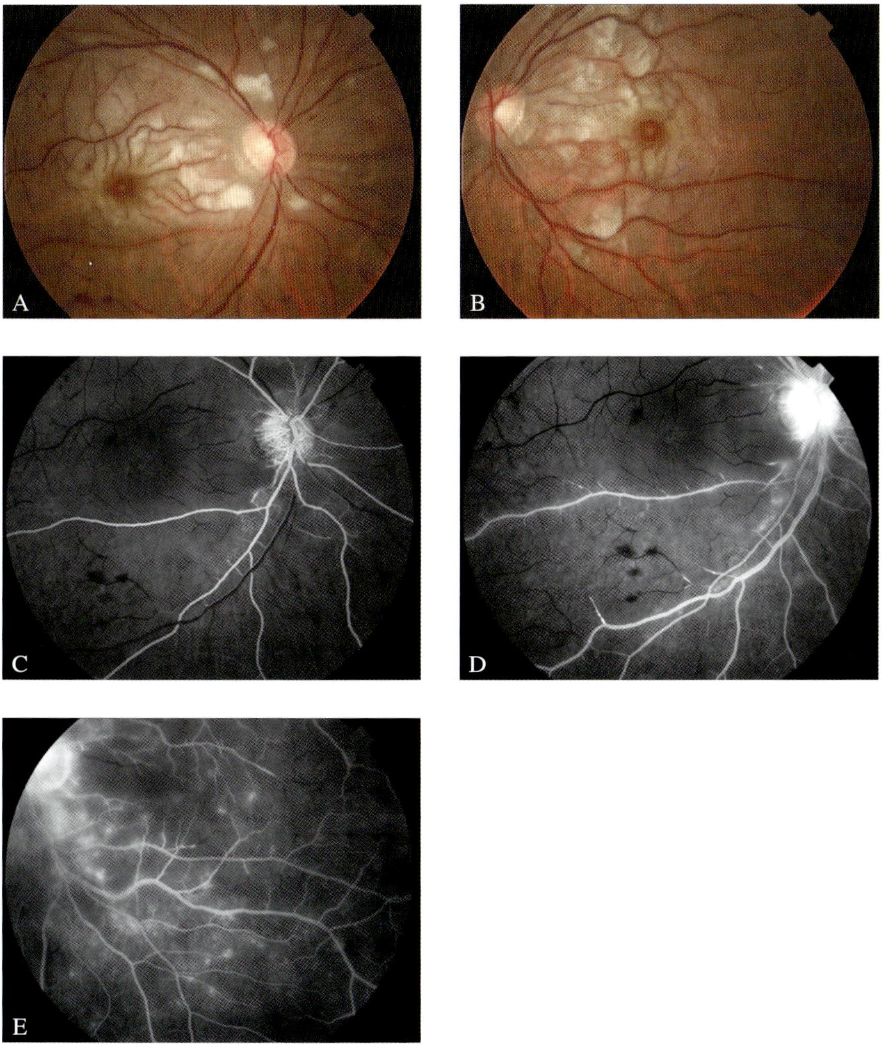

图 3-19　系统性红斑狼疮，**A.B.** 双眼彩色眼底照相，视网膜水肿，小动脉连续性中断，可见棉絮斑；**C.** 右眼 **FFA** 动脉期毛细血管无充盈；**D.** 晚期视盘着染；**E.** 晚期多灶荧光素渗漏

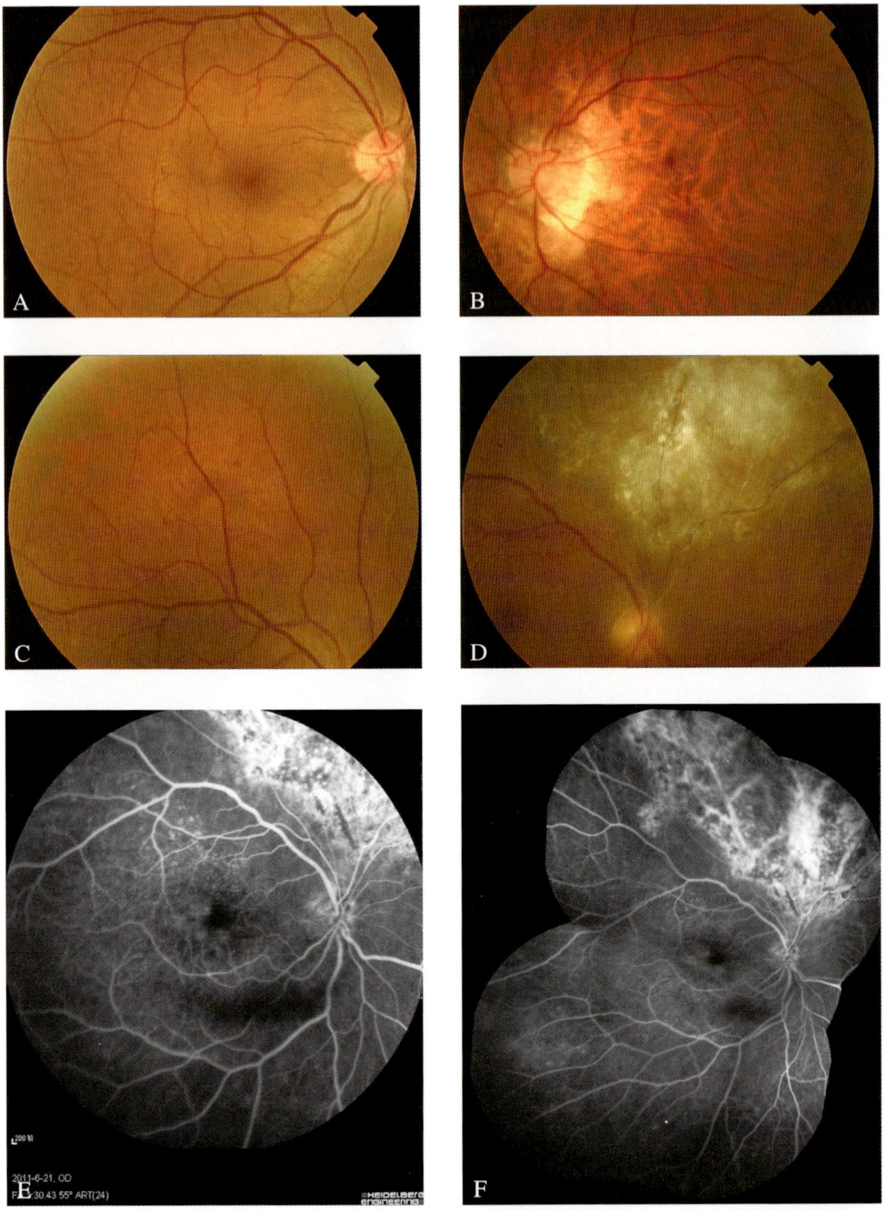

图 3-20　系统性红斑狼疮，A.C. 右眼和 B. 左眼眼底照相；D. 6 年后眼底像显示右眼上方血管闭塞改变；E.F. 右眼 FFA 显示上方斑驳高荧光，并见血管无灌注区

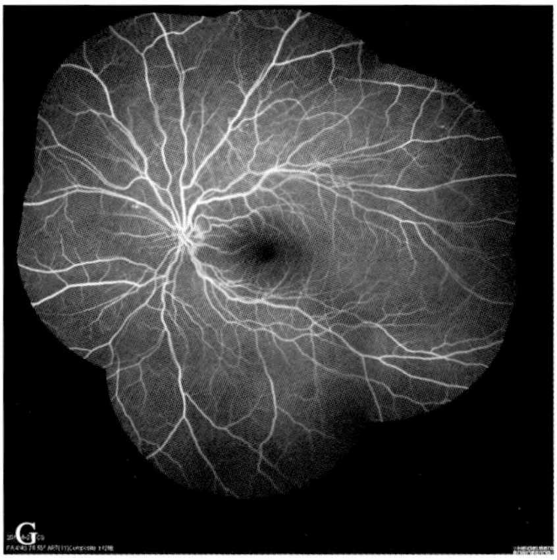

图 3-20 续　G. 左眼眼底正常

（池　滢）

（八）结节性多动脉炎

结节性多动脉炎（polyarteritis nodosa）是中小动脉的广泛炎症，几乎全身所有器官都被侵犯。眼部表现结膜充血水肿，偶有结膜下出血，也可发生结膜干燥症、Sjogren 综合征。可发生结节性或坏死性巩膜炎，角膜边缘部沟形成，并且向四周扩展，多双眼和严重疼痛，靠近角膜病变有巩膜炎。可发生虹膜睫状体炎，也可有脉络膜炎表现，可见黄白色视网膜下斑状病变，可伴有脉络膜小动脉炎，间歇性脉络膜血管供血不足，可引起视野收缩。本病最多见的眼底改变是视网膜血管病变，有不规则的动脉狭窄，可发生视网膜中央动脉阻塞，有棉絮斑、视网膜水肿，出血和硬性渗出。严重的巩膜炎可引起渗出性视网膜脱离。视神经受累包括视乳头炎和视乳头水肿。

（九）Wegener 肉芽肿

Wegener 肉芽肿（Wegener granulomatosis）主要发生于青中年，主要特点是呼吸道的坏死性肉芽肿、侵犯中小血管的散在血管炎和肾小球肾炎，眼部常受累。可发生眼睑结膜水肿，结膜肉芽肿，眼球突出是眼眶受累的常有表现。巩膜炎、上巩膜炎和角膜周边部环形溃疡和血管形成是眼常见的表现，发生于全身表现以前数月。有时发生葡萄膜炎，多为双眼可侵犯葡萄膜的前后节，也可发生视网膜静脉周围炎、视网膜和玻璃体积血、棉絮斑（图 3-21 ～ 3-23）。

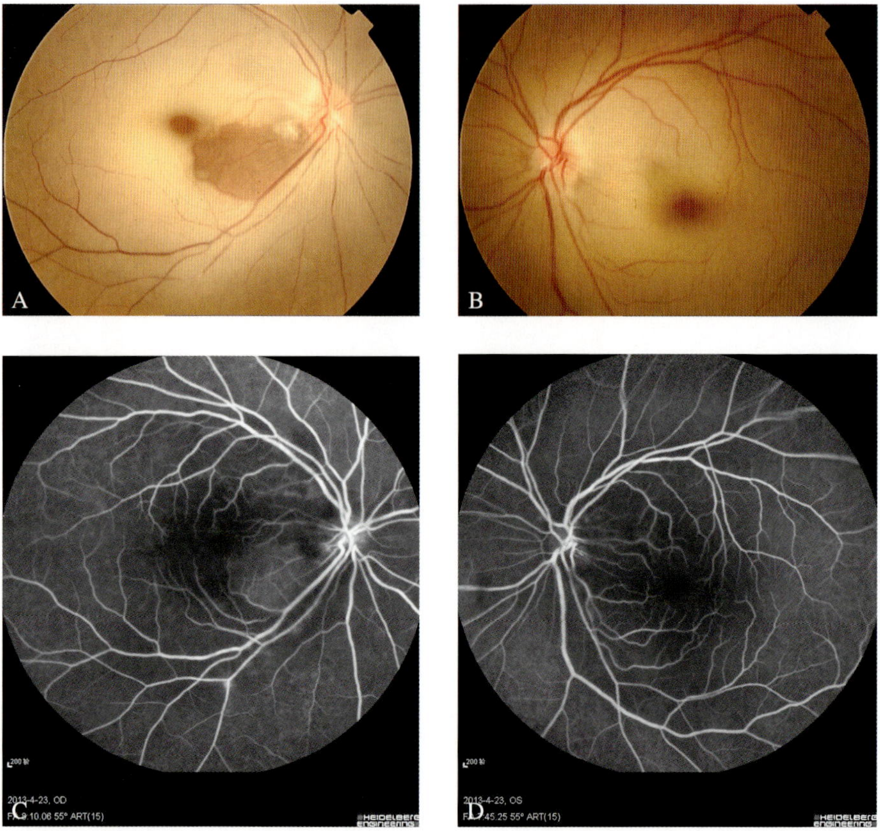

图 3-21 女性，61 岁，ANCA 阳性血管炎，Wegener 肉芽肿，右眼视网膜中央动脉阻塞（CRAO）2 天后左眼 CRAO。A.B. 右（发病 1 天）、左眼（发病 3 天）彩色眼底照相，右眼黄斑樱桃红点及黄斑旁小片视网膜正常颜色，左眼黄斑樱桃红点，其他后极视网膜显示缺血状态；C. 右眼 CRAO 发生 3 天时 FFA，黄斑区低灌注，颞下支动脉分支管壁着染；D. 左眼 CRAO 发生 5 天时的 FFA，黄斑区低灌注，颞下分支动脉轻微管壁着染

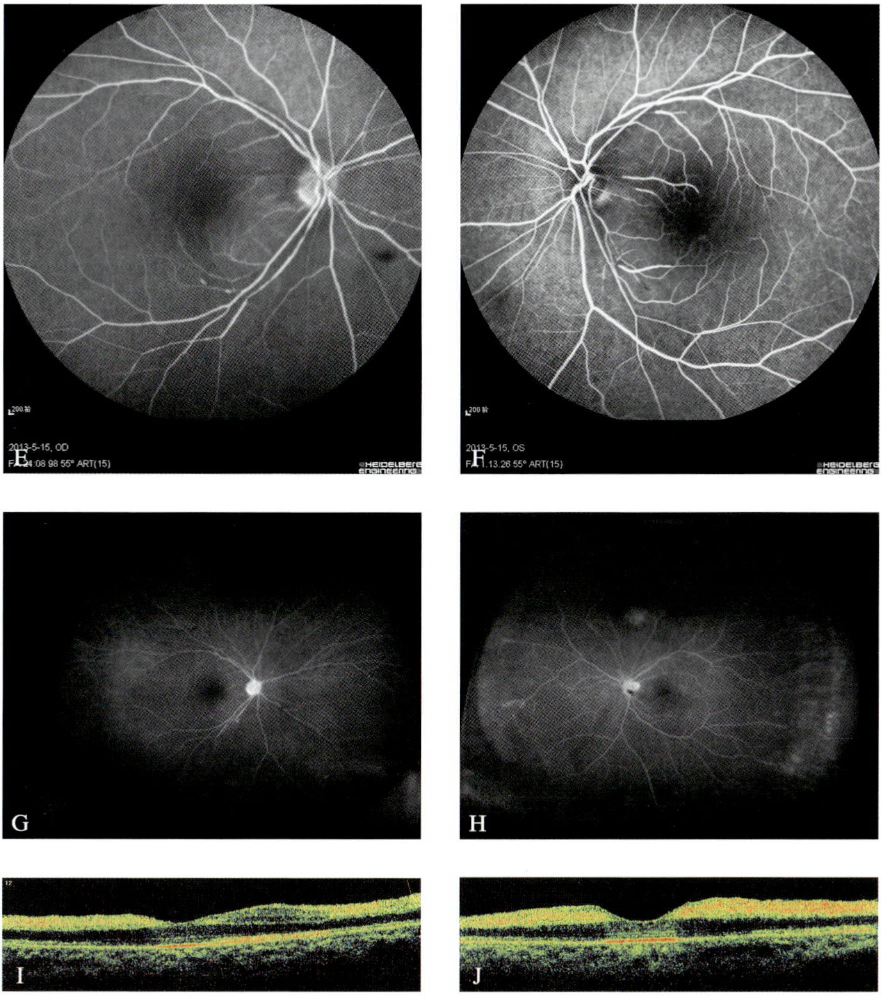

图 3-21 续　**E.** 右眼 **CRAO** 发病 **27** 天 **FFA**，各象限动脉分支变细，并见多处动脉管壁内点状高荧光；**F.** 左眼 **CRAO** 发病 **25** 天时，视盘颞侧多支动脉小分支呈节段状充盈；**G.H.** 右、左眼广角造影，显示右眼视网膜分支动脉内多个高荧光点，动脉血管变细，血流呈节段状（**G**），左眼视网膜周边血管管壁着染，轻微渗漏（**H**）；**I.J.** 右、左眼 **OCT** 显示除黄斑区外视网膜各层均水肿

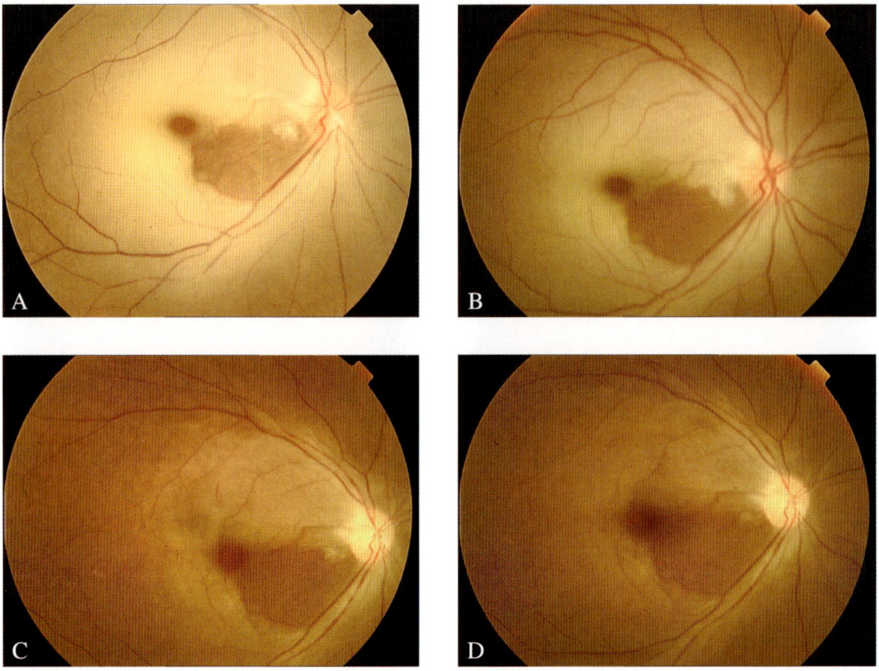

图 3-22 与图 **3-21** 同一患者右眼 **CRAO** 发病后不同时间的彩色眼底照相，黄斑樱桃红点，黄斑与视盘之间正常颜色，其余视网膜普遍水肿。**A.** 发病后 **1** 天，颞上动脉几个小分支呈白线，颞下动脉一分支呈节段性改变；**B.** 发病后 **5** 天，给予罂粟碱静脉输液治疗后，动脉分支明显再通；**C.D.** 分别是发病 **20** 天和 **27** 天，视网膜缺血状态明显好转，但是动脉分支不均匀变窄

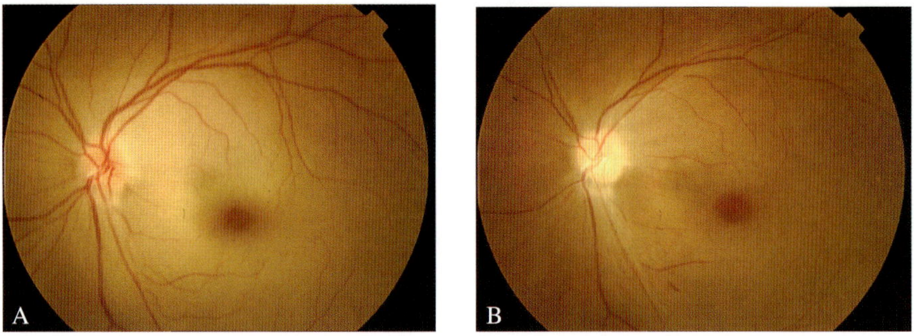

图 3-23 与图 **3-21** 同一患者左眼 **CRAO** 发病后不同时间的彩色眼底照相，黄斑樱桃红点，视网膜普遍水肿。**A.** 发病后 **3** 天，**B.** 发病后 **18** 天

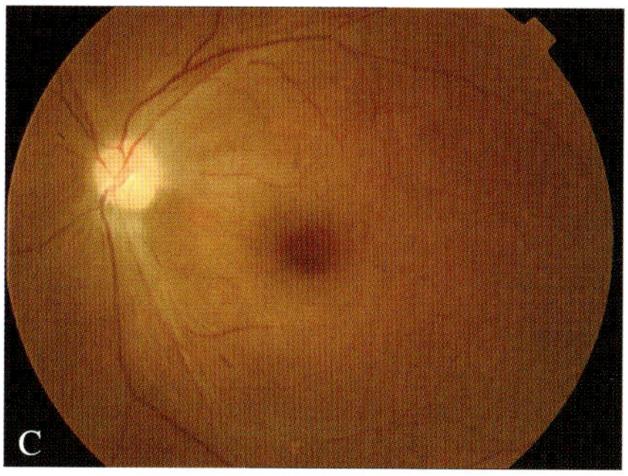

图 3-23 续　C. 发病后 25 天，视网膜颞侧多个分支动脉呈节段状

（杨　柳）

二、Behçet 病

Behçet 病（Behçet disease，BD）是全身多系统慢性疾病，眼病是四大主要症状之一。多为双眼，反复发作。有三种类型：

1. 前葡萄膜炎　多见，开始多表现为轻度虹膜睫状体炎，多次反复表现为急性渗出性虹膜睫状体炎，有较多细小 KP，前房内有较多浮游细胞，多数细胞沉着于前房下方形成前房积脓。每次急性发作时呈急性非肉芽肿性炎症，往往 1 周左右消失，少数慢性炎症可出现少许羊脂状 KP 和 Koeppe 结节，炎症反复发作，常发生虹膜后粘连，以及其他并发症，如继发性青光眼和并发性白内障。

2. 玻璃体型　是以明显玻璃体混浊为主的反复性炎症，可见视网膜静脉扩张和视网膜水肿混浊，但无出血和渗出。

3. 眼底病型　是严重类型，主要表现视网膜脉络膜炎，眼底有出血和渗出，视网膜弥漫性混浊及视网膜血管炎，大多数前后节均有炎症，玻璃体混浊。

早期眼底可见不规则点状出血和白色小渗出，玻璃体轻度混浊，视网膜动静脉均发生血管炎，以静脉为主，静脉扩张，在其周围有毛刷样出血，动脉变细，有的血管有白鞘，小静脉、毛细血管的通透性增强而引起后极部视网膜弥漫性广泛水肿，表现为渗出性视网膜炎。视网膜血管改变往往是本病的早期改变，甚至仅有轻度前节炎症，就可有视网膜血管改变，常因前葡萄膜炎而被忽视。最多侵犯视网膜周边血管。

晚期视网膜血管小分支阻塞，引起视网膜大片出血和渗出，甚至发生新生血管伸向玻璃体而导致玻璃体积血。疾病反复发作，视网膜脉络膜变性可发生持续性水肿混浊，眼底呈污秽发黄。黄斑部更严重，可发生囊样变性，甚至板层破孔。视网膜血管变细，小动脉闭塞性血管炎，引起缺血性障碍，而导致视网膜浅层坏死，呈灰白色视网膜栓塞。小动脉和毛细血管广泛受累。血管周围继发性纤维增生反应，偶尔引起视网膜脱离。视神经乳头改变也是 BD 常见的体征，可有视乳头水肿，视乳头炎，视神经萎缩（图 3-24 ～ 3-32）。

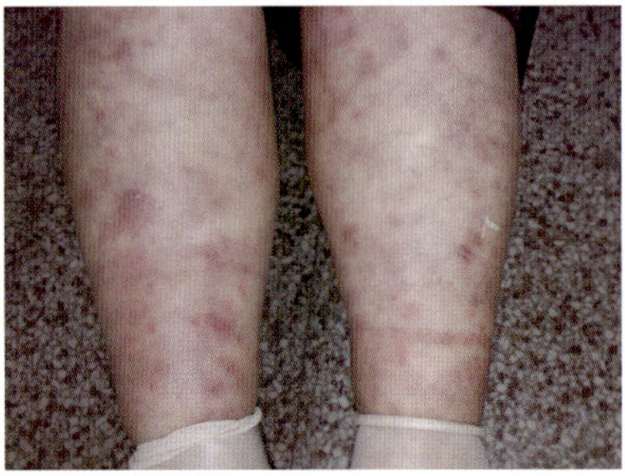

图 3-24　Behçet 病患者双下肢结节红斑

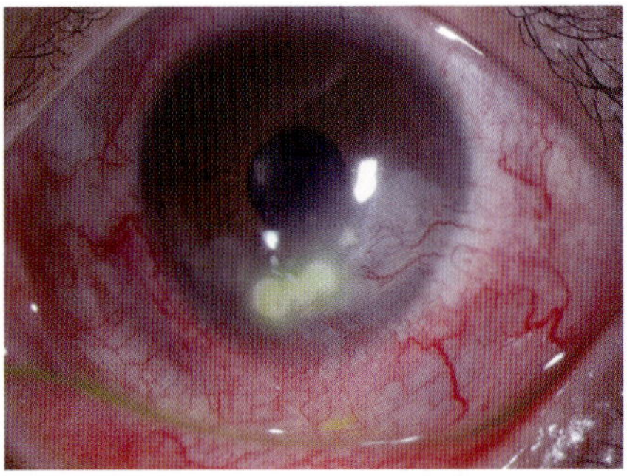

图 3-25　Behçet 病角膜溃疡，角膜下方荧光素染色着染，结膜混合充血，血管翳长入角膜

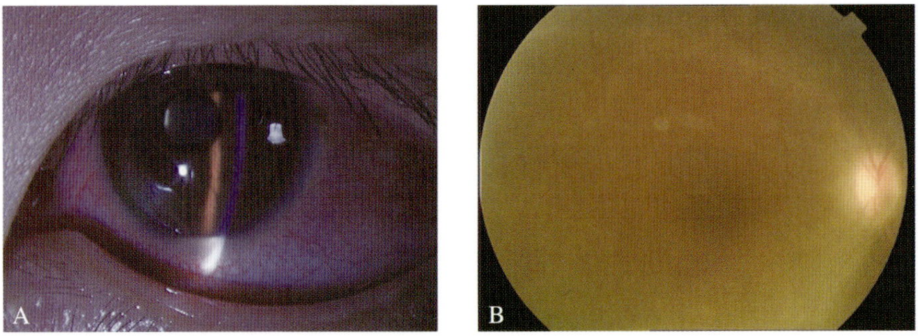

图 3-26　Behçet 病急性期，**A.** 左眼前房积脓；**B.C.** 眼底照相显示右眼玻璃体明显混浊，隐见视网膜血管闭塞呈白线

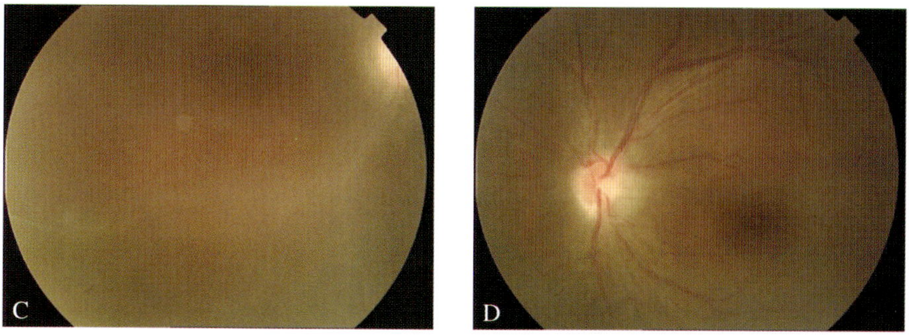

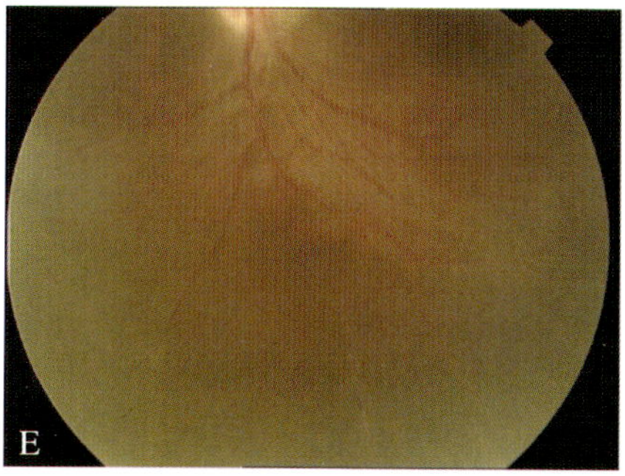

图 3-26 续　**D.E.** 左眼下方血管有白鞘和白线

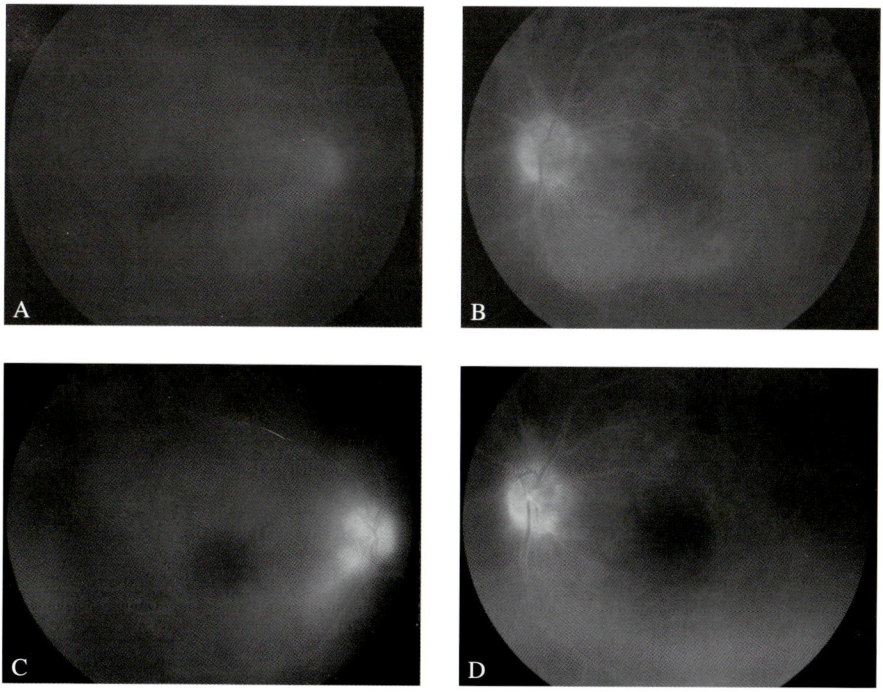

图 3-27　与图 3-26 同一患者，**Behçet** 病，**A.B.** 右眼 **FFA** 显示视乳头渗漏，左眼视乳头及下方血管渗漏；**C.D.** 双眼 **FFA** 晚期后极视网膜弥漫高荧光

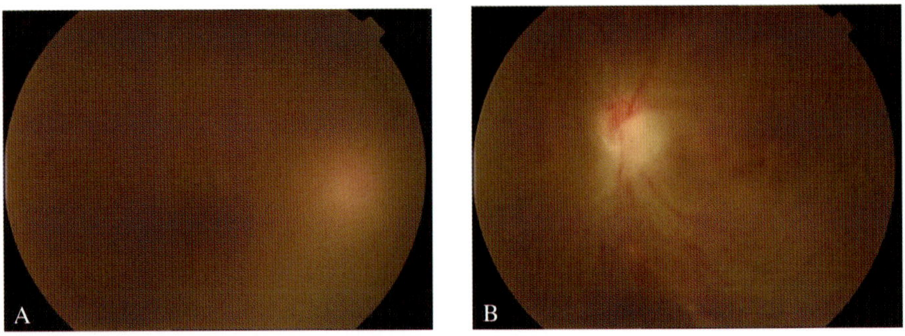

图 3-28　Behçet 病再次复发，右眼晶状体混浊、玻璃体混浊，眼底隐见视乳头（A），左眼后极见出血，下方血管闭塞呈白线（B）

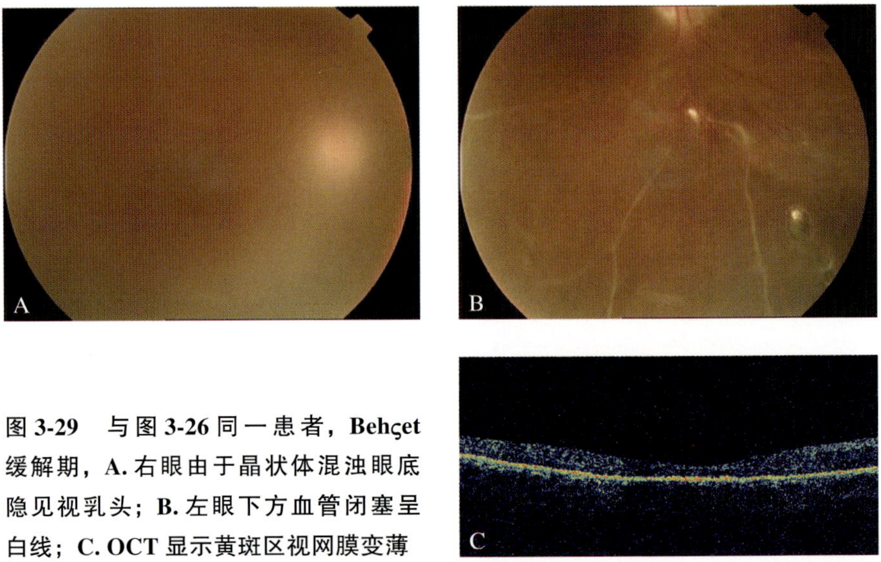

图 3-29　与图 3-26 同一患者，Behçet 缓解期，A. 右眼由于晶状体混浊眼底隐见视乳头；B. 左眼下方血管闭塞呈白线；C. OCT 显示黄斑区视网膜变薄

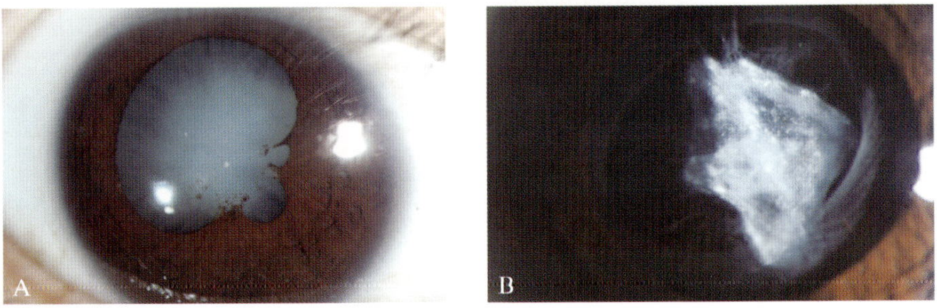

图 3-30　与图 3-26 同一患者，Behçet 病，A. 右眼并发性白内障，虹膜后粘连；B. 白内障超声乳化术中发现后囊致密混浊（术前即存在）

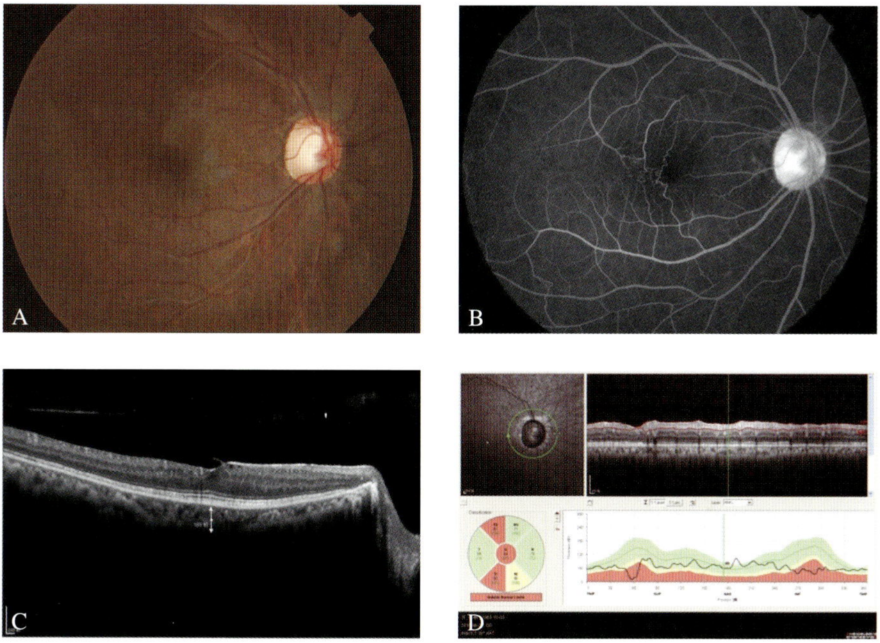

图 3-31　Behçet 病患者，左眼因炎症反复治疗不规范失明而摘除，右眼继发性青光眼、黄斑前膜。**A.** 眼底照相显示视乳头杯盘比扩大，周边血管呈白鞘，黄斑前膜；**B.FFA** 见黄斑区血管异常吻合，下方血管细；**C. OCT** 显示黄斑前膜；**D.** 由于继发性青光眼，视乳头杯盘比扩大，**OCT** 显示视乳头旁视网膜神经纤维层变薄

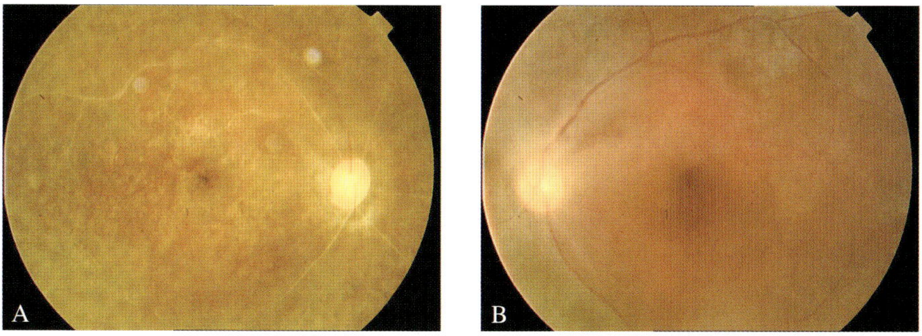

图 3-32　Behçet 病患者眼底彩色照相，**A.** 右眼，视网膜血管普遍成白线；**B.** 由于炎症复发，玻璃体混浊，左眼鼻侧上下血管成白线

（杨　柳　池　滢）

三、结节病

结节病也称类肉瘤病（sarcoidosis）是侵犯多器官的慢性非干酪样变的肉芽肿性全身性疾病，主要侵犯肺门淋巴结和末梢淋巴结，可侵犯眼各部，最重要最多见者是葡萄膜炎。表现前葡萄膜炎者较后葡萄膜炎者为多。

1．前葡萄膜炎：

（1）可以有急性非肉芽肿性前葡萄膜炎，多单眼急性发作，眼充血，有刺激症状，细小 KP，房水混浊。

（2）慢性肉芽肿性前葡萄膜炎最为多见，病程缓慢，自觉症状不明显，有羊脂状 KP，大而致密。Koeppe 结节和 Busacca 结节，为灰色或灰白色半透明的渗出性结节，并有虹膜肉芽肿性结节大于前者，富含血管，呈粉红色，不透明，偶尔有大的虹膜肉芽肿性结节，易被误诊为虹膜肿瘤。虹膜肉芽肿可自发消退或玻璃样病变，或引起虹膜后粘连，继发性青光眼和并发性白内障。

（3）小梁炎：房角也可出现结节病性肉芽肿，称为小梁肉芽肿，多在下方 Schwalbe 线和小梁表面，呈半球状为灰白色或稍带黄色，也可发生新生血管。怀疑结节病者必须做前房角检查。

（4）睫状体结节病性结节：睫状体内肉芽肿大小及分布不同，有不同的外观。

（5）中间葡萄膜炎：往往是双侧性，玻璃体也有雪球状混浊，多位于下方玻璃体基底部，长时间存在，但结节病无睫状体平坦部雪堤状渗出。

2．后葡萄膜炎　包括玻璃体、脉络膜和神经视网膜的炎症。玻璃体存在细胞和蛋白碎片集团，形成雪球状和串珠状渗出，常位于赤道部前下方视网膜前，为本病的特点。眼底改变如下：

（1）非特异性脉络膜视网膜炎：在赤道附近，沿视网膜血管有散在的 1/4PD 小黄白色、灰白色渗出，早期边界不清，晚期病变萎缩多呈边界清楚的灰白斑，色素脱失，很少有色素增生。

（2）特异性脉络膜肉芽肿：一种为多发散在的深层略黄色脉络膜小病灶，如同 Dalen-Fuchs 结节样改变，但比交感性眼炎所见者略大，可能是脉络膜小肉芽肿；另一种是稍大的脉络膜肉芽肿，为黄白色或黄灰色隆起，最大者可达 8PD，如同脉络膜肿瘤。这种肉芽肿病变荧光素眼底血管造影早期为荧光遮蔽，晚期着染。

（3）特异性视网膜病变：最多见的是视网膜静脉周围炎，有时在血管壁周围出现黄白色渗出斑，形成蜡滴状斑，蜡滴状渗出是结节病特殊的典型眼底改变。这种改变是血管壁的类上皮细胞样肉芽肿性结节。病变吸收后可遗留黄白色萎缩斑（图 3-33）。

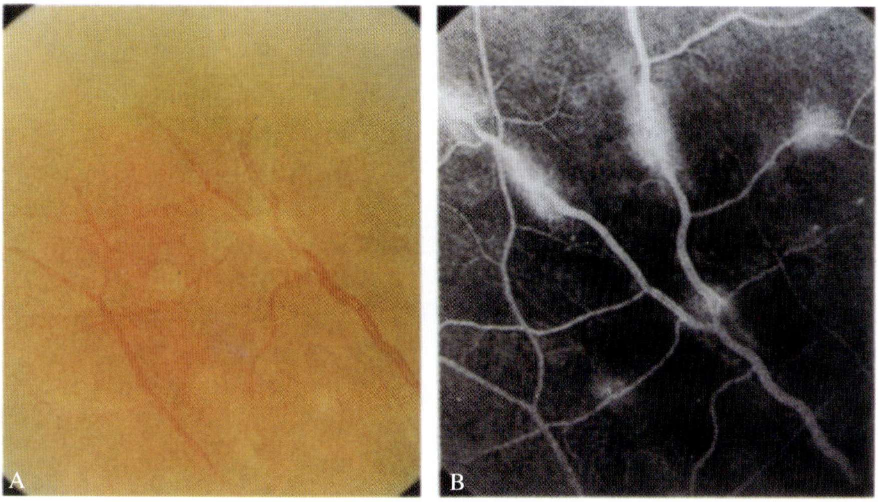

图 3-33　结节病，A．视网膜静脉旁蜡滴样渗出眼底像；B．FFA 示血管旁黄白色渗出

（4）视网膜血管炎：结节病常伴发视网膜血管炎，静脉周围炎多见。

（5）视神经病变：有继发于结节病性的视神经改变和视神经的结节病性肉芽肿。

1）继发性视神经改变：可有继发于结节病眼内炎症的视乳头水肿和视神经炎，颅内结节病颅压增高引起的视乳头水肿，视神经受附近肉芽肿压迫或是眶内或泪腺结节病的炎症所致的视神经萎缩及球后视神经炎。

2）视神经肉芽肿：是视神经直接受结节病的侵犯，肉芽肿可突入玻璃体腔内，多为单侧，也可双侧同时发生（图 3-34 ～ 3-43）。

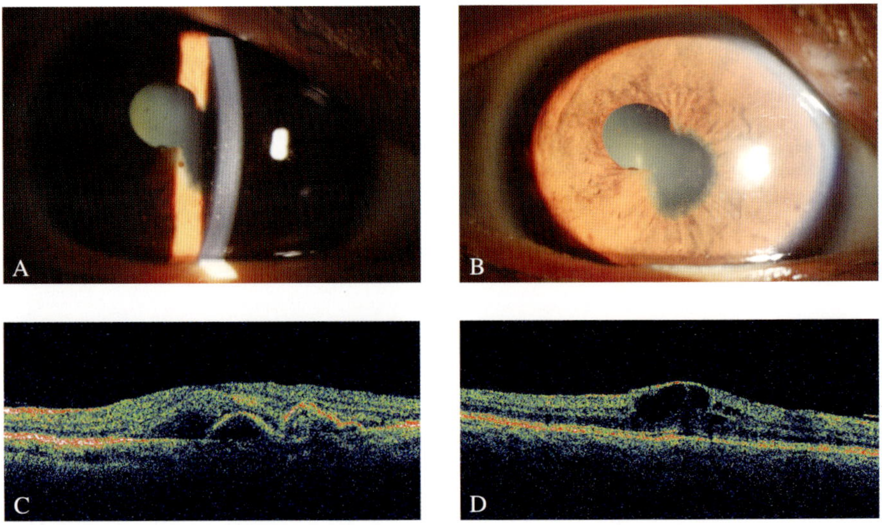

图 3-34　结节病，A. 角膜后 KP；B. 虹膜后粘连；C.D. 双眼黄斑水肿

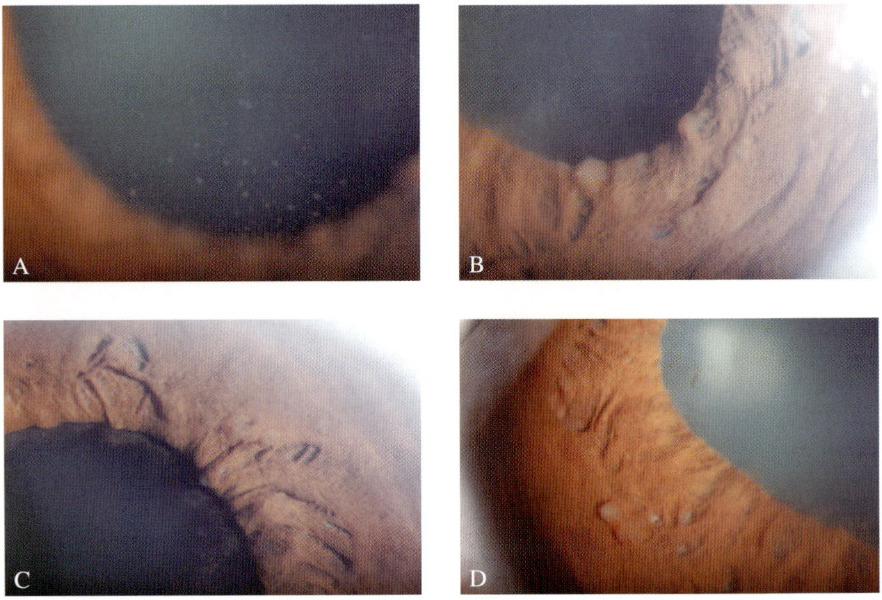

图 3-35　结节病性全葡萄膜炎，A. 角膜后中小羊脂状 KP；B.C. 虹膜 Koeppe 结节；D.Busacca 结节

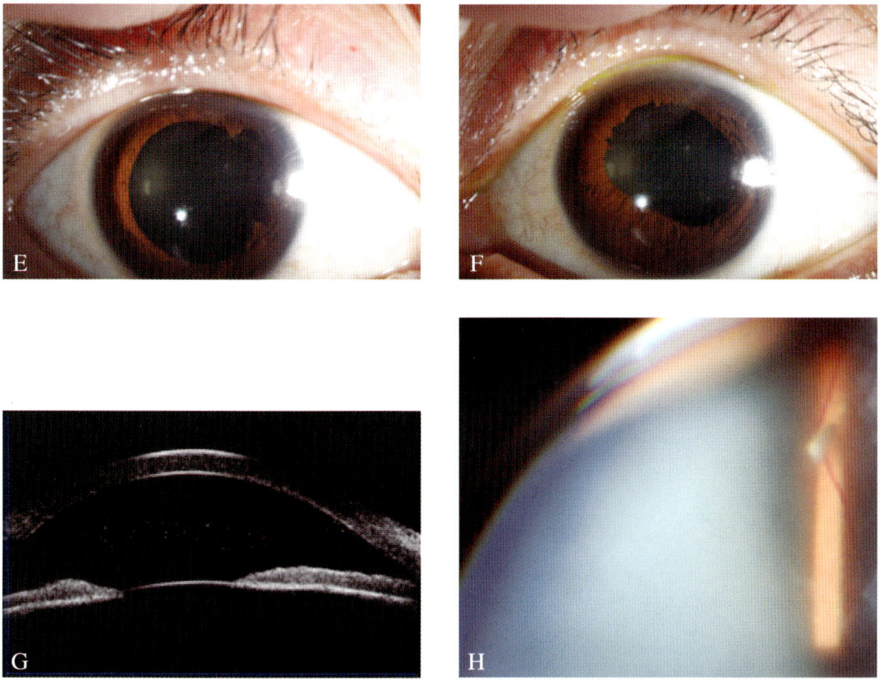

图 **3-35** 续　**E.F.** 虹膜后粘连；**G.UBM** 显示前房点状高信号（浮游物）；**H.** 玻璃体雪球状混浊（**90D** 前置镜下照相）

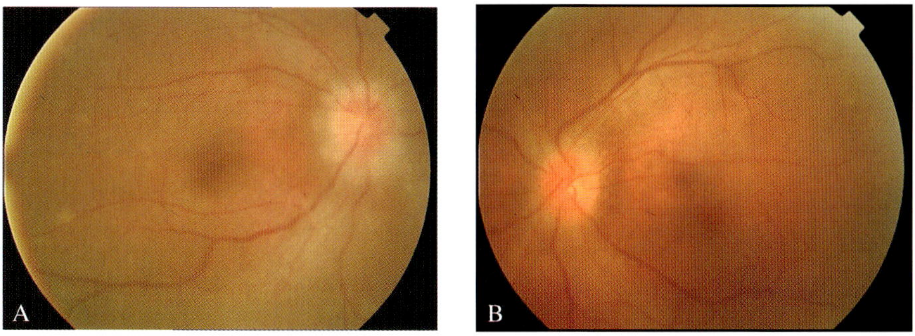

图 **3-36**　与图 **3-31** 同一个患者，结节病性全葡萄膜炎，**A.B.** 眼底照相：双眼视盘水肿，视网膜散在小圆形渗出斑，右眼视盘周围结节

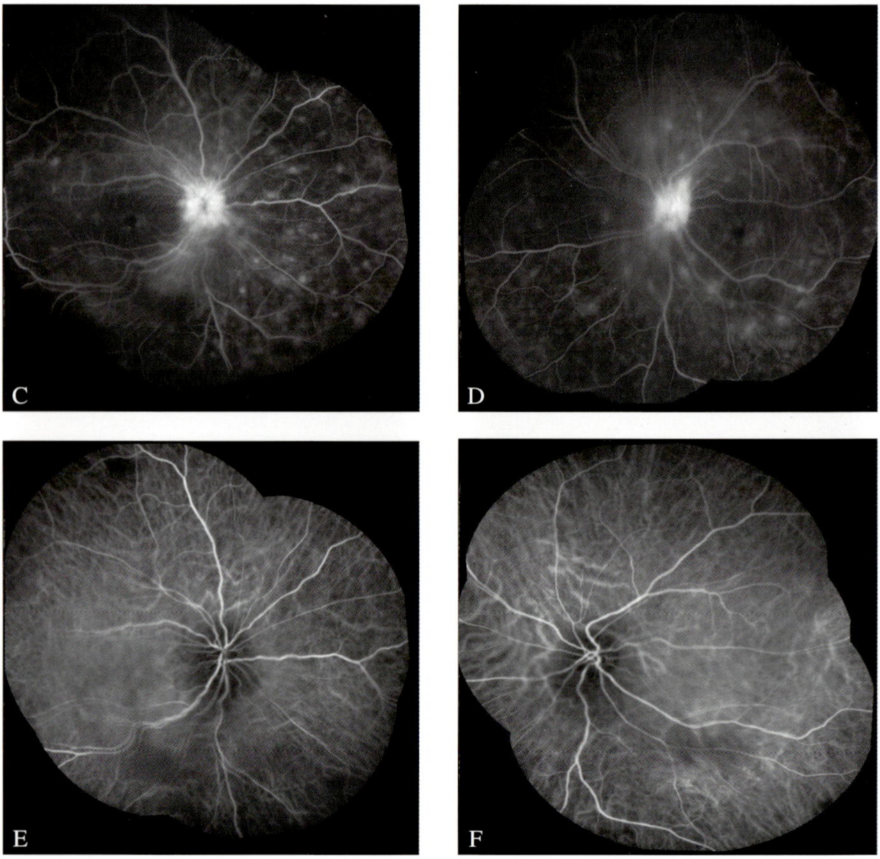

图 3-36 续　**C.D.** 双眼 **FFA** 拼图：视盘高荧光，眼底多量圆形渗出病灶；**E.F.** 双眼 **ICGA** 图像拼图

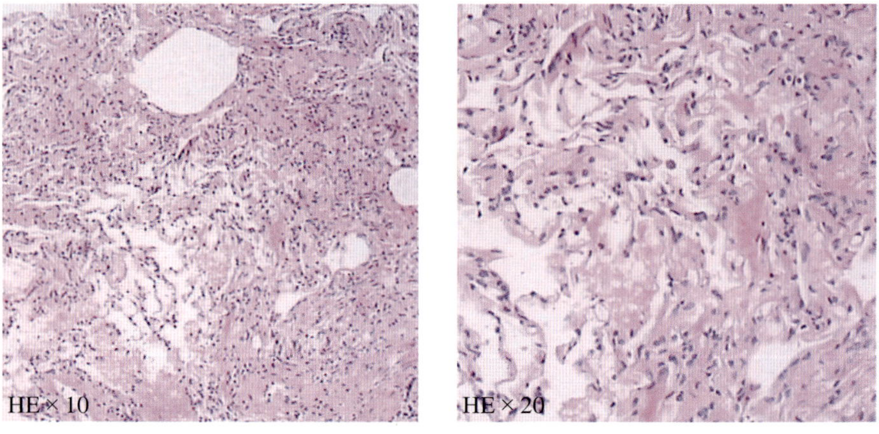

图 **3-37**　结节病性全葡萄膜炎肺组织活检病理结果：肺组织可见小型的上皮样肉芽肿性结节，伴有 **Langhans** 巨细胞及散在小淋巴细胞，未见干酪性坏死，抗酸染色、**PAS** 及 **GMS** 染色均阴性，符合肺结节病

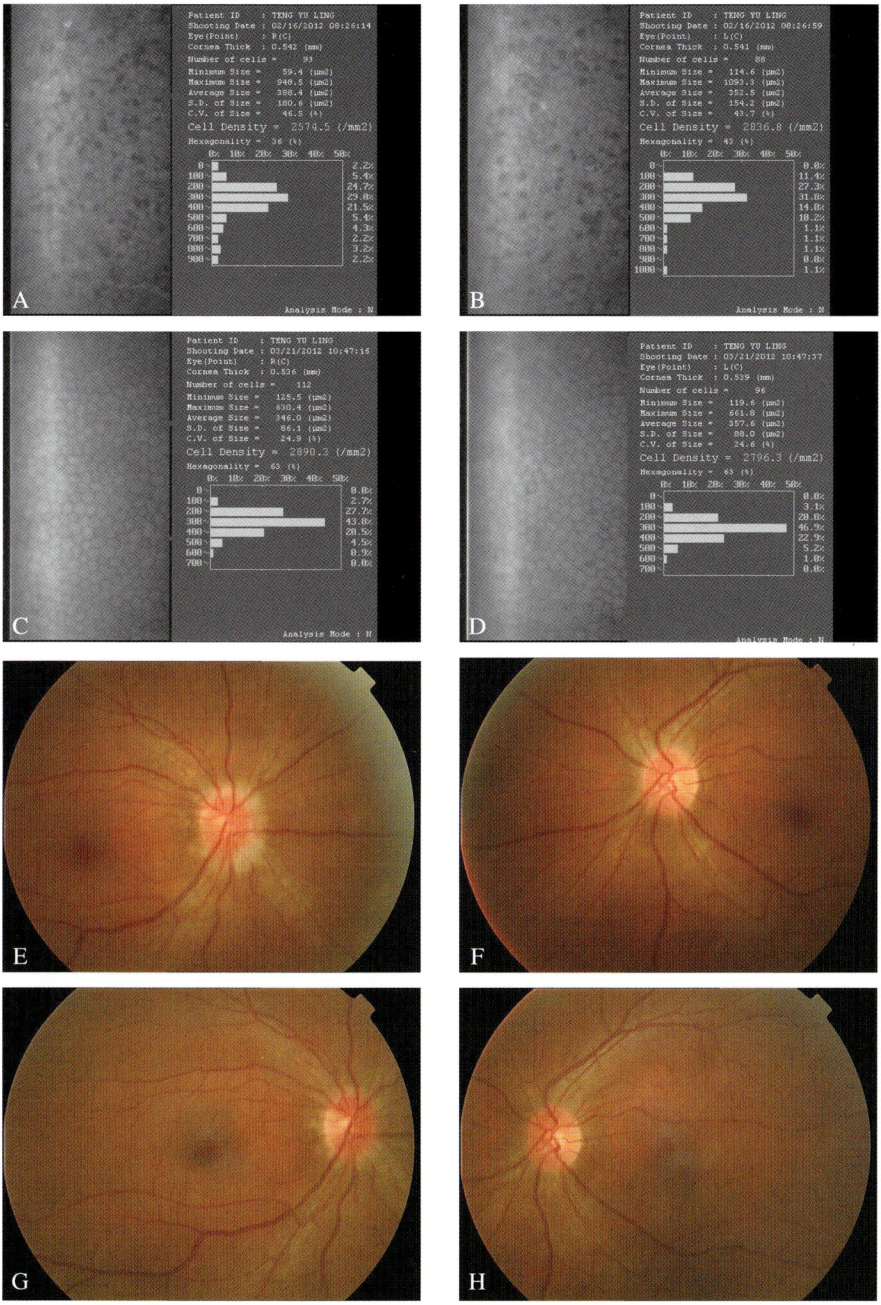

图 3-38　与图 **3-31** 同一个患者，结节病性全葡萄膜炎，激素、非甾体抗炎药、散瞳剂等局部治疗及大量糖皮质激素口服治疗后，炎症好转，**A.B.** 治疗前双眼角膜内皮镜照相，显示内皮细胞散在多量暗区；**C.D.** 治疗后 **1** 个月，双眼内皮镜照片显示内皮细胞恢复正常；**E.F.** 为治疗后 **1** 个月，**G.H.** 为治疗后 **2** 个月的眼底照相，显示视盘水肿逐渐消退，炎性病灶消失

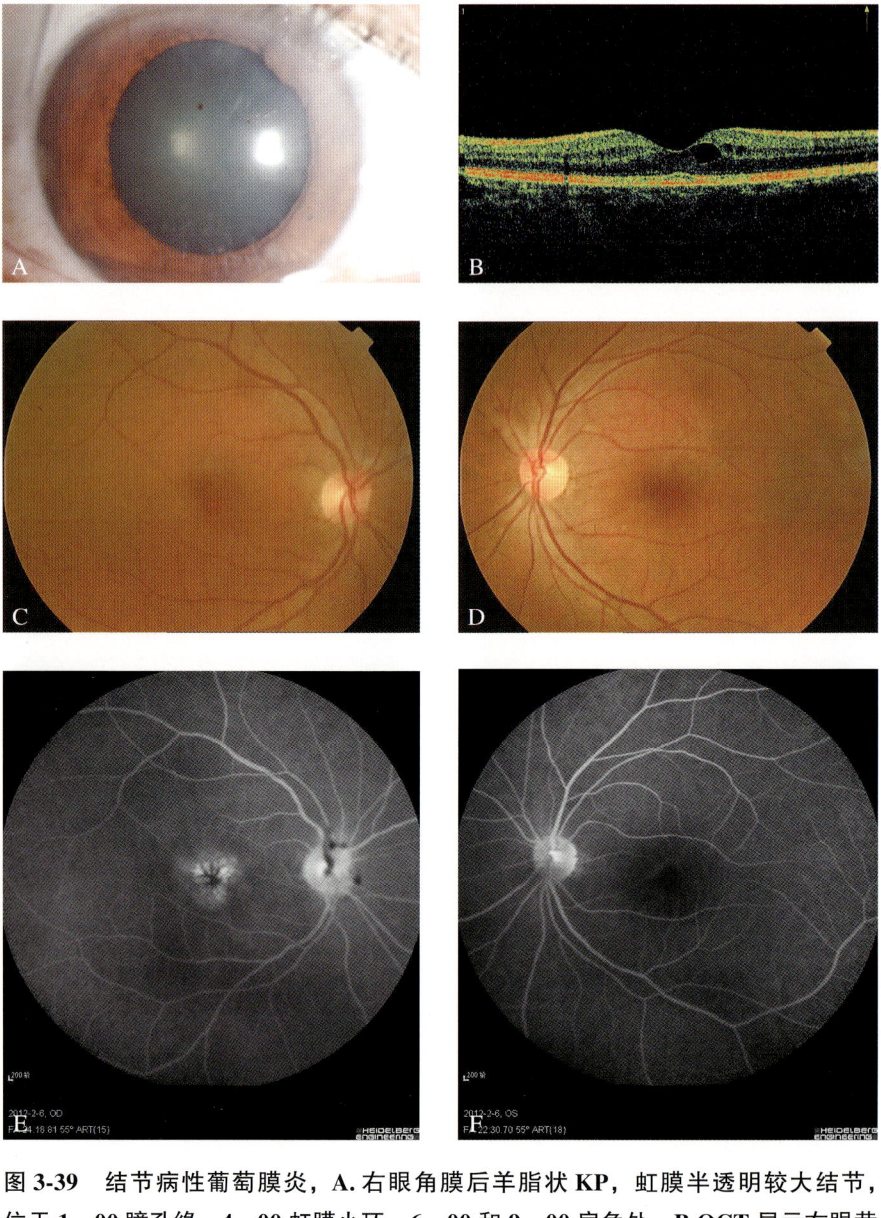

图 3-39 结节病性葡萄膜炎，**A.** 右眼角膜后羊脂状 **KP**，虹膜半透明较大结节，位于 **1**：**00** 瞳孔缘、**4**：**00** 虹膜小环、**6**：**00** 和 **9**：**00** 房角处；**B.OCT** 显示右眼黄斑囊样水肿；**C.D.** 右眼和左眼眼底照相；**E.F.** 双眼 **FFA** 图像显示右眼黄斑花瓣样高荧光，左眼黄斑区拱环异常

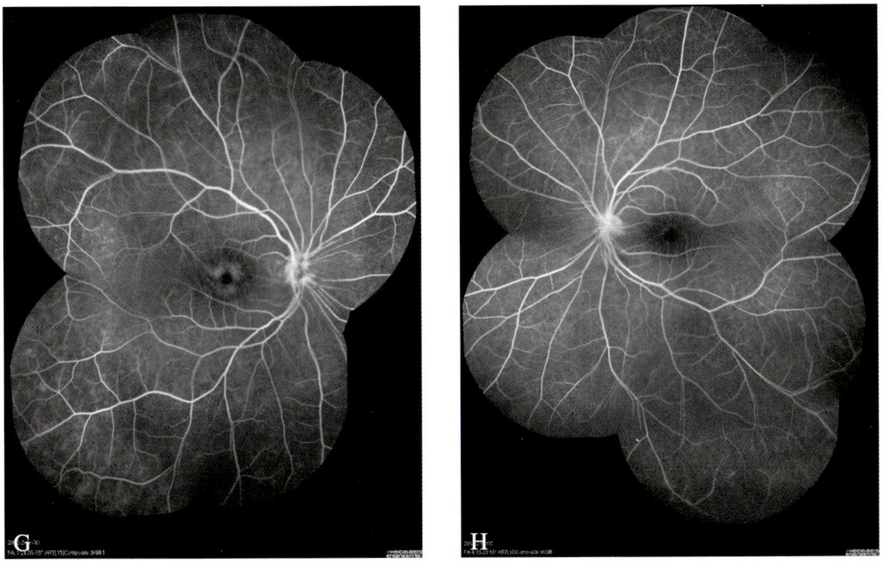

图 3-39 续　**G.H.** 双眼 **FFA** 拼图

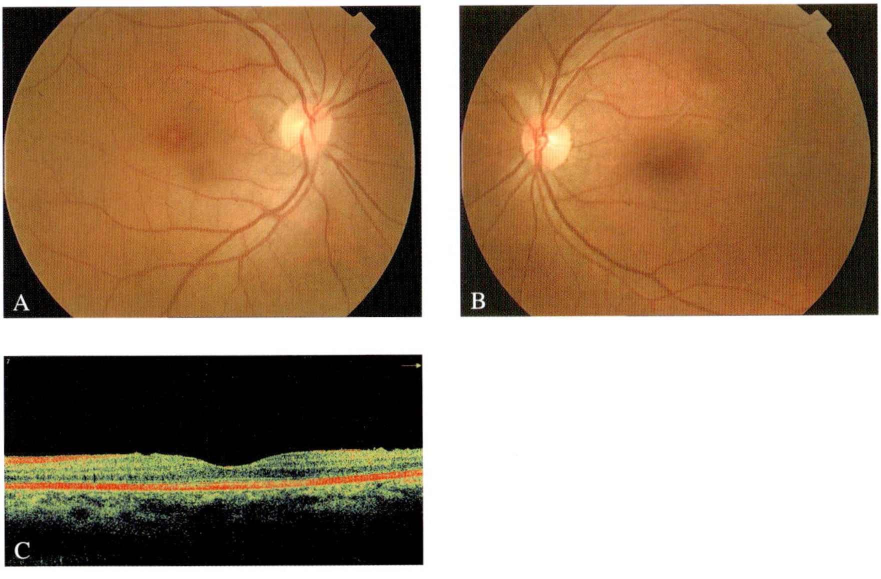

图 **3-40**　结节病性葡萄膜炎，女，**57** 岁，右眼局部治疗及后 **Tenon** 囊下球后注射曲安奈德后，黄斑水肿消退。**A**，**B**：双眼眼底照相；**C**：**OCT** 示右眼黄斑正常

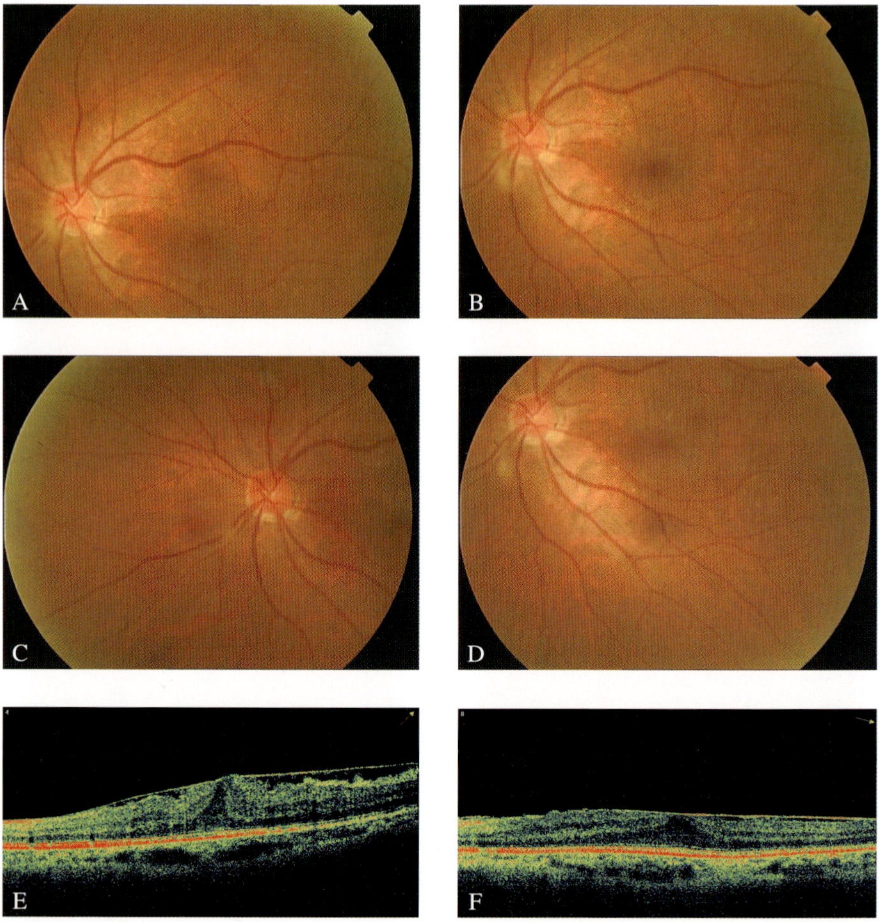

图 **3-41** 发现双面颊部有红色斑丘疹，皮肤科活检做病理检查诊断为结节病，双眼视力下降一年余，视力，**OD 0.1**，**Jr7**；**OS 0.2**，**Jr7**，**A.B.C.D.** 彩色眼底像：双眼黄斑区见视网膜略呈灰白色，有细小皱褶，黄斑周围小血管迂曲，向中心收缩状（符合黄斑前膜表现）；双眼散在分布粟粒样黄白色点灶，双眼动脉细；**E.F.OCT** 示右、左眼黄斑前膜

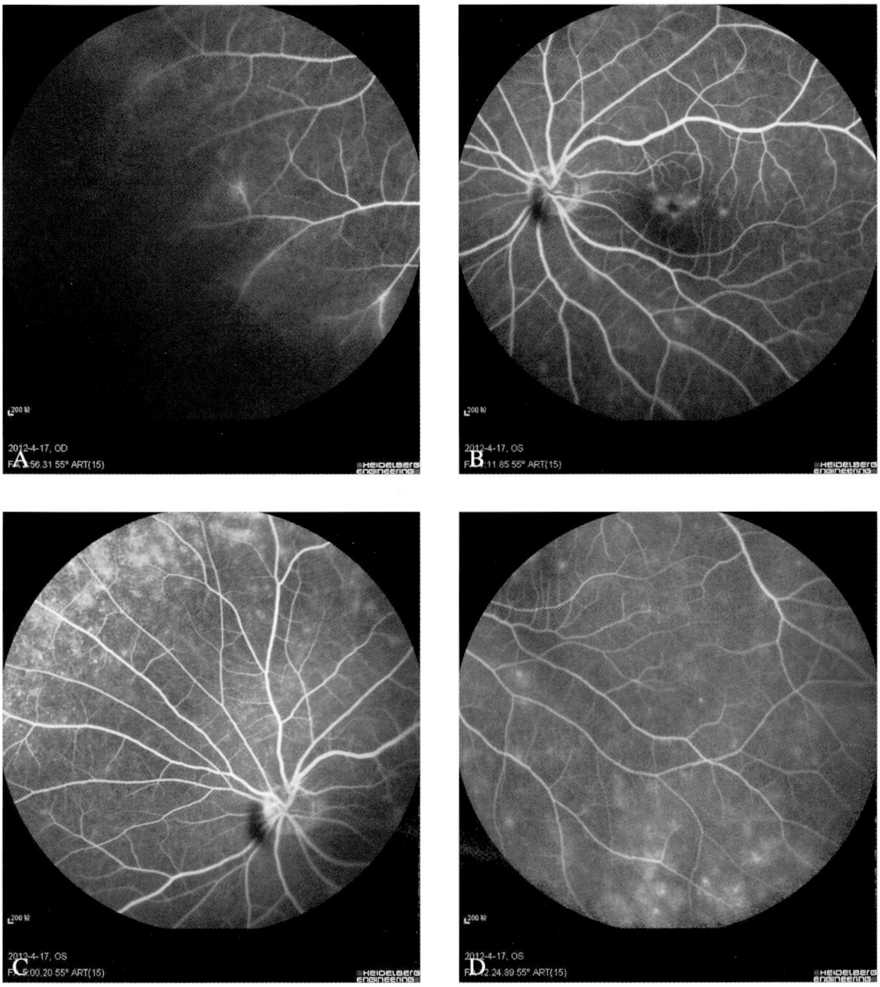

图 **3-42**　与图 **3-41** 同一个患者，结节病，**A. FFA2** 分 **56** 秒时，右眼周边部视网膜小血管壁染色，轻度渗漏；**B.** 左眼 **FFA4** 分 **11** 秒，黄斑区拱环收缩，中心凹周围渗漏为高荧光，视网膜下广泛斑片状高荧光灶；**C.** 左眼 **FFA5** 分钟，周边部广泛不均匀、弥漫高荧光；**D.** 左眼颞下周边弥漫高荧光

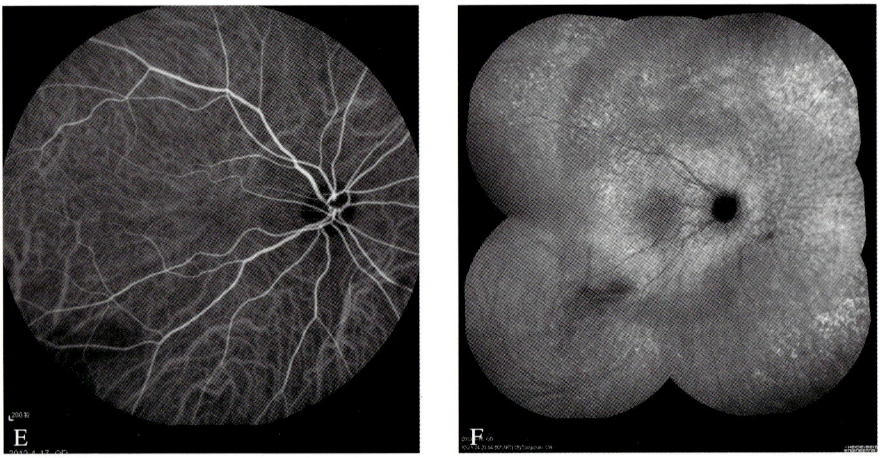

图 3-42 续　E.ICGA 早期未见明显异常；**F.ICGA** 晚期周边部广泛、粟粒样点状高荧光病灶

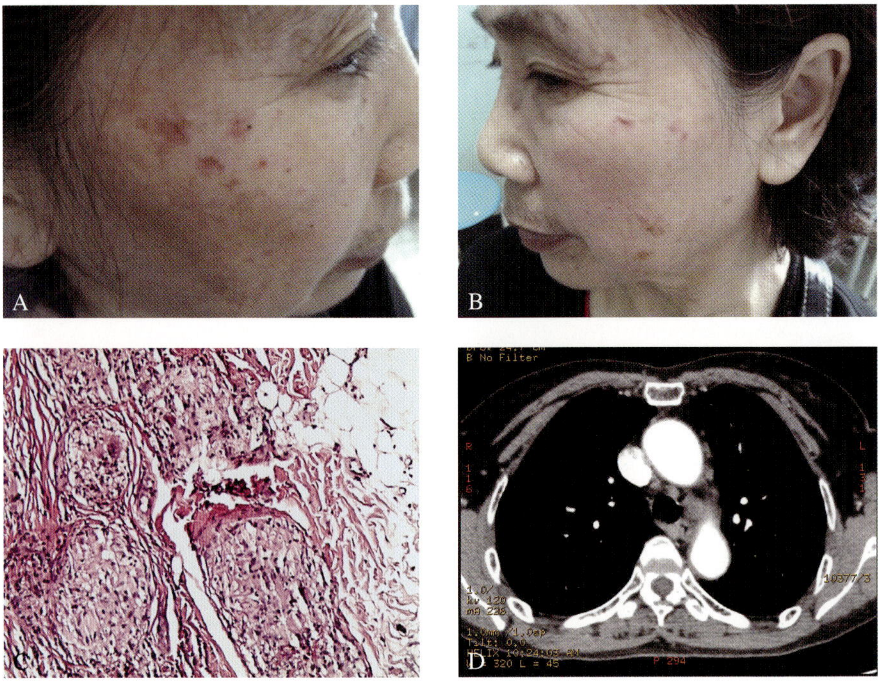

图 3-43　与图 **3-41** 同一个患者，结节病，**A.B.** 面颊部多数红色斑丘疹，皮肤科活检：数个由上皮样组织细胞、多核巨细胞、少量淋巴细胞和其他炎症细胞构成的肉芽肿结节，无融合，无干酪样坏死，结节外周界清，由成纤维细胞围绕并有散在慢性炎细胞；**C.** 病理报告：真皮内上皮样细胞团块，呈结节状分布，伴纤维素包绕，病理考虑结节病；**D.** 胸部 **CT** 显示肺门处肿大淋巴结

（杨　柳）

四、Vogt- 小柳原田病

Vogt- 小柳原田病（Vogt-Koyanagi-Harada disease，VKH）是累及全身的炎症性疾病，典型的临床表现为双眼弥漫性渗出性肉芽肿性葡萄膜炎，有时伴有脑膜炎、皮肤白斑、脱发、白发以及听力障碍。

VKH 多双眼患病，临床表现分为三期：

1．前驱期　葡萄膜炎发病前往往有感冒症状，一般在前驱症状 3 ～ 6 天后发生眼病，出现眼疼、眼红及视力减退。

2．眼病期　前节炎症可轻可重，以渗出性虹膜睫状体炎为主，也伴有弥漫性脉络膜视网膜炎，此期可出现羊脂状 KP，虹膜有 Koeppe 结节和 Busacca 结节。前节炎症发展迅速，有大量渗出，严重者遮盖瞳孔区，发生虹膜后粘连，玻璃体混浊，眼底看不清。后节炎症表现为双眼视力突然减退，前节炎症轻，眼底改变明显，视盘水肿边界模糊，其附近视网膜和黄斑部水肿，双眼视网膜脱离，多呈球状隆起。恢复期形成晚霞样眼底。

3．恢复期　炎症逐渐消退，视网膜下液吸收，视网膜复位，眼底色素脱失，形成“晚霞样”眼底，并有散在的大小不一的色素斑和色素脱失的灰白斑（图 3-44 ～ 3-57）。

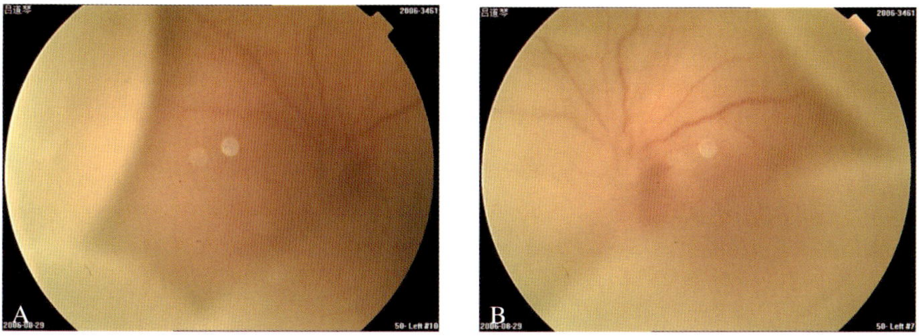

图 3-44　VKH 眼底像，65 岁女性，发病时视力下降，伴头痛、耳鸣，视力：右眼 0.05，左眼 0.1，前房极浅，A.B. 双眼玻璃体混浊，视盘充血水肿，视网膜球形脱离

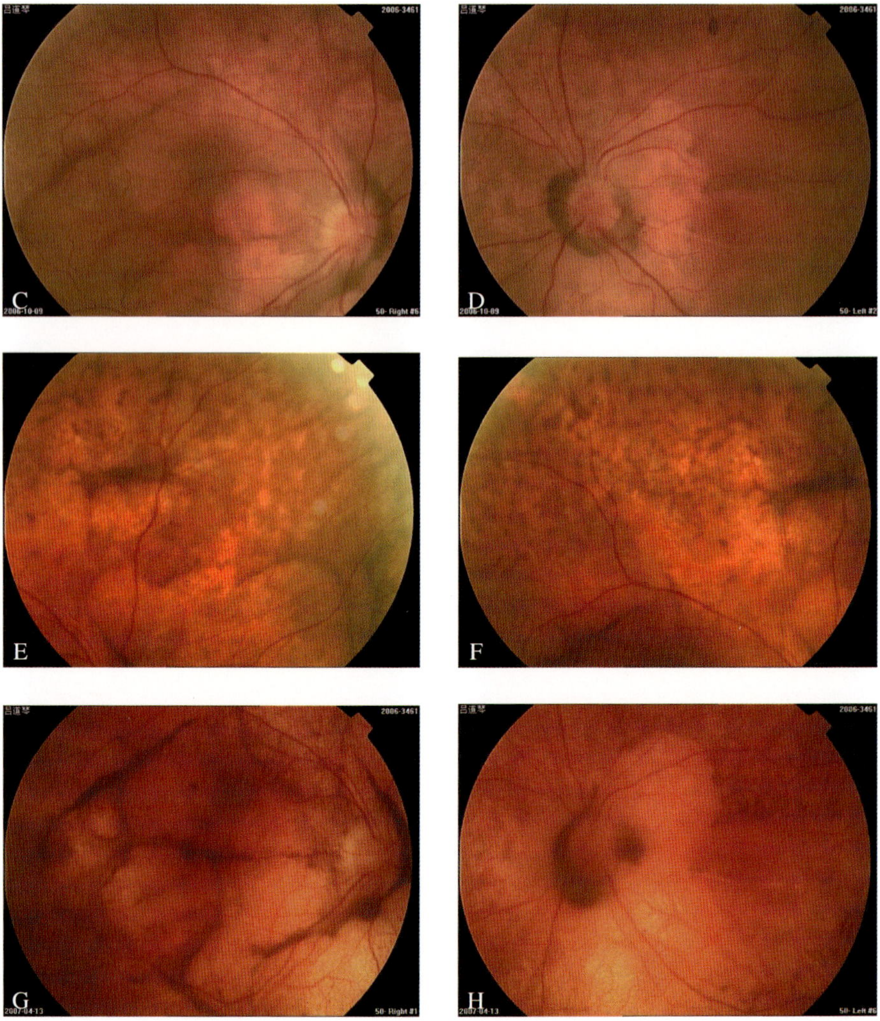

图 **3-44** 续　**C.D.E.F** 经 **40** 天大剂量糖皮质激素治疗后的彩色眼底像，示双眼视盘水肿消退，视盘周围环状色素沉着，眼底斑驳，色素脱失和沉着，初显晚霞样改变；**G. H. 8** 个月后的彩色眼底像，示晚霞样眼底，色素重新分布，视盘周围增殖样改变

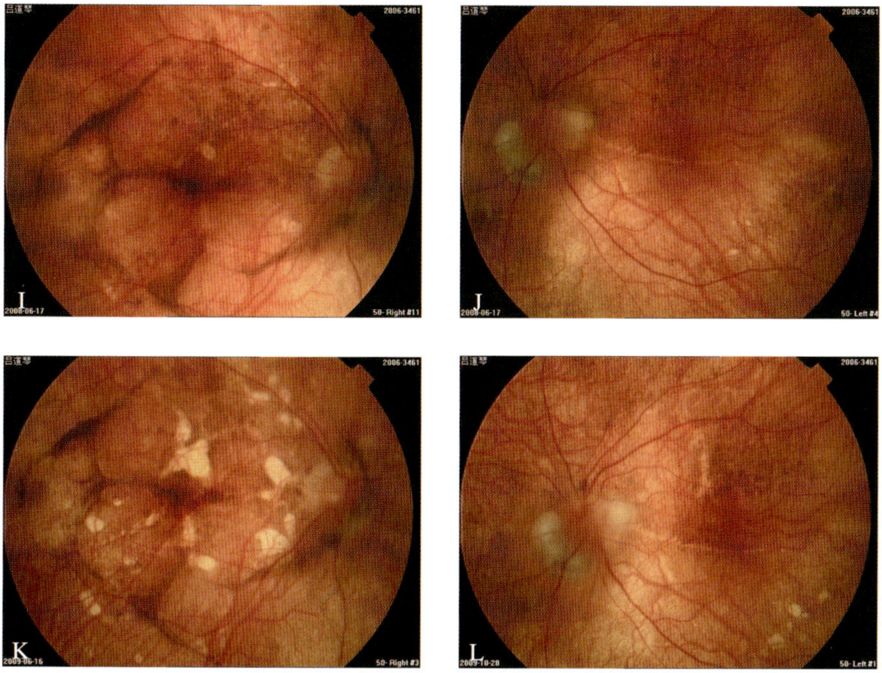

图 3-44 续　**I. J.** 2 年后的彩色眼底像，示视盘周围纤维增殖，色素重新分布，脉络膜萎缩；**K. L.** 3 年后彩色眼底像，示晚霞样眼底，色素重新分布，视盘周围纤维增殖，更广泛的脉络膜萎缩，可透见巩膜

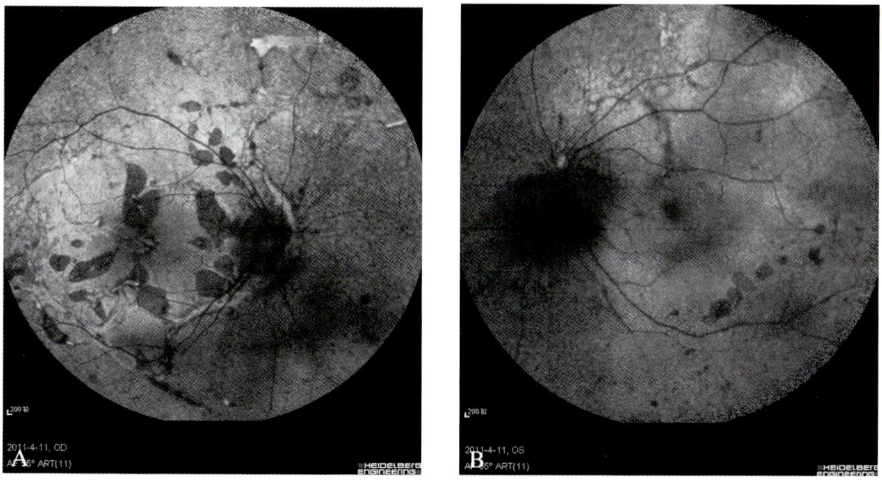

图 3-45　**VKH** 患者（与图 **3-44** 同一患者）**A.B.** 右、左眼自发荧光眼底像，显示后极多处低荧光，为 **RPE** 萎缩区

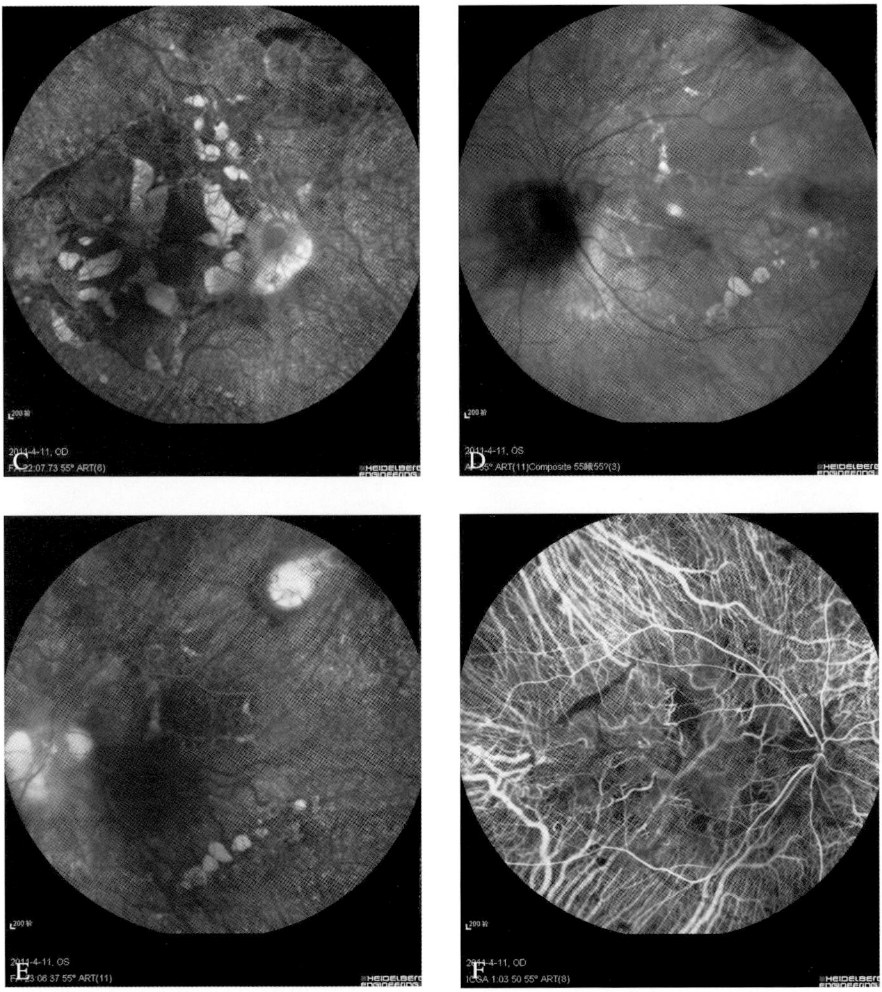

图 3-45 续　**C.D.** 右、左眼 **FFA** 眼底像，显示后极多片高荧光，为窗样缺损；**E.** 左眼 **FFA** 晚期显示视盘周围和颞上周边高荧光区，为纤维增生的荧光素蓄积；**F.G.** 右、左眼 **ICGA** 眼底像，由于视网膜 **RPE** 萎缩，可透见清晰的脉络膜血管

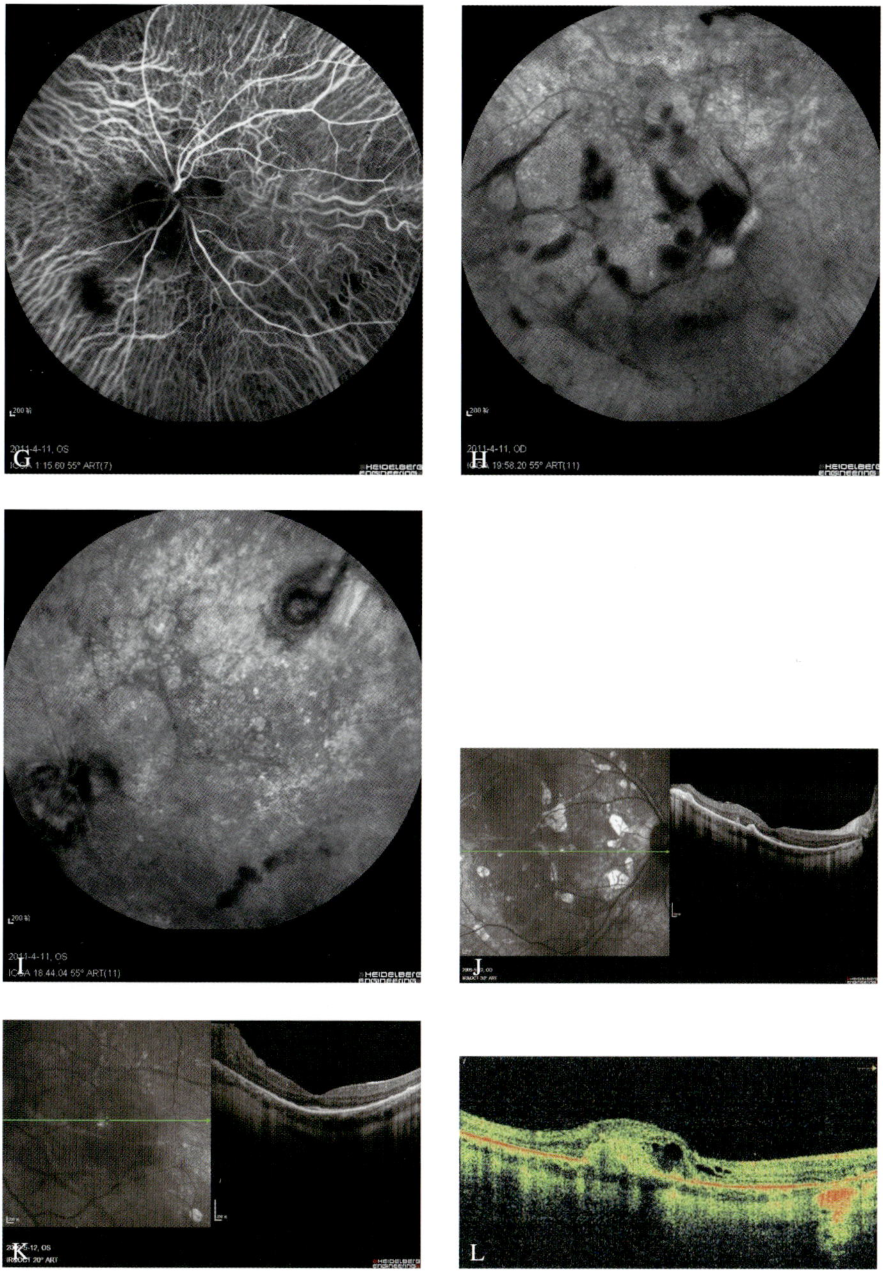

图 3-45 续　H.I. 右、左眼 **ICGA** 晚期眼底像，显示多处低荧光区；**J.K.** 发病后 **3** 年右、左眼的 **OCT**，显示双眼黄斑区视网膜下增生

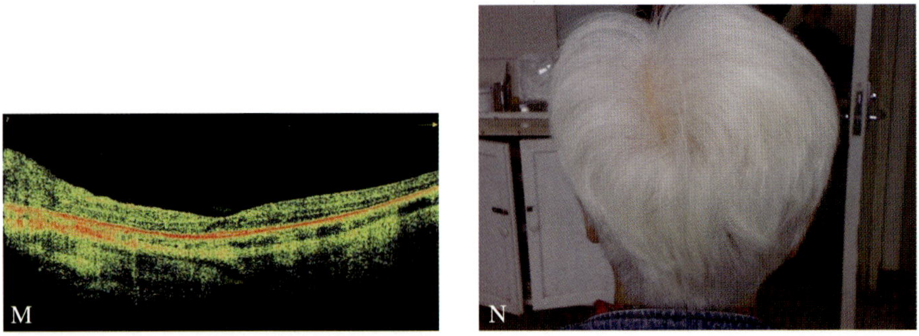

图 3-45 续 L.M. 发病后 5 年后右、左眼 OCT，显示黄斑区视网膜下明显纤维增生，右眼（L）明显；N. 患者白发后面观

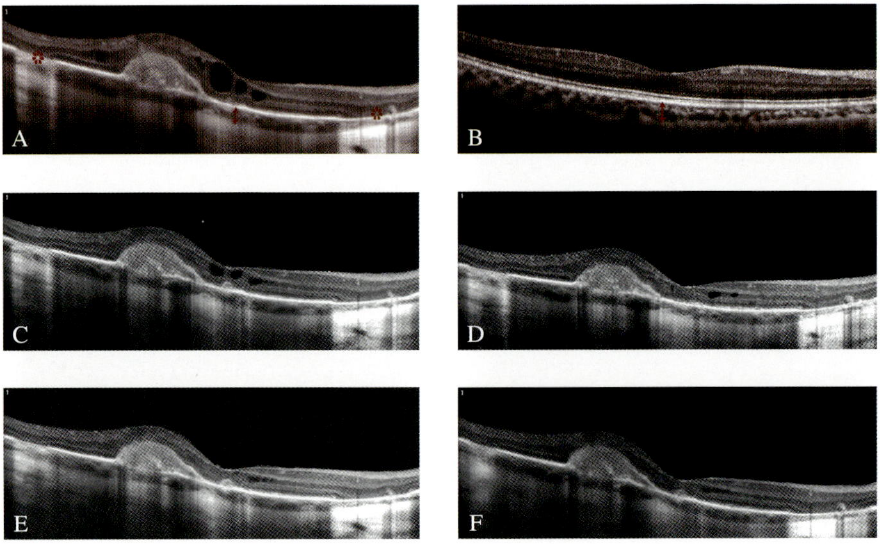

图 3-46 VKH 患者（与图 3-44 同一患者）慢性期，6 年病史，A. 右眼黄斑区新生血管和纤维瘢痕，合并黄斑囊样水肿，RPE 萎缩（＊），视网膜光感受器细胞 IS/OS 层消失，红色双箭头显示脉络膜厚度较正常对照（B.）相比明显变薄；Luncentis 玻璃体腔注射前（A），注射后 1 天（C）、4 天（D）、7 天（E）和 9 天（F）显示黄斑囊样水肿逐渐消失

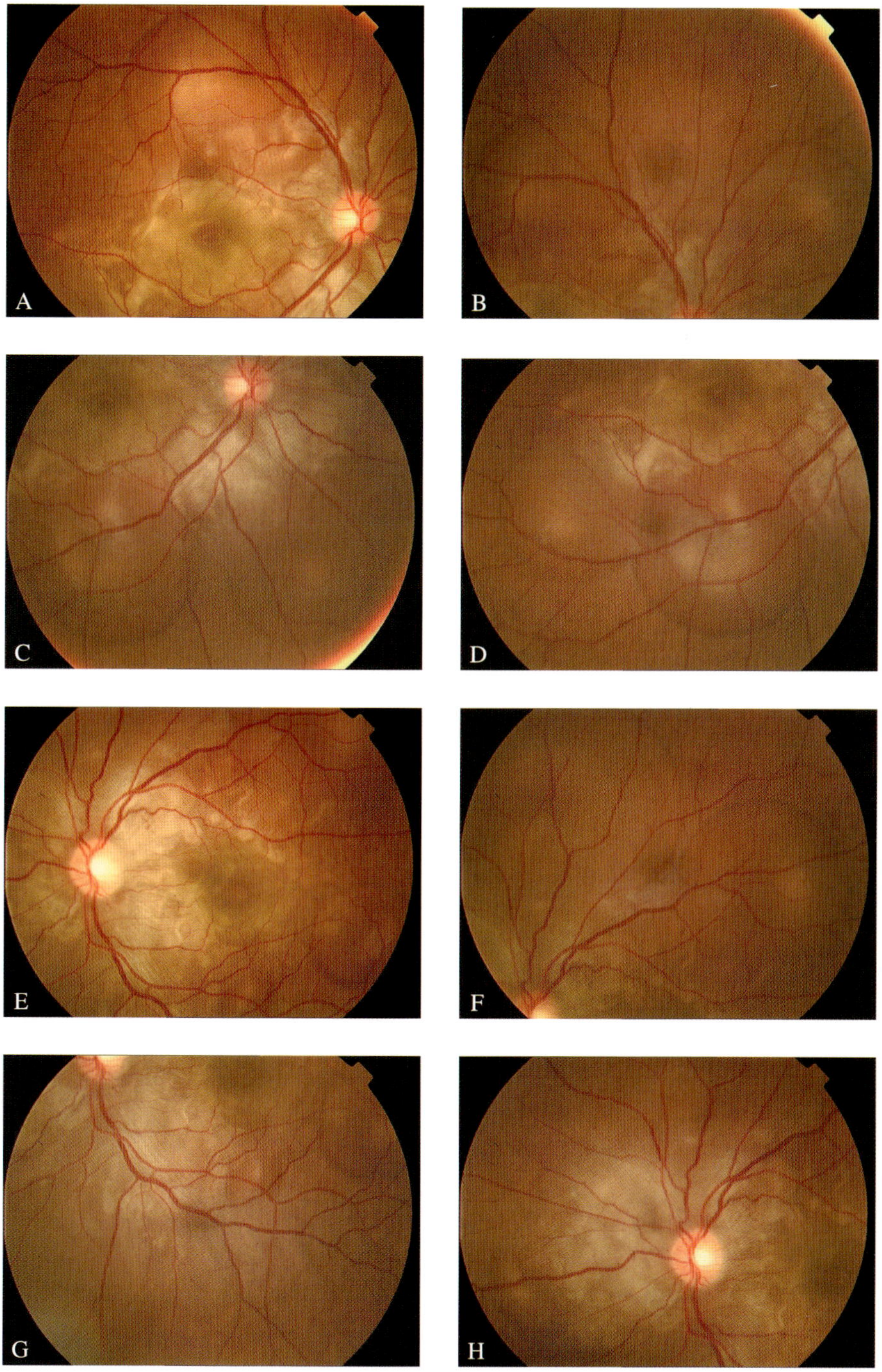

图 3-47　VKH 患者，40 岁女性，右（A，B，C，D）和左眼（E，F，G，H）眼底像，可见双眼后极多个大小不等的泡状视网膜脱离

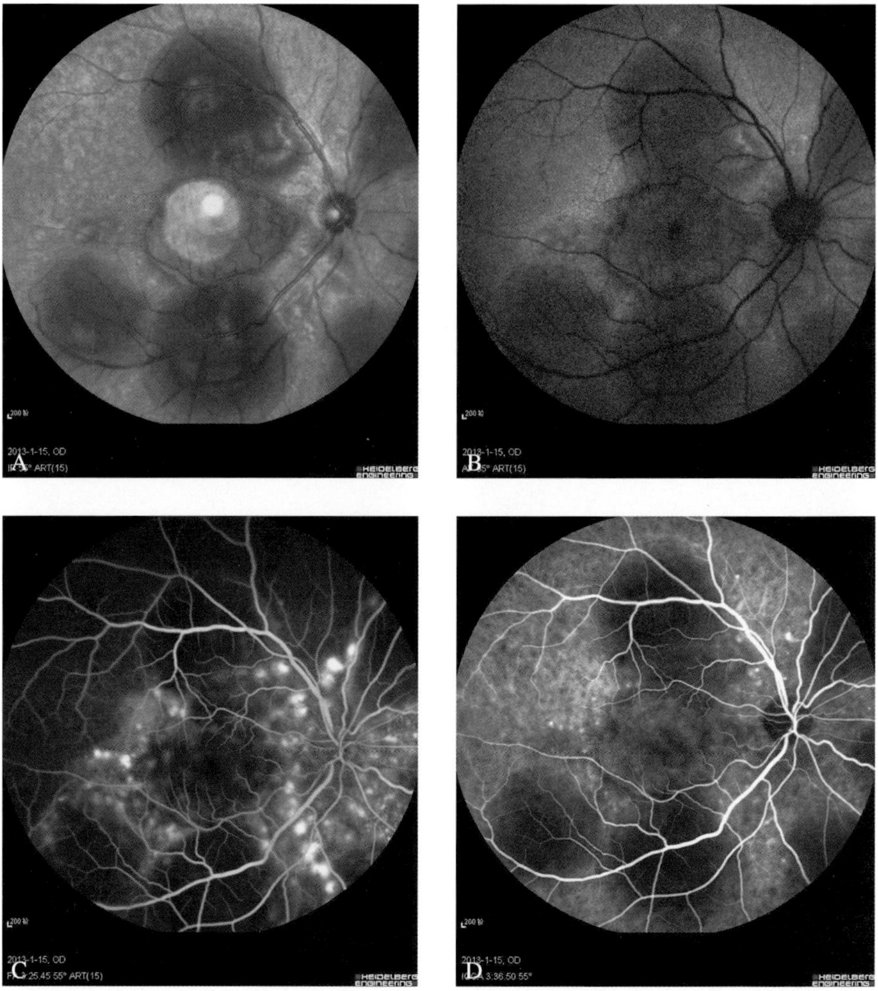

图 **3-48**　**VKH** 患者（与图 **3-48** 同一患者）右眼，**A.** 眼底红外像，**B.** 自发荧光像，显示后极多处低荧光，为多发渗出性视网膜脱离部位；**C.FFA** 显示后极多个点状高荧光和多个圆形低荧光区；**D.ICGA** 显示脉络膜荧光遮蔽

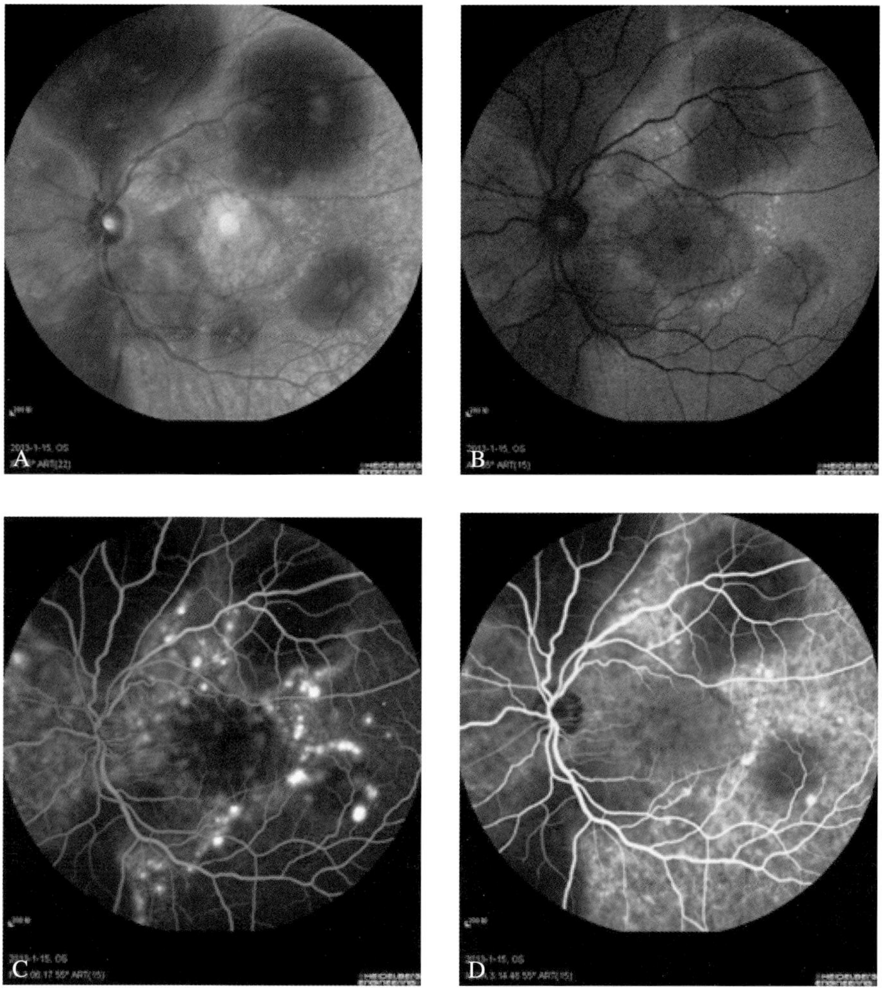

图 3-49　**VKH** 患者（与图 **3-43** 同一患者）左眼，**A.** 眼底红外像，**B.** 自发荧光像，显示后极多处低荧光，为多发渗出性视网膜脱离部位；**C.FFA** 显示后极多个点状高荧光和多个圆形低荧光区；**D.ICGA** 显示脉络膜荧光遮蔽

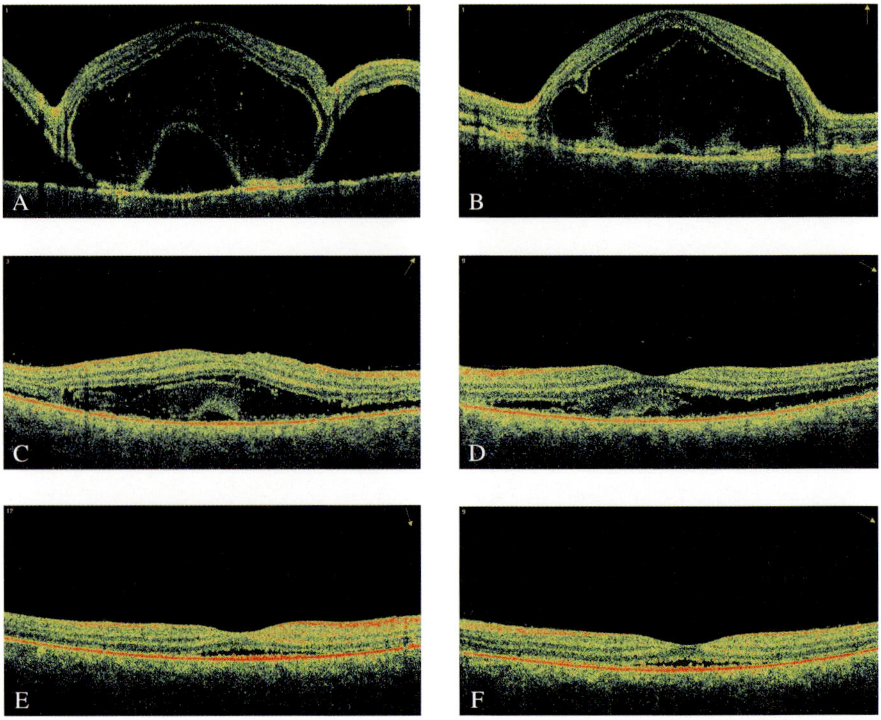

图 3-50　VKH 患者（与图 3-43 同一患者）A.B. OCT 显示右左眼黄斑区视网膜泡状脱离；治疗后 1 周（C，D）、2 周（E，F）的 OCT 检查右左眼黄斑区

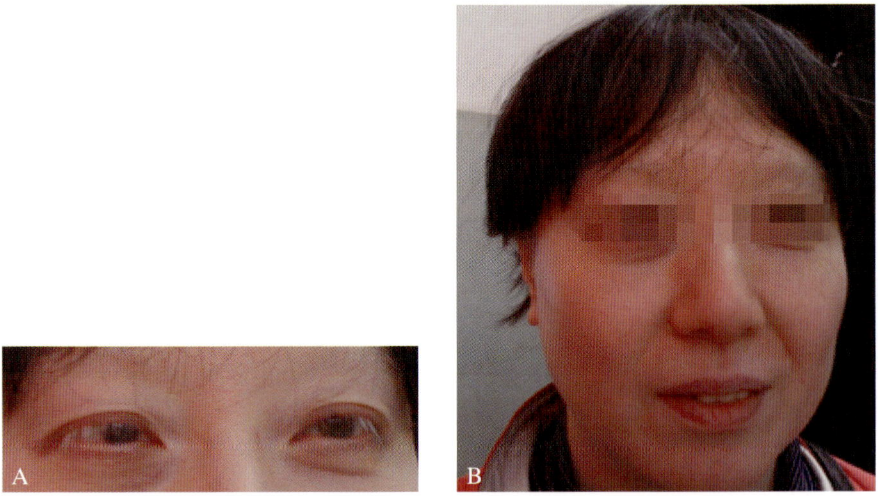

图 3-51　VKH，A. 白睫毛；B. 全身皮肤逐渐均匀变白，白发、脱发

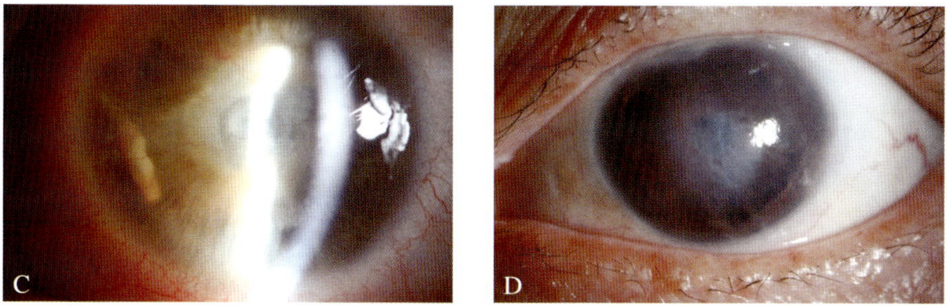

图 **3-51** 续　**C.** 右眼虹膜大量新生血管及瞳孔闭锁；**D.** 左眼黑矇，角膜混浊，虹膜前粘连，曾行手术

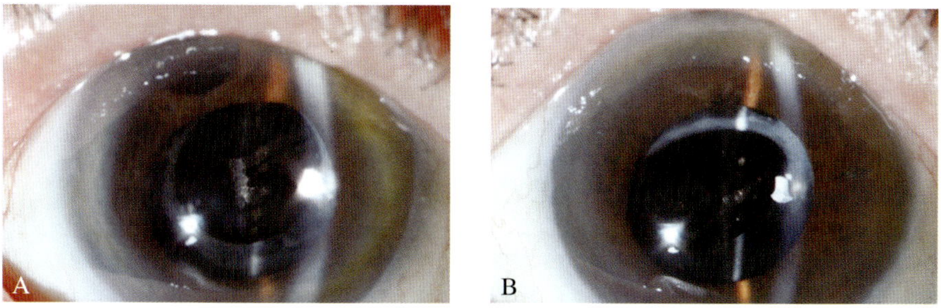

图 **3-52**　**VKH**，**A.B.** 双眼白内障摘除人工晶体植入术后后发障，可见后囊前增殖的圆形晶状体上皮细胞珠

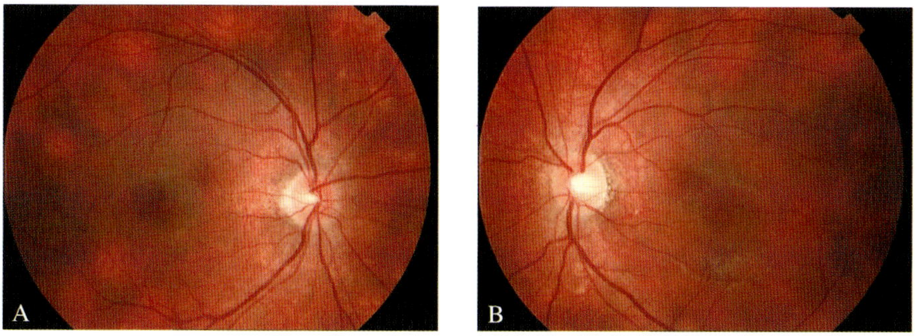

图 **3-53**　**VKH** 晚霞样眼底，可见色素堆积

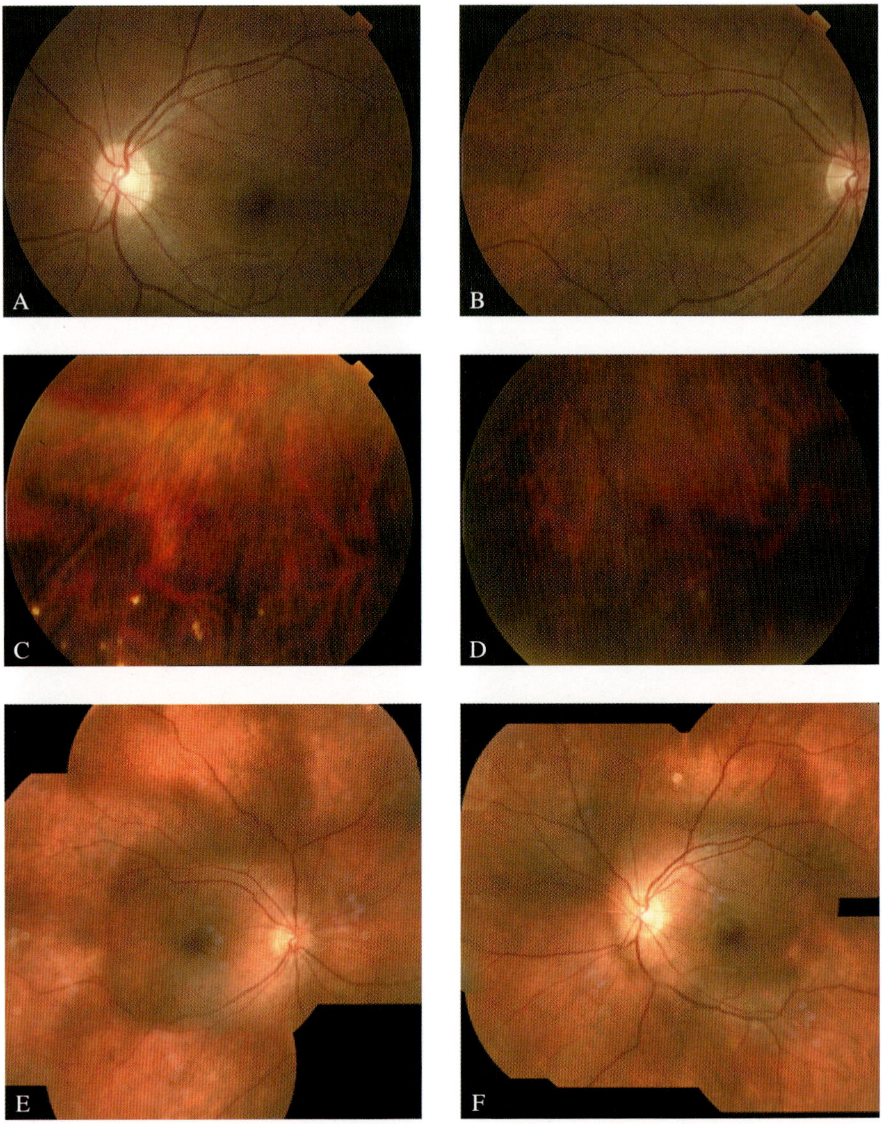

图 3-54　VKH，A.B. 双眼后极眼底照相；**C.D.** 双眼视网膜下方见 **Dalen-Fuchs** 结节；**E.F.** 双眼眼底照相拼图，色素分布不均

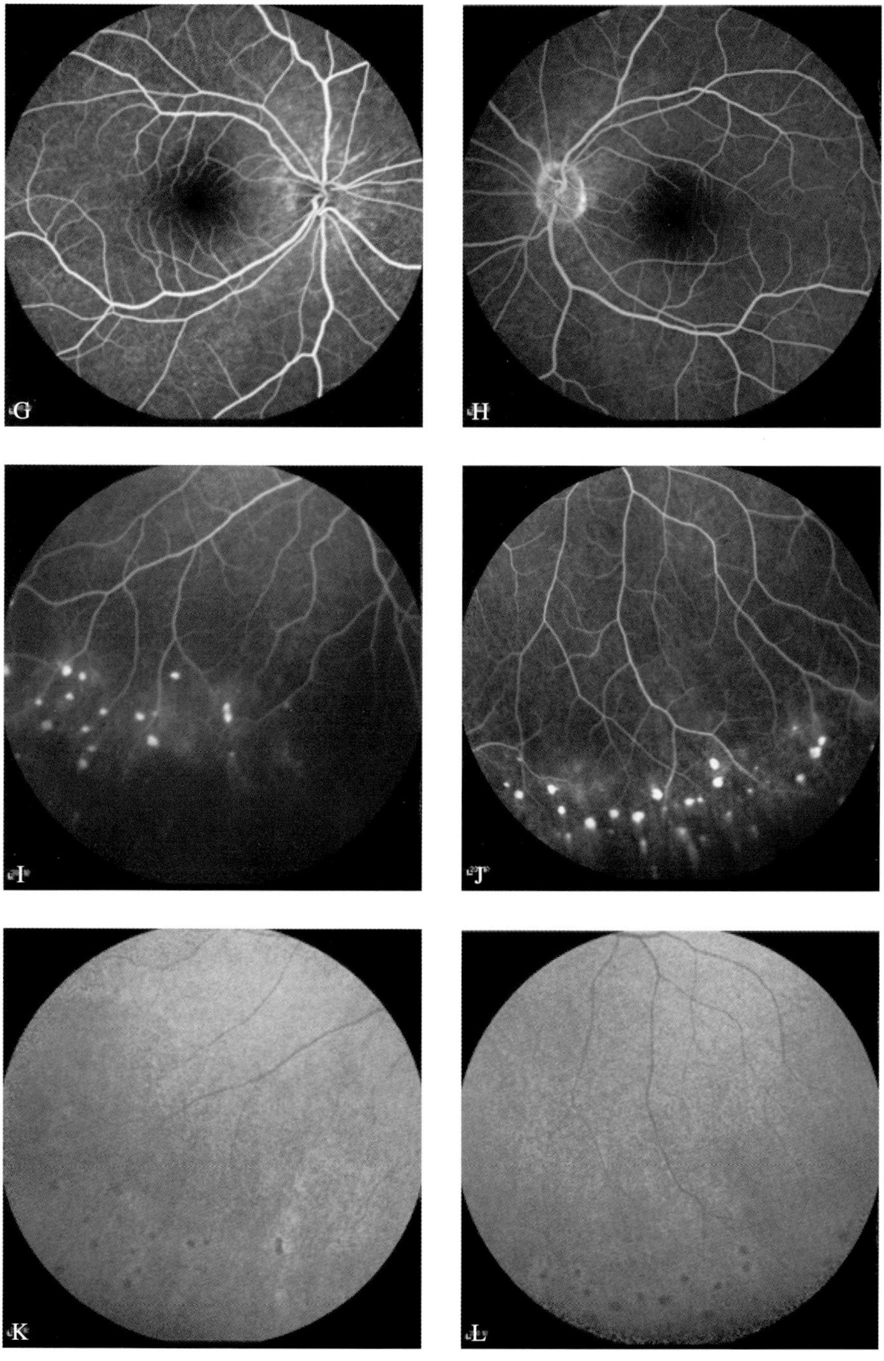

图 3-54 续　**G.H.I.J.** 双眼 **FFA** 图像，后极大致正常（**G，H**），下方周边散在圆形点状高荧光，为 **Dalen-Fuchs** 结节；**K.L.** 双眼眼底自发荧光照相显示下方圆形点状低荧光

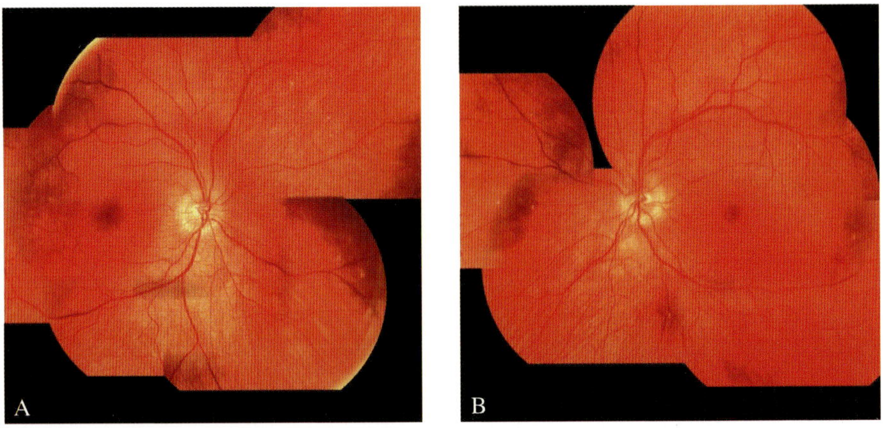

图 3-55　VKH，双眼晚霞样眼底

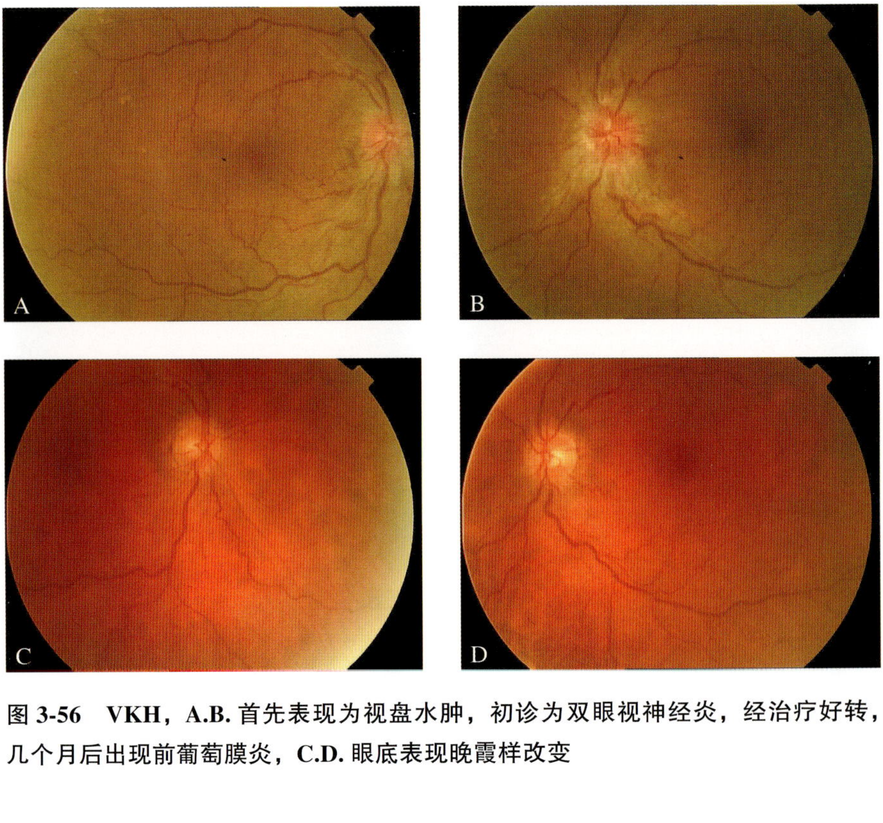

图 3-56　VKH，A.B. 首先表现为视盘水肿，初诊为双眼视神经炎，经治疗好转，几个月后出现前葡萄膜炎，C.D. 眼底表现晚霞样改变

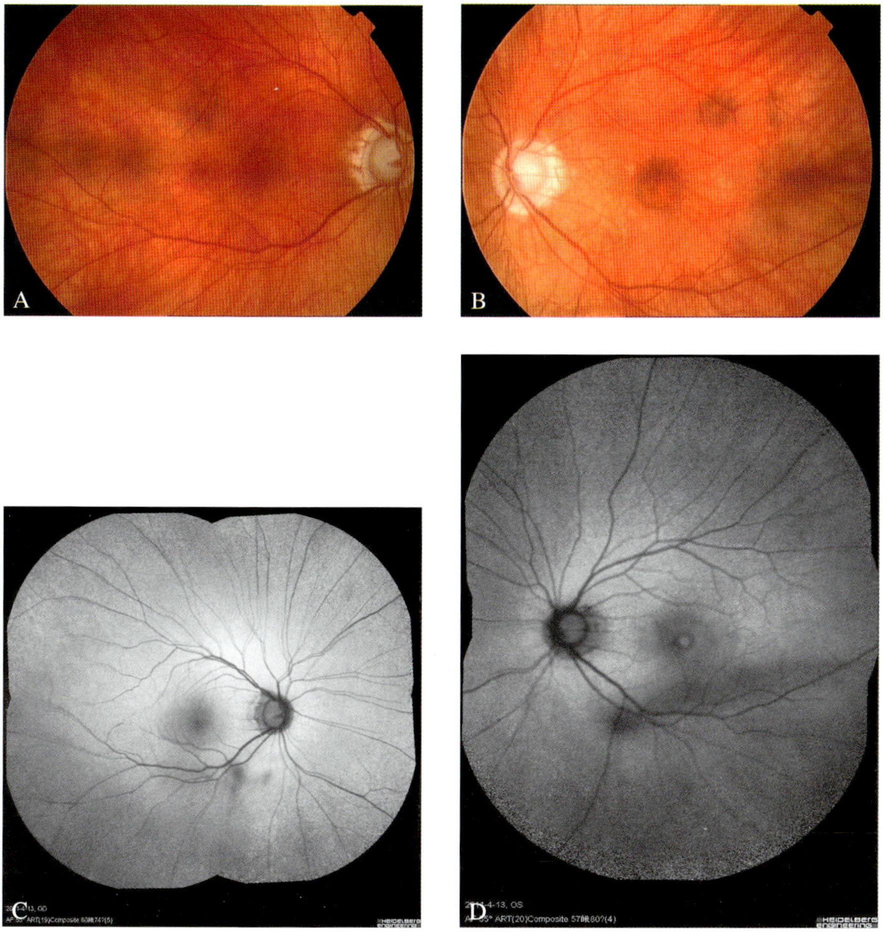

图 3-57 VKH，继发性青光眼，白内障术后，抗青光眼术后（青白联合），A.B. 双眼眼底呈现晚霞样眼底，视盘呈现杯/盘比明显增大，约 0.9，盘沿明显变窄；C.D. 双眼眼底自发荧光图像

（杨 柳）

第三节 其他原因的葡萄膜炎及类似葡萄膜炎疾病

一、与几种全身病有关的葡萄膜炎

（一）硬皮病可以合并葡萄膜炎（图 3-58）

（二）成人幼年性黄色肉芽肿合并葡萄膜炎

幼年性黄色肉芽肿（juvenile xanthogranuloma，JXG）是一种良性组织细胞增多引起的皮肤病变，多发于 2 岁以下婴幼儿，成人少见，眼病是最常见的皮肤外损害，主要表现为葡萄膜炎（图 3-59 ～ 3-60）。

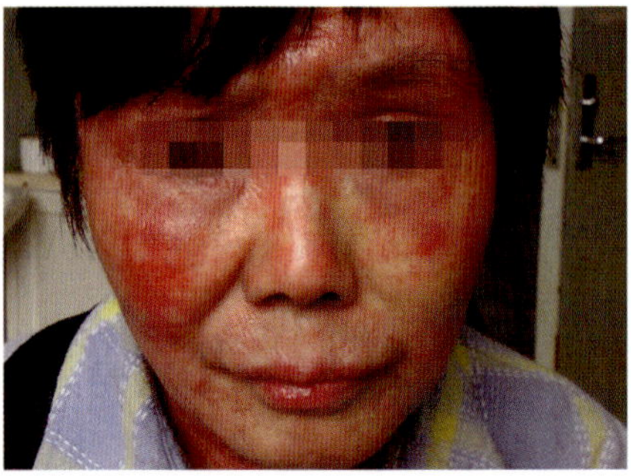

图 3-58 硬皮病

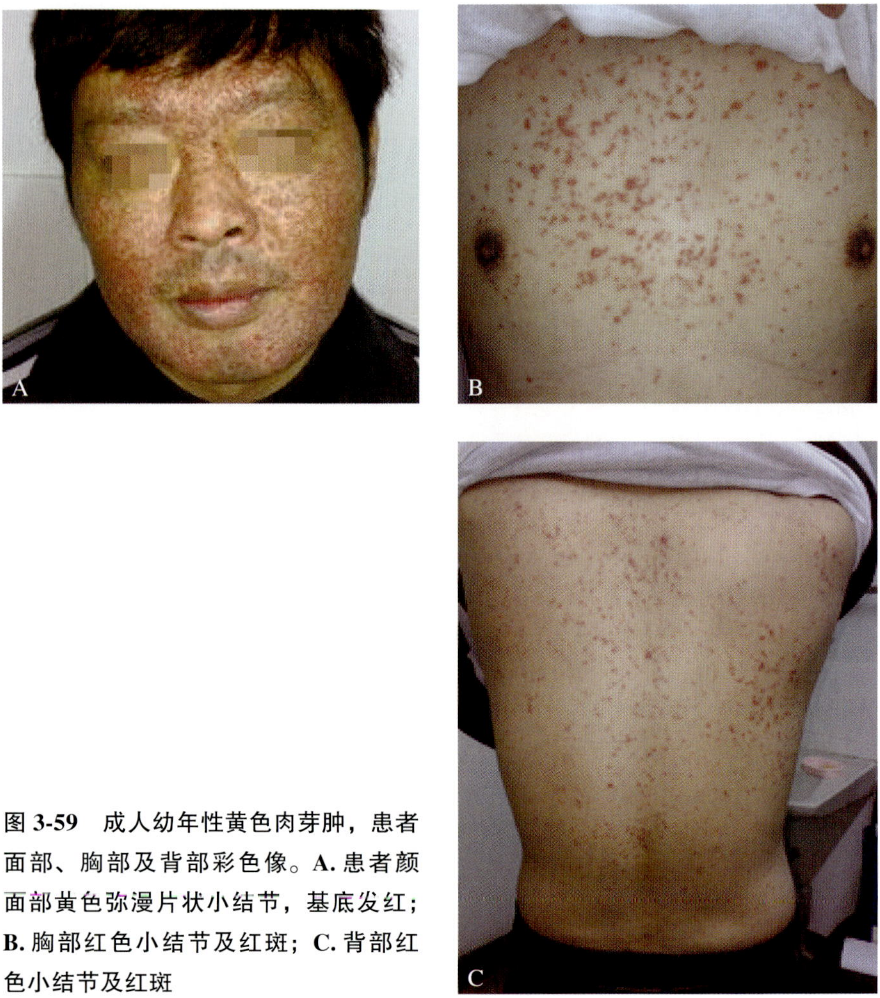

图 3-59 成人幼年性黄色肉芽肿，患者面部、胸部及背部彩色像。**A.** 患者颜面部黄色弥漫片状小结节，基底发红；**B.** 胸部红色小结节及红斑；**C.** 背部红色小结节及红斑

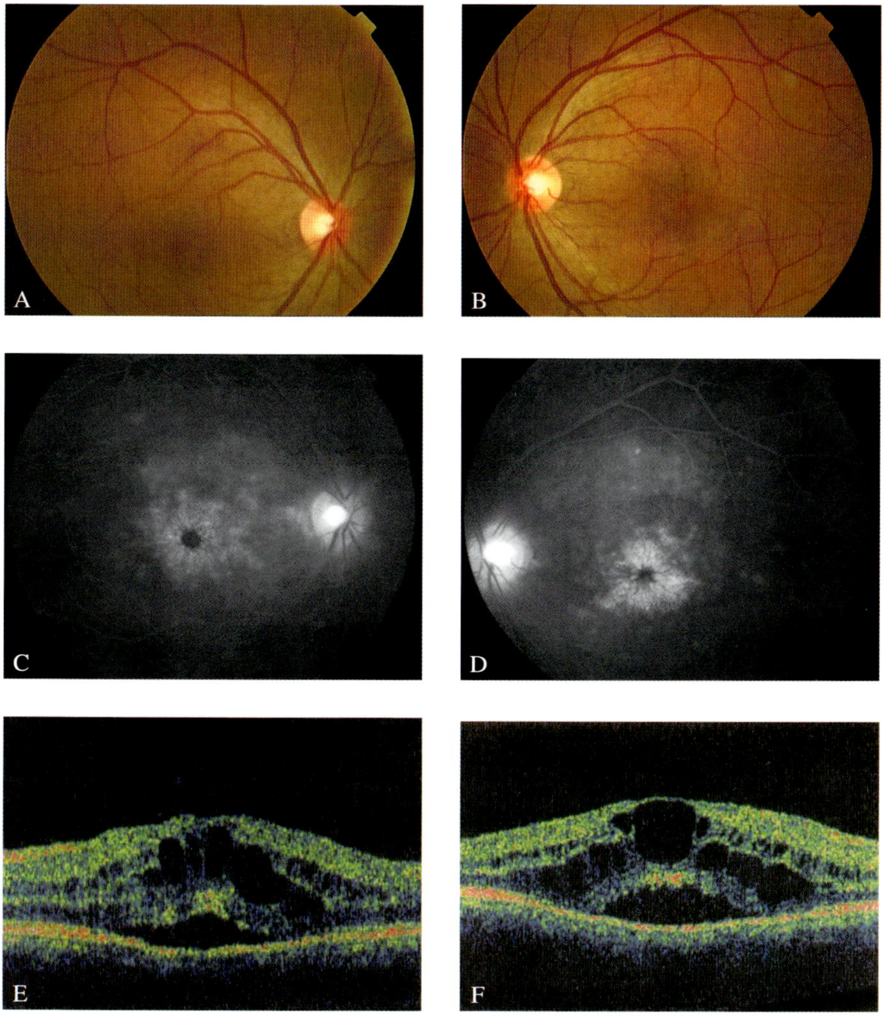

图 3-60　成人幼年性黄色肉芽肿，A.B. 双眼眼底照相显示黄斑水肿；C.D. 双眼 FFA 图像显示黄斑部花瓣样渗漏；E.F. 双眼 OCT，显示黄斑部囊样水肿，神经上皮脱离

二、与葡萄膜炎相似的疾病（伪装综合征）

伪装综合征（masquerade syndrome，MS）是与葡萄膜炎表现相似的疾病，对于该类疾病的认识在临床上非常重要，要正确地鉴别诊断，避免遗漏和误诊误治一些严重的肿瘤性疾病。伪装综合征可分为肿瘤性和非肿瘤性两大类。

（一）非肿瘤性伪装综合征

1．视网膜色素变性（retinitis pigmentosa）：可以有玻璃体细胞，甚至于黄斑囊样水肿。

2．眼缺血综合征（ocular ischemic syndrome，OIS）：颈动脉阻塞导致同侧眼球缺血为眼缺血综合征。由于缺血致低灌注压，组织缺血，细胞坏死而引起炎症反应。表现视力下降和眼痛。

3．Schwartz 综合征：孔源性视网膜脱离后脱落的视网膜外节碎片经后房进入房水循环堵塞小梁网而引起眼压升高。Schwartz 综合征表现的葡萄膜炎并非真的炎症，手术封闭裂孔视网膜复位后，葡萄膜炎表现消失，眼压恢复正常。

4．眼内异物：眼内异物可由于机械性、化学、毒性或炎症性刺激造成葡萄膜组织，导致前后节的炎性反应。

5．色素播散综合征（pigment dispersion syndrome）：色素播散综合征是虹膜和 / 或睫状体的色素释放进入前房，呈颗粒状浮游，容易与前葡萄膜炎混淆。色素颗粒可以沉积于角膜内皮、小梁网、晶状体后表面、悬韧带和前玻璃体。该病多发生于白人，男性，高度近视者。

（二）肿瘤性伪装综合征

1．淋巴瘤（lymphoma）：各种淋巴瘤可以引起眼内淋巴瘤，出现葡萄膜炎样表现，常见的是非 Hodgkin 淋巴瘤更易引起眼内淋巴瘤，包括中枢神经系统的非 Hodgkin 淋巴瘤和全身非 Hodgkin 淋巴瘤眼内转移。眼侵犯可先发生于中枢神经系统和全身其他部位的表现，也有仅限于眼部表现者。

眼部表现包括视力下降，眼充血，前房炎性体征：角膜后 KP、前房闪光和细胞，眼底可有视网膜下黄色浸润、视网膜血管炎等多种表现（图 3-61）。

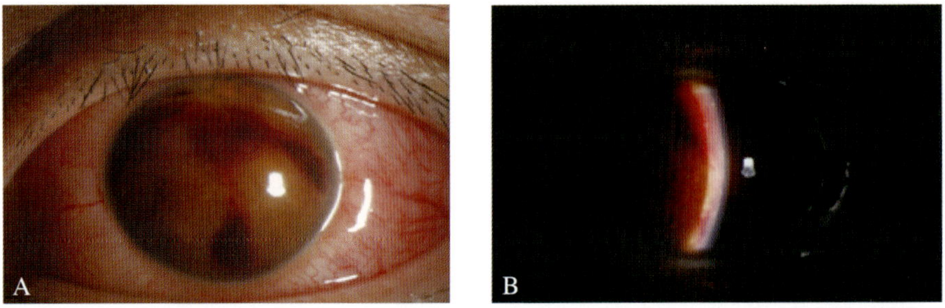

图 3-61　淋巴瘤原发于虹膜，曾行虹膜活检，A.B. 可见球结膜水肿，虹膜高度水肿、出血，与角膜相贴，前房完全消失，瞳孔消失

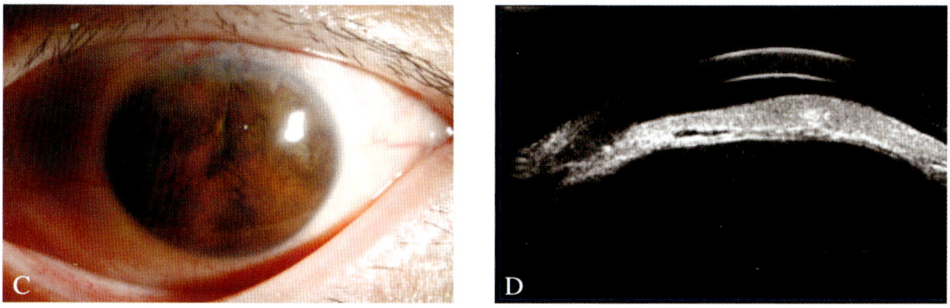

图 3-61 续　C. 全身化疗后 2 周，球结膜水肿消退，虹膜水肿明显好转；D. 全身化疗后 2 个月，眼前节安静，UBM 示虹膜增厚，正常瞳孔等结构消失

2．白血病（leukemia）：白血病性视网膜表现有中心白心的出血、棉絮斑，有时可以侵犯玻璃体腔和脉络膜，造成玻璃体腔有白血病细胞，渗出性视网膜脱离，甚至有时可以导致前房积脓（图 3-62 ～ 3-64）。

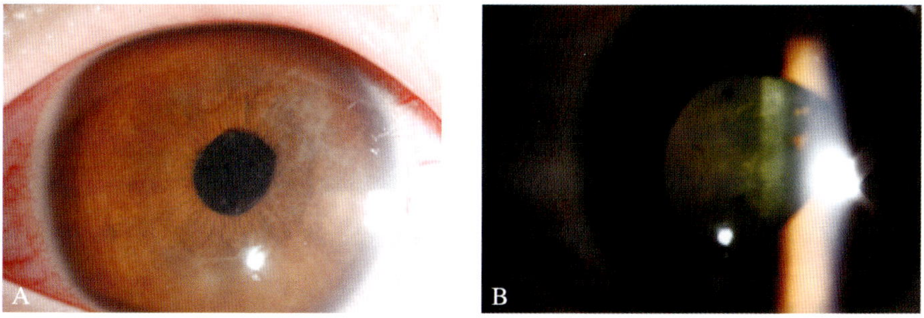

图 3-62　6 岁，女孩，急性淋巴细胞性白血病，全葡萄膜炎表现，A. 前房渗出，虹膜表面白色渗出；B. 玻璃体高度混浊

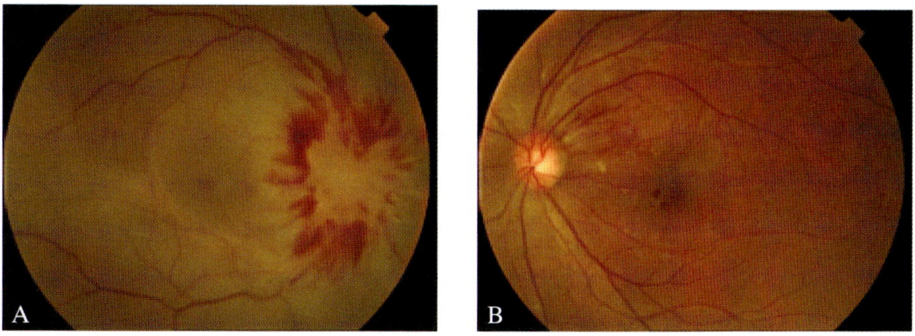

图 3-63　白血病视神经浸润，男，31 岁，右眼视力明显下降为首要表现，后确诊为白血病视神经浸润，A. 右眼眼底照相，显示视盘水肿边界不清，视盘周围多量出血，黄斑及下方视网膜脱离；B. 左眼眼底照相，视盘颞上少许出血

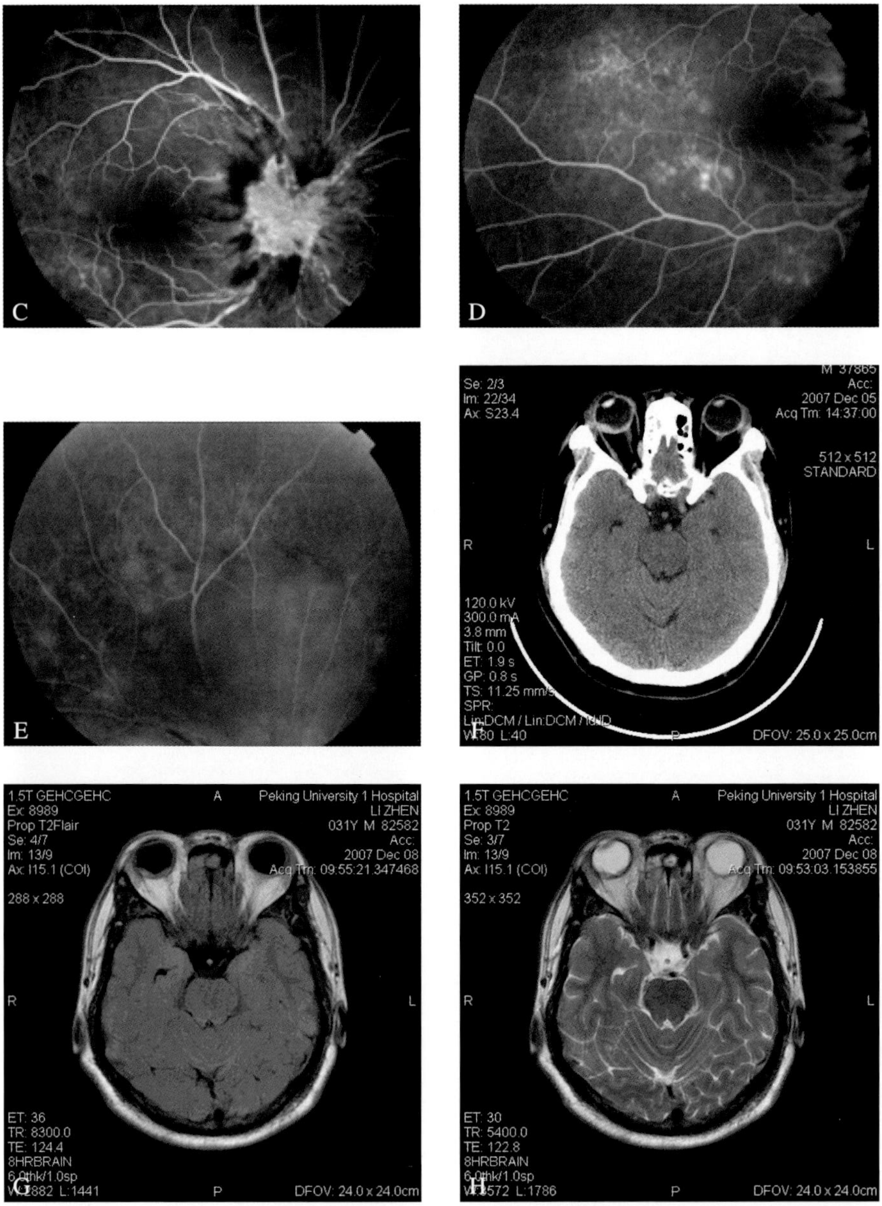

图 3-63 续 **C.** 右眼 **FFA**，视盘高荧光，周围出血遮蔽荧光及小点状高荧光；**D.E.** 右眼 **FFA** 颞侧（**D**）和上方（**E**）可见点片状高荧光；**F.** 眼眶 **CT** 显示右眼后部球壁内占位；**G.H.** 眼眶 **MRI** 的 **T1** 和 **T2** 像，可见右眼后部球壁内占位

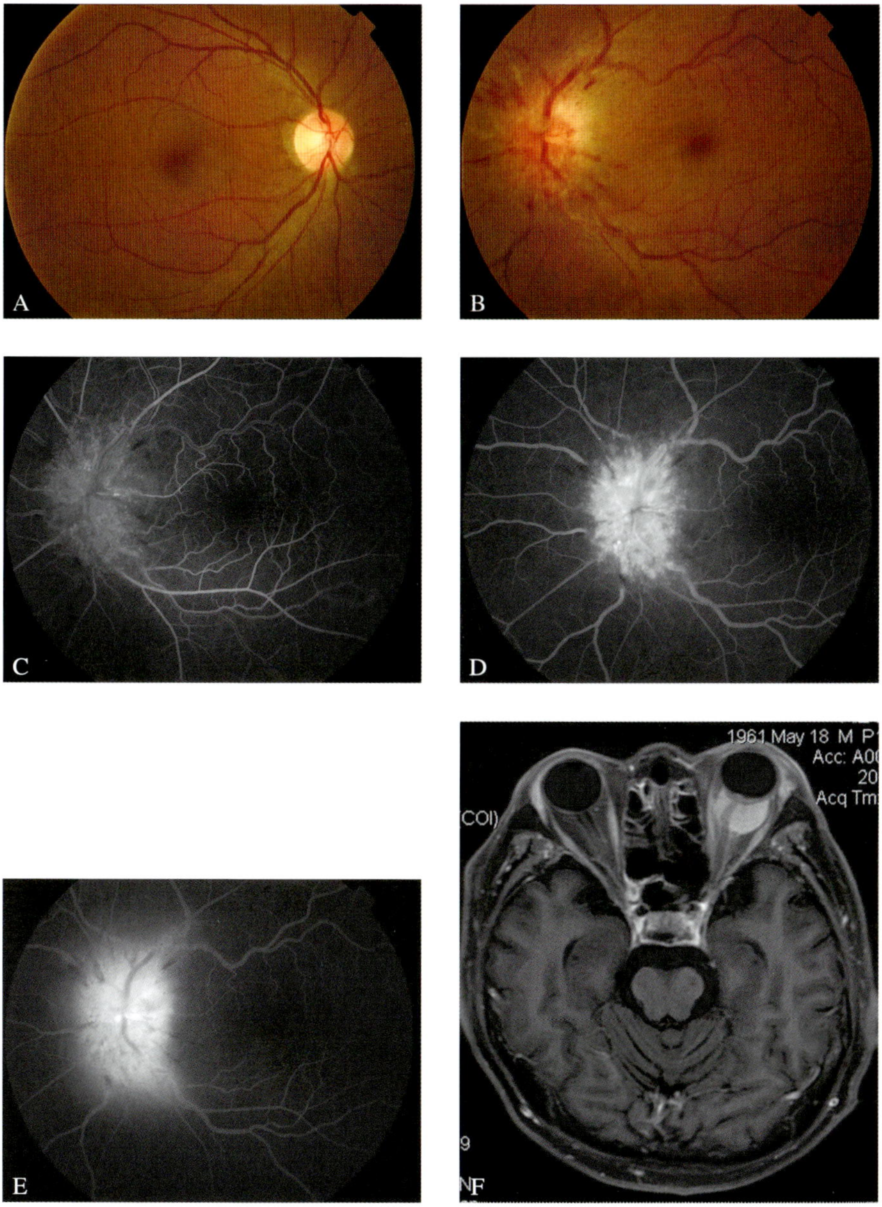

图 **3-64**　白血病骨髓移植术后，左眼突然视力丧失，**A.** 右眼眼底正常；**B.** 左眼眼底照相显示视盘充血、水肿；**C.D.E.** 左眼 **FFA** 不同时间：**27** 秒（**C**）、**1** 分（**D**）、**11** 分（**E**）显示视盘高荧光；**F.** 眼眶 **MRI** 正位，可见左眼球后占位

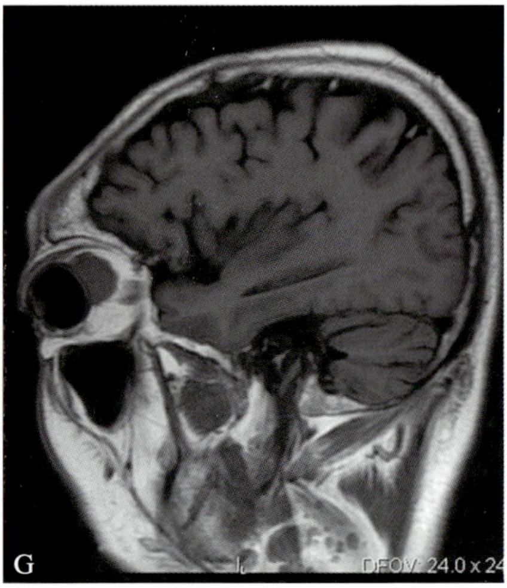

图 3-64 续　G. 眼眶 MRI 侧位显示左眼球后占位

3．葡萄膜黑色素瘤（uveal melanoma）：约 5% 的葡萄膜黑色素瘤患者出现眼内炎症，包括浅层巩膜炎、前或后葡萄膜炎、眼内炎或全眼球脓炎。

4．视网膜母细胞瘤（retinoblastoma）：肿瘤细胞浮游在前房常被误诊为前葡萄膜炎，约 1% ～ 3% 的肿瘤患儿表现似眼内炎症，可以出现假性前房积脓，这种假性前房积脓可随体位活动。凡是儿童出现白瞳症、斜视或葡萄膜炎需要除外视网膜母细胞瘤。

5．青少年黄色肉芽肿（juvenile xanthogranuloma）：主要侵犯皮肤和眼部，皮肤病变为红黄色病灶，眼部可侵犯虹膜，出现自发性前房积血。

6．转移性肿瘤（metastatic tumor）：成年人最常见的眼内恶性肿瘤是转移癌，最多见的是肺癌和乳腺癌。转移至脉络膜可以表现为轻度玻璃体混浊、渗出性视网膜脱离，偶有黄斑囊样水肿。转移至前葡萄膜可以表现前房细胞、虹膜结节、虹膜红变、眼压升高等（图 3-65）。

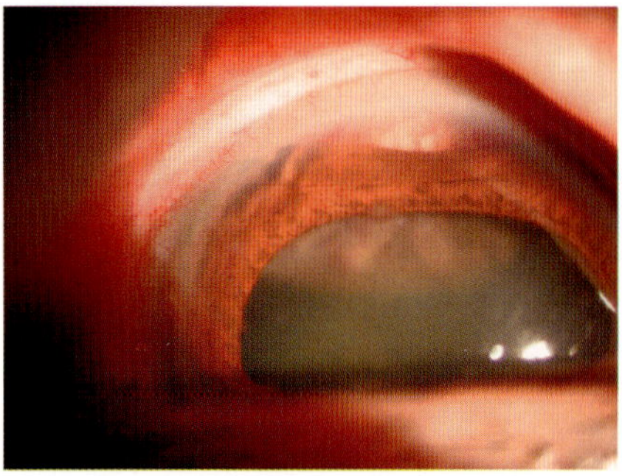

图 3-65　直肠癌转移，睫状体肿物

7．双侧弥漫性葡萄膜黑色素细胞增殖（bilateral diffuse uveal melanocytic proliferation，BDUMP）：双侧弥漫性黑色素细

胞瘤伴有全身恶性肿瘤，表现迅速视力下降、白内障、多发的色素性或非色素性鳞状虹膜和脉络膜结节。

8．葡萄膜淋巴样增生（uveal lymphoid proliferation）：葡萄膜是一个淋巴样增生的部位，有一些分化较好的小淋巴细胞浸润，表现类似慢性葡萄膜炎，出现无痛性单眼或双眼视力逐渐下降，眼痛、眼红、畏光的前葡萄膜炎，或是多灶性奶油样脉络膜病变。

9．癌相关视网膜病变（cancer-associated retinopathy，CAR）：全身肿瘤合并的视网膜病变，早期可以表现为视力丧失，但眼底正常，以后出现视网膜血管白鞘、RPE紊乱和视盘苍白，组织学证实感光细胞破坏，有免疫因素参与。

（杨　柳）

第四章 脉络膜毛细血管-玻璃膜-视网膜色素上皮复合体的炎症性疾病

第一节 概 述

脉络膜毛细血管-玻璃膜-视网膜色素上皮复合体（choriocapillario-Bruch membrane-retinal pigment epithelium complex，CBRC）是由密切相关的三层组织组成，很多病变很少仅限于一种组织，凡累及此复合体的一部分病变，都会互相影响，包括炎症性、非炎症性变性以及遗传性病变。

1．视网膜色素上皮（RPE） 是由单层色素上皮细胞构成，细胞呈六面柱状，排列规则，分为顶部、体部和基底膜三部分，顶部与视网膜感光细胞的外段紧密接近，基底部附着于玻璃膜。RPE 细胞约有 4 百万～6 百万，细胞无再生能力，细胞死亡后，邻近的细胞向侧面滑动以填补死亡细胞留下的空间。

2．玻璃膜（Bruch 膜） 是很薄的膜，位于视网膜和脉络膜之间，起始于视乳头边缘，向四周延伸至锯齿缘。玻璃膜由下面五层组成：RPE 基底膜、内胶原层、中央弹力层、外胶原层、脉络膜毛细血管基底膜。

3．脉络膜毛细血管 位于脉络膜内层，由一层排列致密的网状毛细血管组成，小动脉在此终止，垂直进入毛细血管层，呈放射状分支，形成毛细血管网，以供应视网膜外层的营养，在黄斑部附近，毛细血管尤为丰富。据估计，眼球内的血液约 70% 储藏在脉络膜毛细血管内。

第二节　炎性病变

脉络膜毛细血管 - 玻璃膜 - 视网膜色素上皮复合体的炎症性病变主要包括急性后极部多发性鳞状色素上皮病变、匐行性脉络膜炎、鸟枪弹样视网膜脉络膜病变、急性色素上皮炎、多发性一过性白点综合征、多发性脉络膜炎等。

一、急性后极部多发性鳞状色素上皮病变

急性后极部多发性鳞状色素上皮病变（acute posterior multifocal placoid pigment epitheliopathy，APMPPE）是一种起病突然，伴有视力下降，以后极部多发散在的黄白色或灰白色略圆形不规则病灶为特点的病变，有证据表明，本病是脉络膜循环障碍，脉络膜毛细血管前小动脉缺血所致。又称为急性多发性缺血性脉络膜病变（acute multifocal ischemic choroidopathy，AMIC）。病因不明，可能与感染、免疫和脉络膜毛细血管前小动脉急性闭锁等因素有关。

临床表现：好发于青壮年，急性发病，视力突然减退，可伴视物变形或旁中心暗点。多双眼发病，双眼可先后发病。

主要是眼底改变，表现为眼底后极部及黄斑区视网膜下数个至数十个散在不规则黄色略圆形病灶，边界模糊扁平如鳞片状，也可相互融合成不规则的一大片，成地图状或树枝状。发病 2 ～ 3 周，急性病灶逐渐消退，混浊斑吸收，变成灰白色，形成色素脱失和色素沉着相间的不规则色素紊乱的萎缩斑。同一眼底可以新鲜和陈旧病变同时存在。

FFA：脉络膜循环和动脉早期病变范围内有大片无荧光或低荧光区，动静脉期开始，无荧光区内逐渐出现点状并增多为弥漫性高荧光，可以在视网膜浅脱离的区域出现荧光渗漏，陈旧病灶可有窗样缺损和荧光遮蔽。ICGA 显示脉络膜高荧光（图 4-1 ～ 4-2）。

预后：本病有自限性，一般视力良好，也有视力损害严重者。

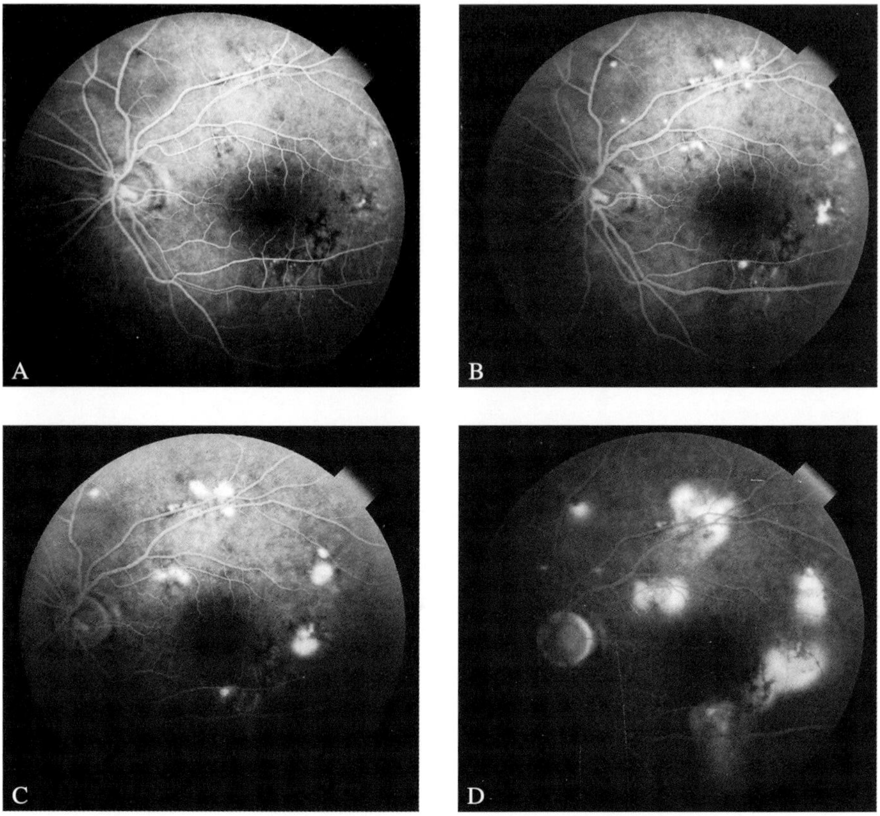

图 4-1 APMPPE，左眼突然视物模糊，视力下降 **20** 天，眼部检查：视力 **0.6**，眼底：后极部散在 **6 ~ 7** 个黄白色、近圆形病灶，约 **1/2PD**，黄斑区颞侧两处病灶相间有色素沉着。**A.FFA**：**19** 秒 **1**，静脉早期（有层流），病灶区中心为相对低荧光，周围呈现高低荧光相间，以黄斑区颞侧两处病灶为著；**B.C. FFA**：**53** 秒，病灶区内出现斑点状高荧光，**1** 分 **48** 秒 **6**，高荧光灶渐扩大；**D.** 造影晚期，**20** 分钟，高荧光灶扩大融合

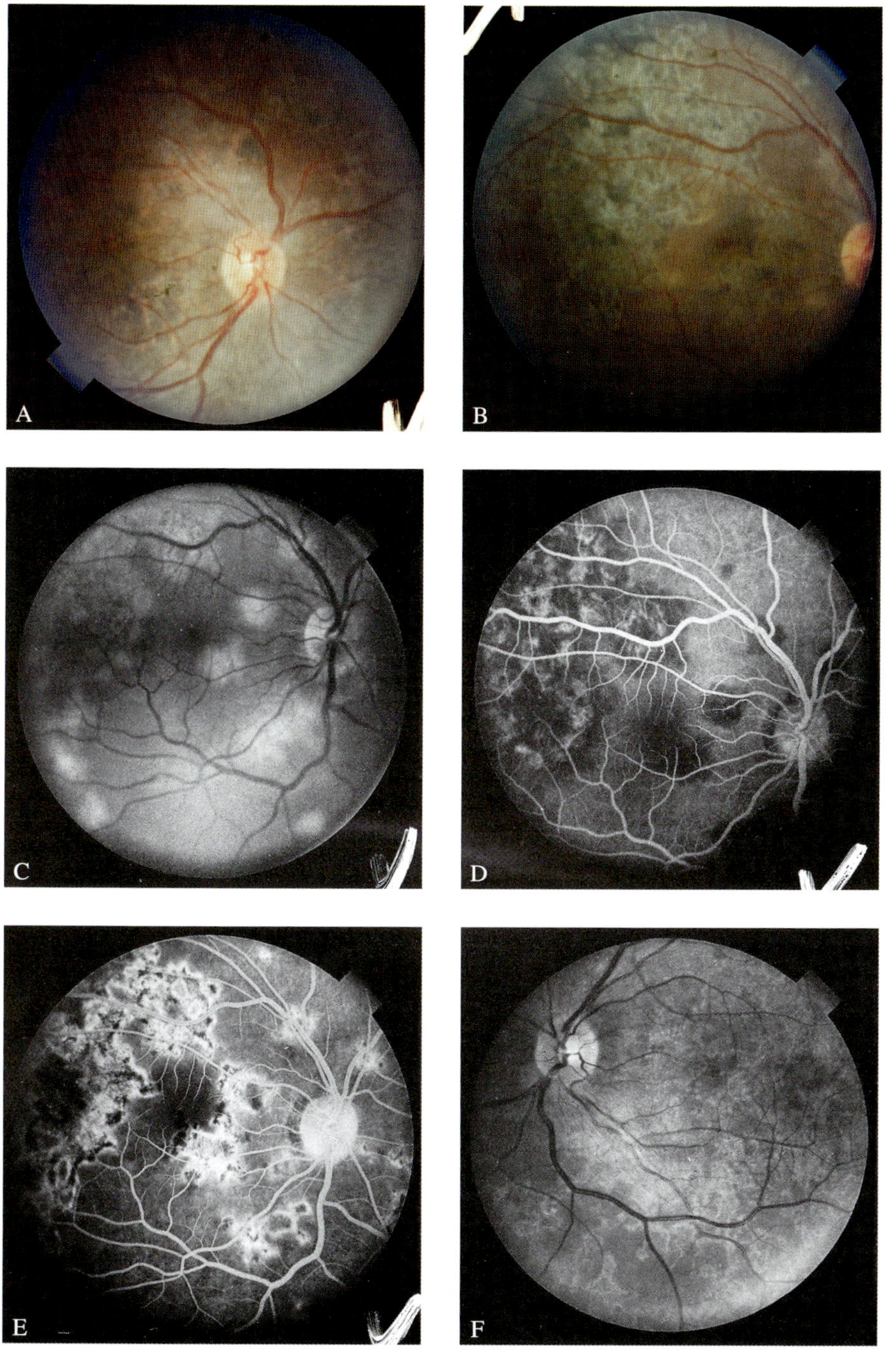

图 4-2　**APMPPE**，**A.B.** 双眼后极大片大小不等灰黑色病灶，斑片状，融合成片；**C.D.E.** 右眼颞侧融合成片的低荧光区，后期为高荧光

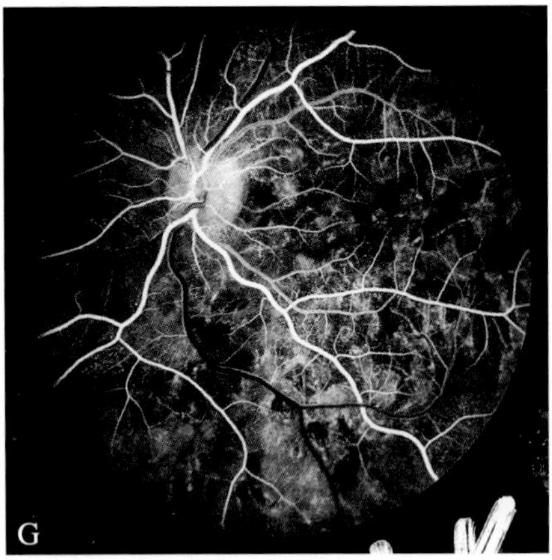

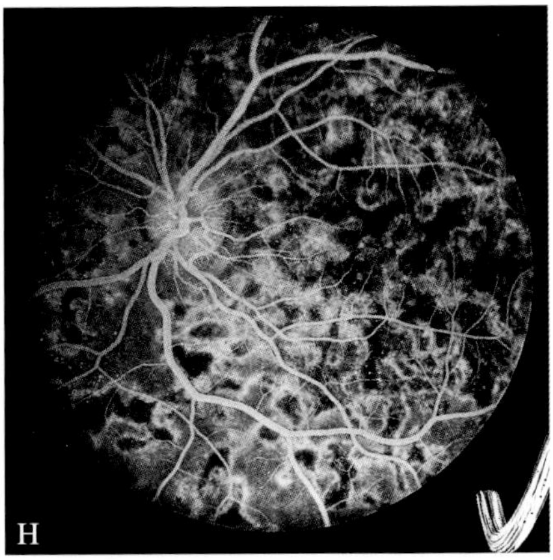

图 4-2 续　F.G.H. 左眼眼底布满低荧光无灌注区，后期见高荧光和低荧光混合存在

二、匐行性脉络膜炎

匐行性脉络膜炎（serpiginous choroiditis，SC）是一种损害脉络膜毛细血管和 RPE 的慢性复发性疾病，反复再发由病灶边缘部匐行性逐渐扩延，伴有炎症表现。病因不明，可能与局部缺血、免疫、感染、遗传因素有关。

临床表现：好发于 30 ～ 50 岁的中年，双眼发病。根据不同的病变部位，可以表现不同程度的视力下降或正常视力，可有中心或旁中心暗点。眼底表现为后极部视网膜下形状不整，边界不清的黄白色或灰白色病灶，多发病灶有融合倾向，视网膜水肿，静脉扩张。最多见的活动病灶位于陈旧病灶的边缘，呈匐行性进展。病变静止后黄白色病灶吸收，遗留暗灰色，表示 RPE 和脉络膜毛细血管萎缩，有色素脱失、色素增生和纤维组织增生。病灶融合呈不规则，有地图状脉络膜萎缩斑。

FFA 显示：早期病变区毛细血管充盈迟缓或不充盈，呈现低荧光，进展病例边缘部新病灶显示高荧光，表现为中黑外亮的低荧光区。病变萎缩严重者不显荧光。晚期 RPE 着染呈淡荧光。病变静止期可有萎缩区不规则的脉络膜毛细血管闭塞性低荧光，并见色素脱失的透见荧光和色素增生的遮蔽荧光。

三、鸟枪弹样视网膜脉络膜病变

鸟枪弹样视网膜脉络膜病变（birdshot retina choroidopathy，BSRC）是一种发生于 RPE、脉络膜内层的病变，以双眼后极部多发的奶油样 RPE 的脱色素斑，常伴有玻璃体炎和视网膜血管炎，这种脱色素斑如同发射的鸟枪弹而得名。病因不清，可能与血管、免疫、遗传因素相关。

临床表现：常见于白人，尤其是年长者，多不伴有明显的视力减退，可有轻微羞明，眼前黑点飘动，轻微视物模糊。眼底表现为后极部多发的脱色素斑，为圆形或卵圆形，呈奶油黄色，小于 1/4PD，病变分布很不一致，常不对称。视网膜静脉扩张，小动脉弥漫性变细，伴有视网膜血管炎。

FFA：早期可以没有荧光异常，或轻度低荧光，晚期病变区可见轻度弥漫性高荧光。

并发症：

1．中心性浆液性脉络膜视网膜病变。

2．虹膜炎。

预后：慢性过程，可以采用糖皮质激素治疗。

四、急性色素上皮炎

急性色素上皮炎（acute retinal pigment epithelitis，ARPE），以往一直被认为是一种不常见原因不明的黄斑部疾病，病变部位位于 RPE 水平，又称 Krill 病。以后又发现病变也可在后极部，为弥漫性。

临床表现：好发于中青年，多单眼发病，起病较急，视力轻度障碍，4 ～ 6 周可自愈，无再发。急性期黄斑区可见深在的暗灰色小斑点，每个小斑点围绕以淡黄色晕，2 ～ 4 个小斑点可以成簇存在。FFA 显示：环形或簇状荧光斑，有时因 RPE 受损在病变处会有少许渗漏。晚期晕带处有高荧光，但中心区荧光低下，显“中黑外亮”的小斑点。

预后：预后良好，无特殊治疗，严重者可用糖皮质激素。

五、多发性一过性白点综合征

多发性一过性白点综合征（multiple evanescent white dot syndrome，MEWDS）是一种好发于青壮年的特殊眼底病变，原因不明，表现为视力突然减退，眼底有多发的散在小白点位于 RPE 或视网膜深层、中心凹的颗粒状改变以及玻璃体有细胞，视力很快恢复。

FFA 显示，疾病急性期早期白点呈高荧光，晚期着染，是 RPE 病变所致。

并发症包括：

1．可有前房细胞。

2．玻璃体混浊。

3．急性黄斑神经视网膜病变（acute macular neuroretinopathy，AMN）：黄斑区橘红色或红褐色楔形、花瓣状、卵圆形或圆形，常被误诊为视网膜下出血。

4．急性特发性盲点扩大（acute idiopathic blind spot enlargement，AIBSE）：无其他异常，只有盲点扩大。

5．视乳头水肿　预后良好，不需要特殊治疗，但是如果伴有严重的并发症，可以考虑糖皮质激素治疗。

六、多灶性脉络膜炎

多灶性脉络膜炎（multifocal choroiditis）是一种以玻璃体炎、进行性视网膜下纤维变性和后极部多发小病灶为主要特征的疾病，病灶位于 RPE 和脉络膜内层。病因不明，可能与感染、免疫因素有关。

临床表现：多发生于女性青壮年，双眼多见，视物模糊、闪光感或眼前有黑点。前节和玻璃体有炎性细胞，眼底有多发的散在的近圆形黄白色小病灶，灰白色，多侵犯黄斑区和后极部，小病灶可成群、成簇或排成线条状。急性期后小病灶经治疗可以消失，视力恢复。病灶也可以形成视网膜下纤维化。

FFA：急性早期病变呈高荧光，后期有轻度的荧光渗漏，疾病慢性期在视网膜下纤维化的中心显示荧光素蓄积（图 4-3 ～ 4-7）。

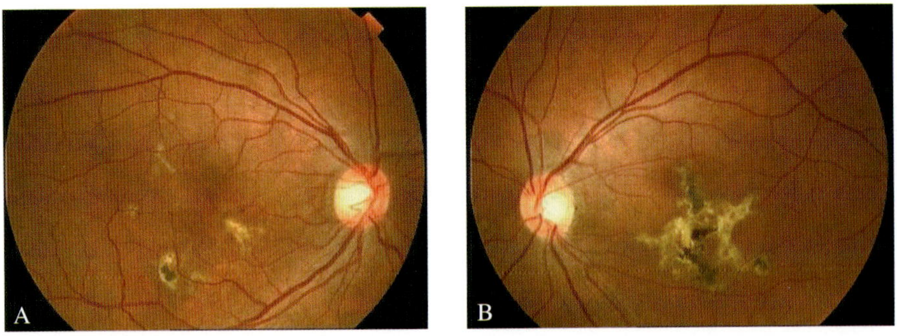

图 4-3　双眼多灶性脉络膜炎，A.B. 右、左眼眼底相，显示后极黄斑区及周围瘢痕样病灶

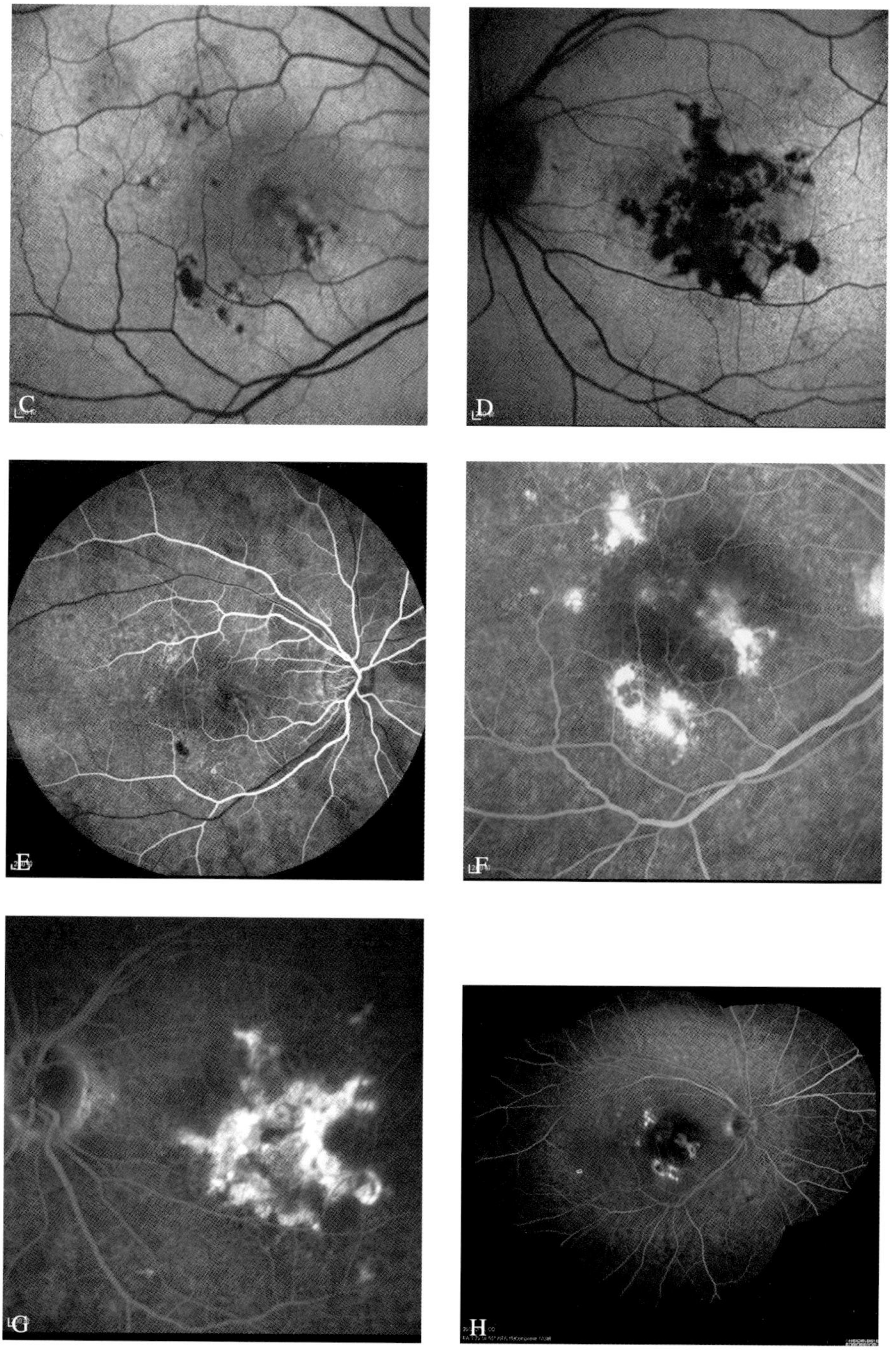

图 4-3 续　**C.D.** 右、左眼自发荧光，显示黄斑区低荧光，左眼有融合；**E.** 右眼 **FFA** 早期 **F.** 右眼 **FFA** 晚期，显示高荧光；**G.** 左眼 **FFA** 晚期，显示黄斑区高荧光，为视网膜下纤维化的荧光素积聚

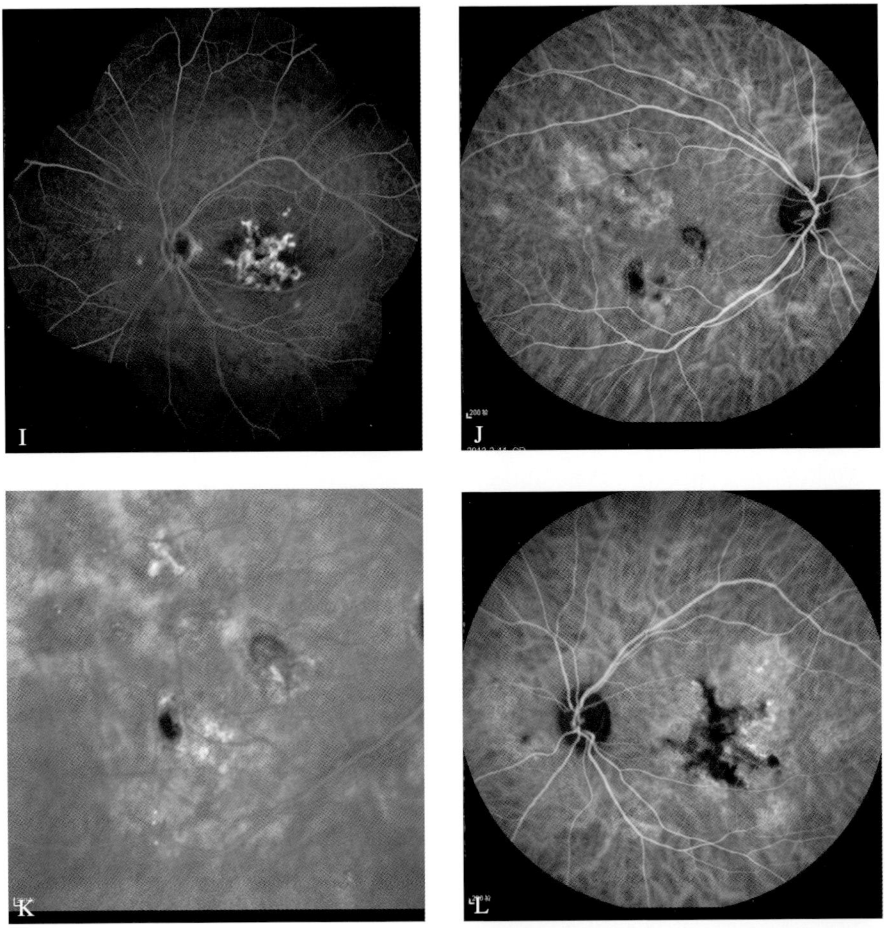

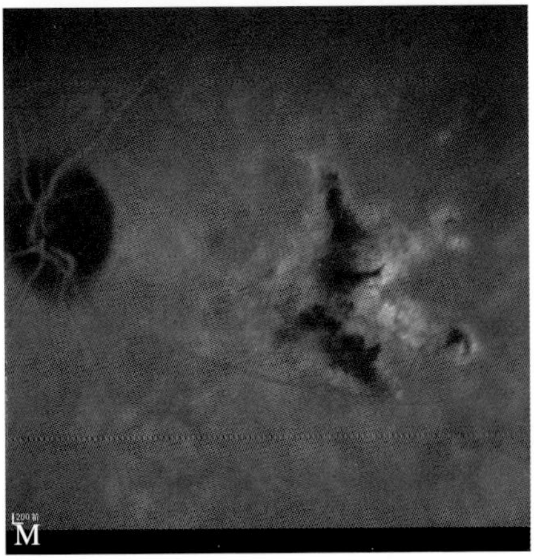

图 4-3 续　H.I. 右、左眼 **FFA** 拼图；**J.K.** 右眼 **ICGA**，显示后极部不均匀的高低荧光，为脉络膜水平陈旧病灶表现；**L.M.** 左眼 **ICGA**，显示黄斑区不规则低荧光周围高荧光

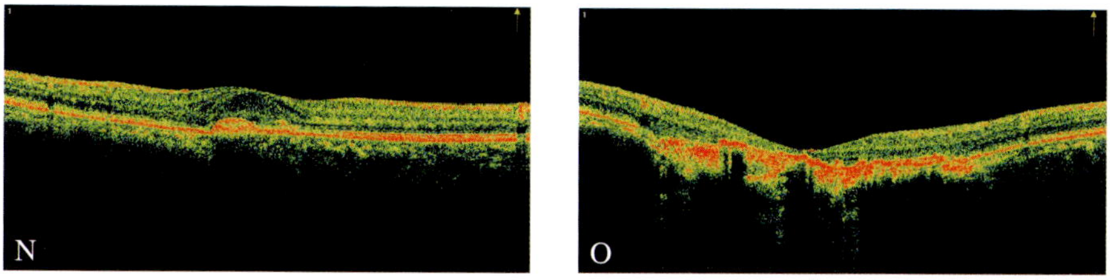

图 **4-3** 续 **N.O.** 右、左眼 **OCT** 示右眼黄斑区下方瘢痕，左眼黄斑区视网膜脉络膜萎缩变薄

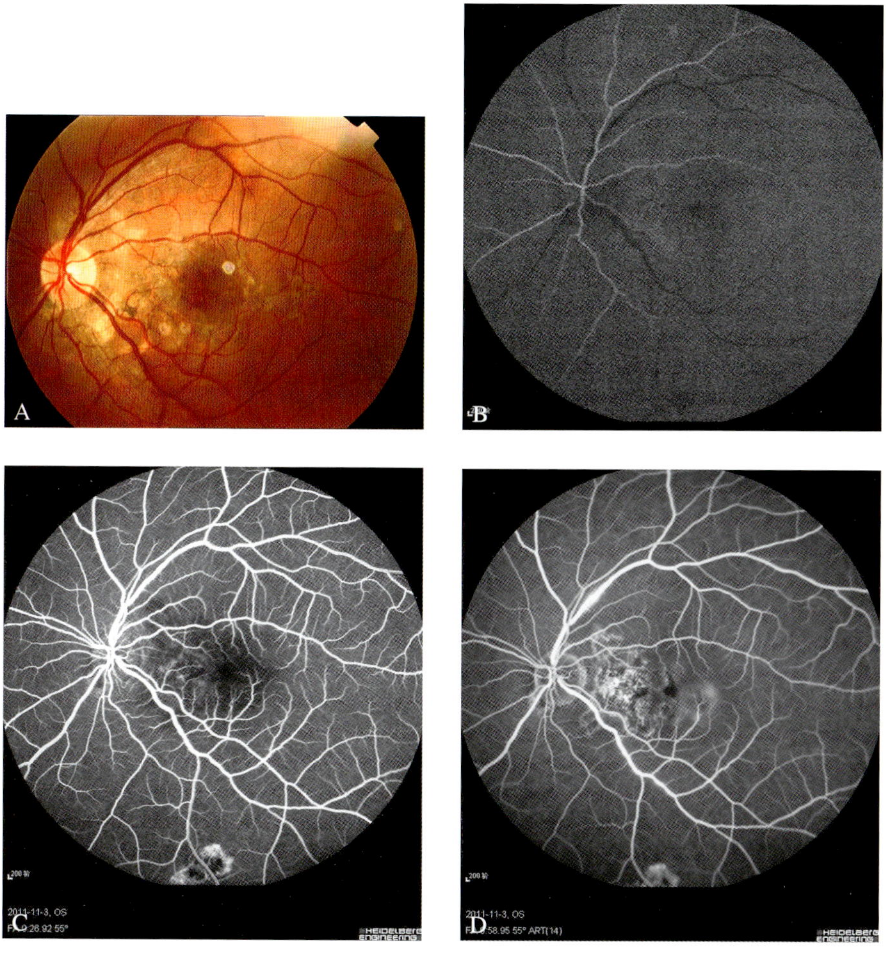

图 **4-4** 多灶性脉络膜炎，**31** 岁，男，主因左眼视力下降、视物变形 **20** 天就诊。矫正视力：右眼 **1.0**，**j1**，左眼 **0.1**，**j2**。**A.** 左眼彩照示视盘旁、黄斑区多处黄白色、斑片状病灶，有融合，黄斑中心及颞侧病灶中有色素沉着；**B. FFA** 动脉期，**C. FFA** 动静脉期，**D. FFA** 静脉期静脉血管壁阶段性染色，乳斑区 **CNV**，黄斑颞侧渗漏

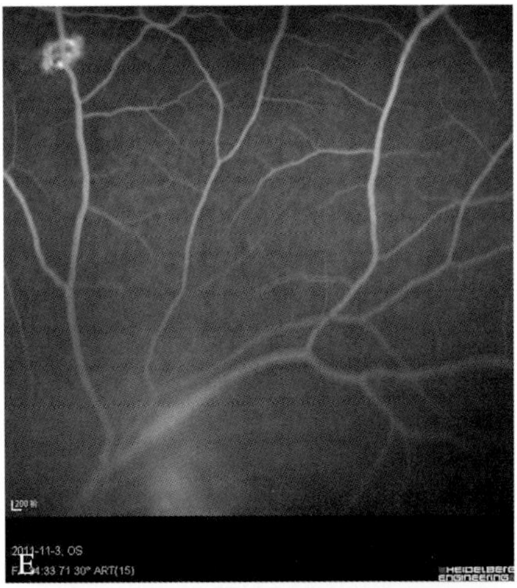

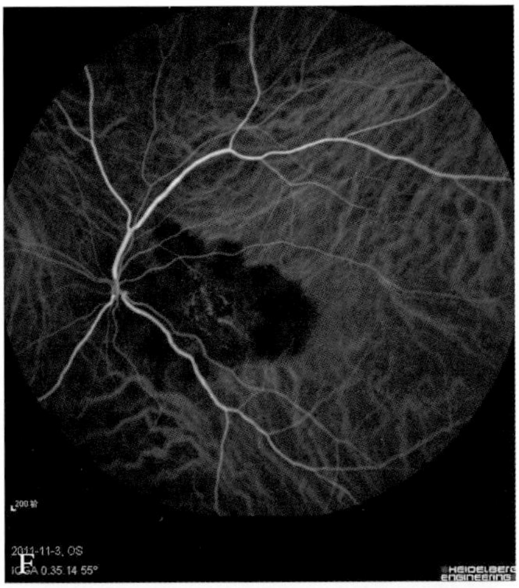

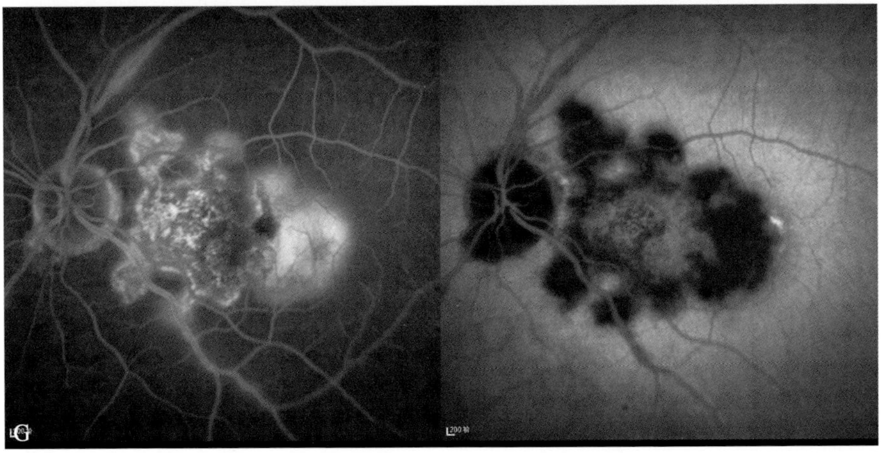

图 4-4 续　E. 左眼 **FFA** 上方局部放大，显示颞上支静脉膨大，周边小的高荧光病灶；**F.** 左眼 **ICGA** 显示左眼黄斑区大片低荧光区中央点状高荧光；**G.** 左眼 **FFA** 和 **ICGA** 对照图像

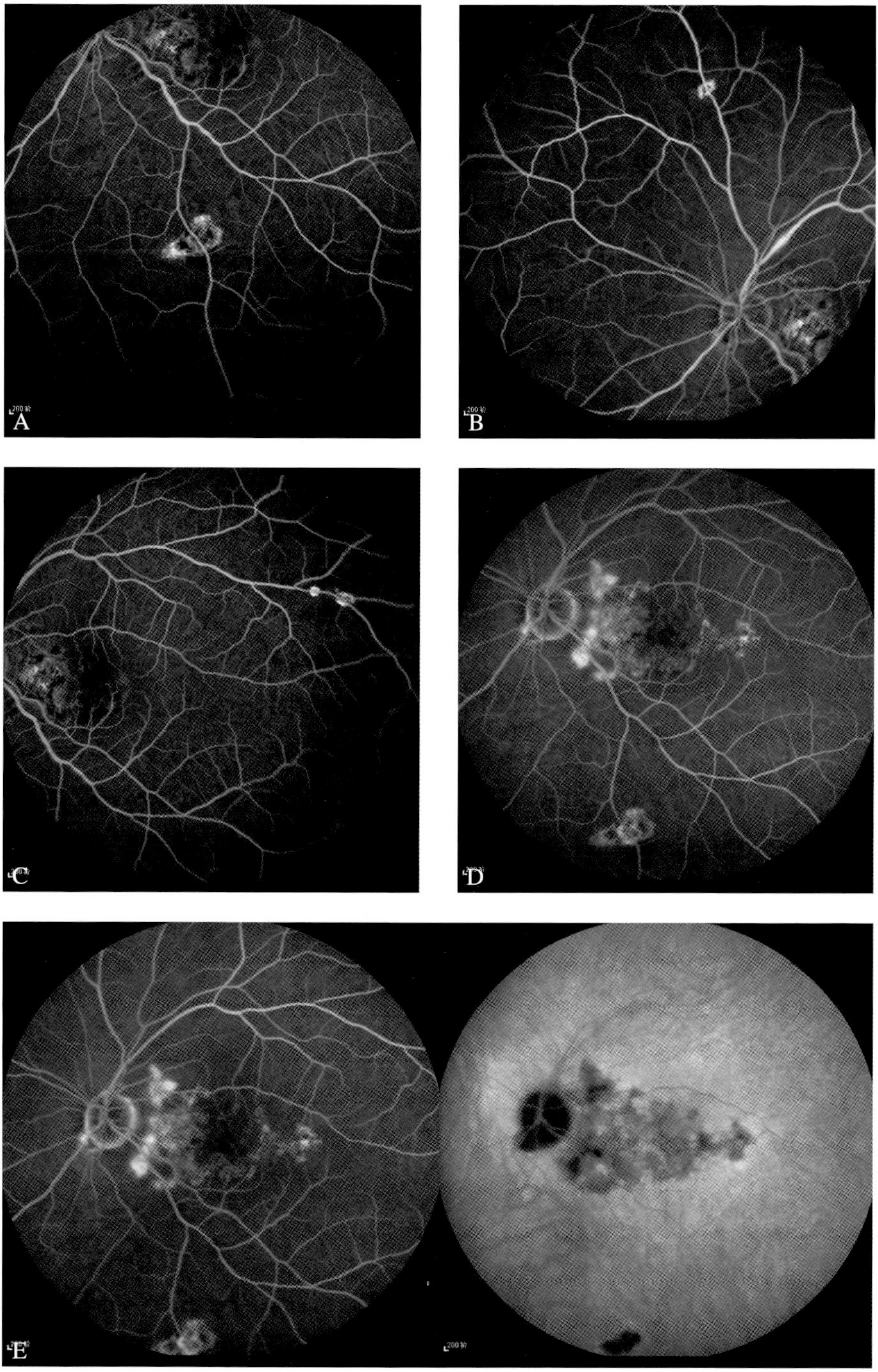

图 4-5　多灶性脉络膜炎，**图 4-4** 同一患者激素治疗：曲安奈德 **Tenon** 下球后注射，**3** 个月后视力提高到 **0.6**，**A.B.C.D.** 左眼 **FFA** 不同部位高荧光病灶；**E.** 左眼 **FFA** 和 **ICGA** 对照图

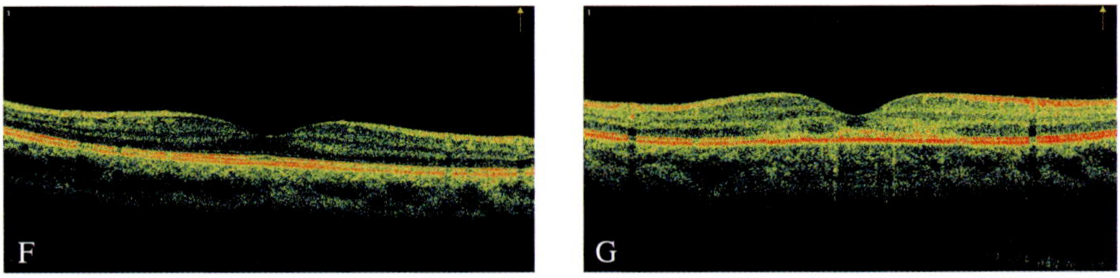

图 **4-5** 续　**F.** 右眼 **OCT** 黄斑区大致正常，**G.** 左眼 **OCT** 示黄斑区外层视网膜异常，**IS/OS** 光带消失

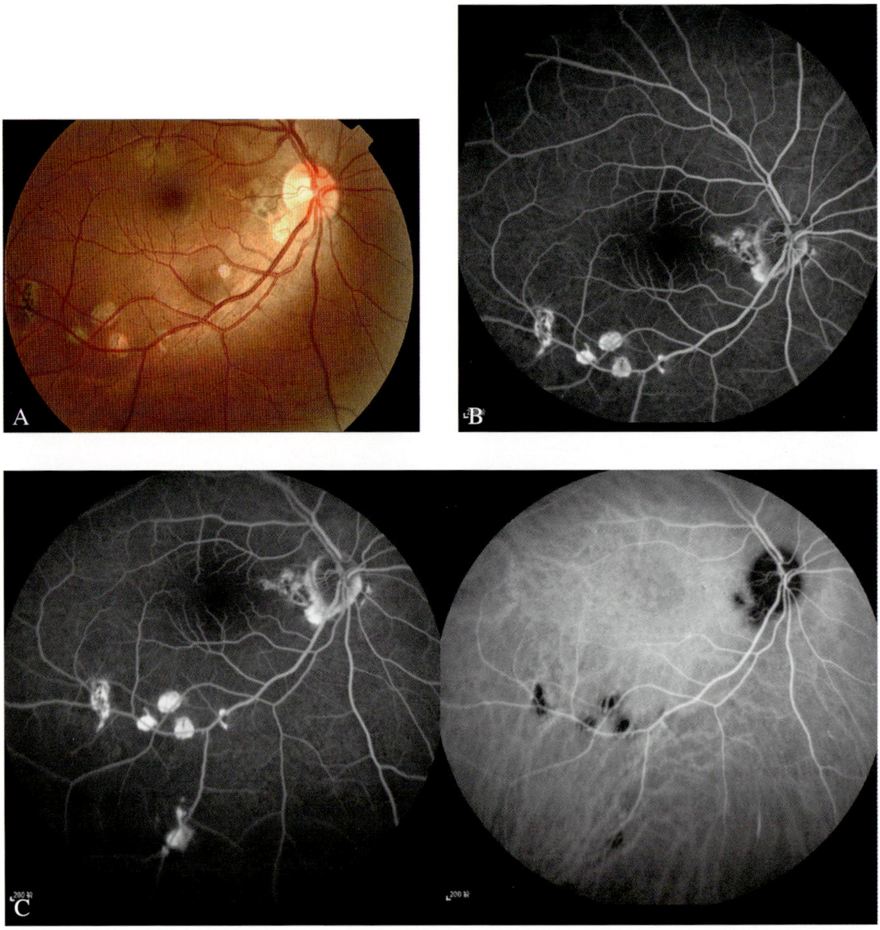

图 **4-6**　多灶性脉络膜炎，男，**31** 岁，视力矫正 **1.0**，**j1**。**A.** 眼底相，视盘旁、沿下方血管弓多个大小不等点片状陈旧性病灶，边界清楚，黄白色，有的伴色素沉着；**B. FFA**：**5.20** 分钟，病灶处显示高荧光；**C. FFA** 晚期，病灶处边界清楚，无渗漏，高荧光为窗样缺损（陈旧病灶），**ICGA**：显示病灶区始终为低荧光

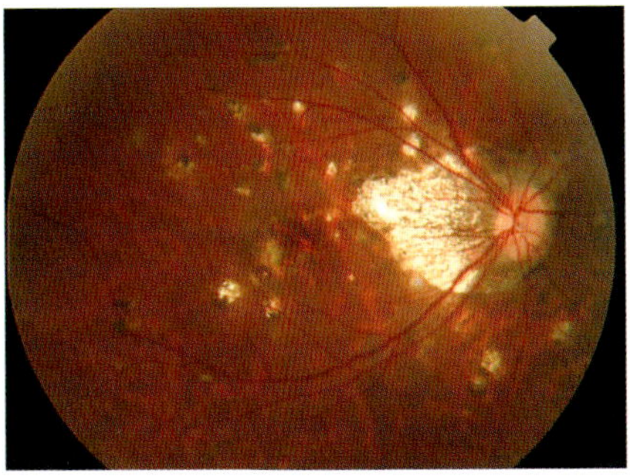

图 4-7　多灶性脉络膜炎眼底照相

七、急性区域性隐匿性外层视网膜病变

急性区域性隐匿性外层视网膜病变（acute zonal occult outer retinopathy，AZOOR）是一种罕见的单眼或双眼受累，病因不明，以局灶性视网膜光感受器细胞的变性为特征的外层视网膜病变，好发于年轻人，女性较多。主要以突然视力下降，闪光感为特征表现，眼底检查和荧光素眼底血管造影多正常，视野有暗点，ERG 相应异常（图 4-8）。

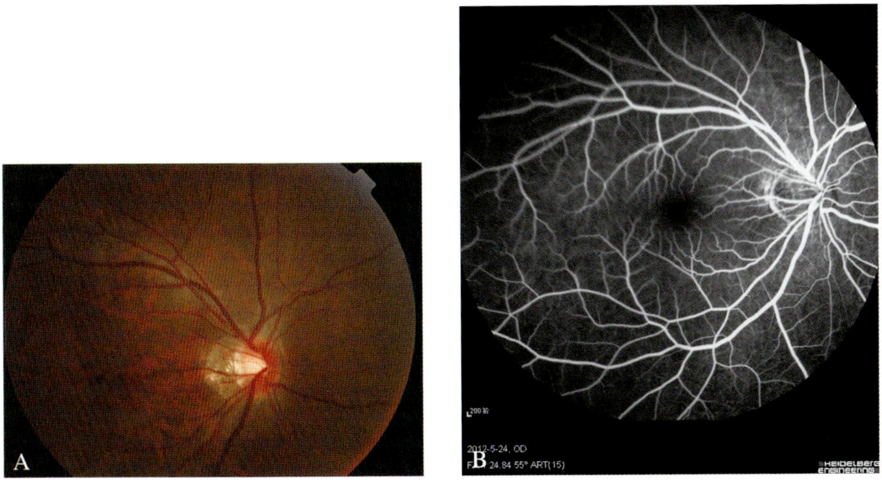

图 4-8　AZOOR，男，20 岁，右眼闪光感 2 周，右眼视力 0.3，j1，A. 眼底检查未见异常；B. 右眼 FFA 正常

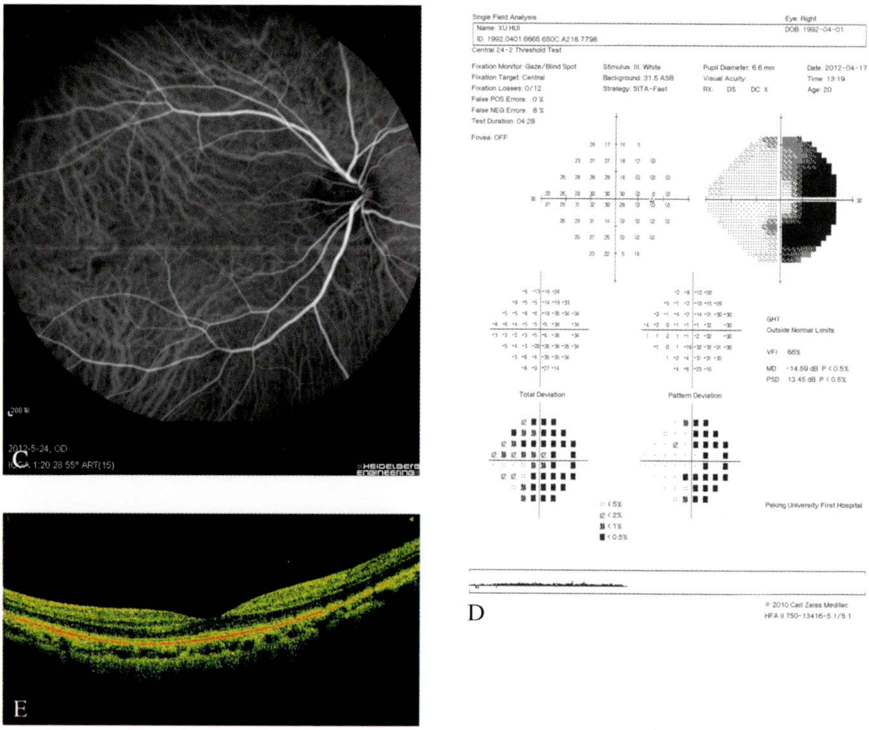

图 4-8 续　C. 右眼 ICGA 正常；D. 右眼视野缺损；E. OCT 检查显示黄斑中心凹鼻侧视网膜 IS/OS 层出现断裂不连续。给予口服抗病毒，口服泼尼松等治疗无明显缓解。随停药，2 个月后症状逐渐减轻（张世杰提供）

（杨　柳　李　骏）

第五章　葡萄膜异常

第一节　先天异常

一、瞳孔残膜

胚胎期晶状体被血管膜包围，到胚胎 7 个月时该膜完全被吸收，同时瞳孔部的第一和第二中央动脉弓及其伴随的中胚叶组织也在胚胎发育过程中萎缩消失，消失不全时则出生后瞳孔区可见颜色与虹膜相同的闭塞血管和中胚叶组织，称为瞳孔残膜（residual membrane of pupil）。瞳孔残膜一般呈丝状或条状，连于虹膜小环（图 5-1 ～ 5-4）。

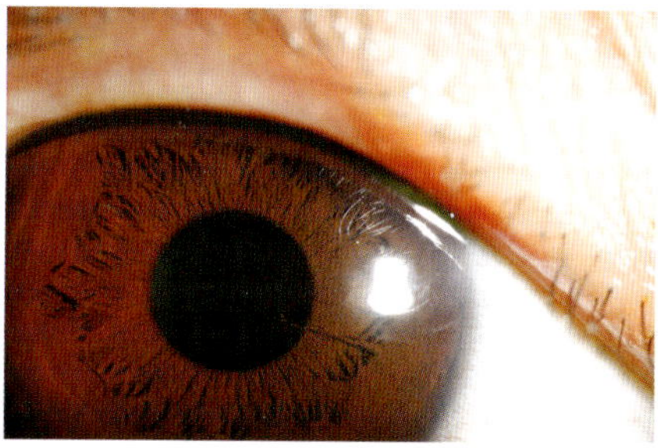

图 5-1　瞳孔残膜呈丝状

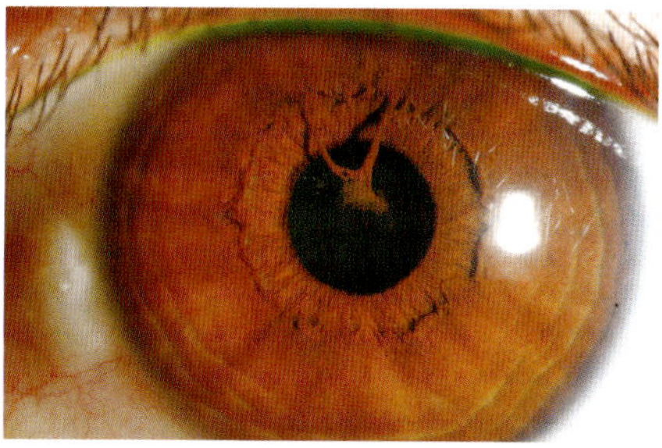

图 5-2　瞳孔残膜

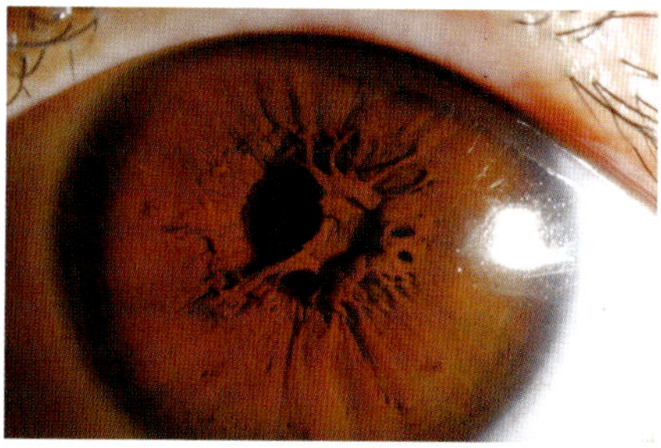

图 5-3　瞳孔残膜呈膜状

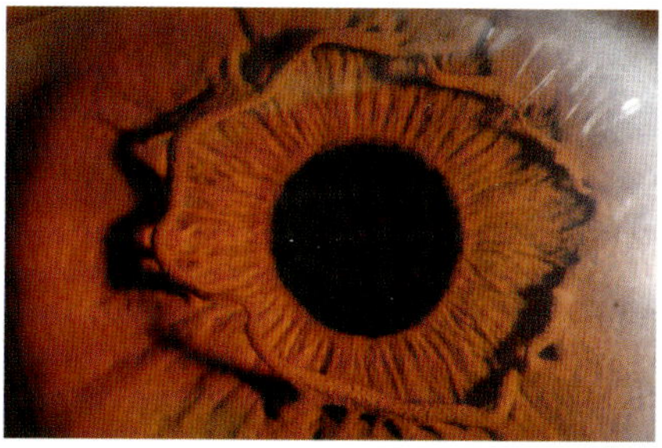

图 5-4　虹膜卷缩轮（乔荣华提供）

二、葡萄膜缺损

1. 虹膜缺损　虹膜缺损（coloboma of iris）是指部分虹膜组织的先天缺损，一般有两种，一种是典型的葡萄膜缺损，是先天胚裂闭合不全所致，常同时伴有睫状体、脉络膜和晶状体缺损，有时可伴有先天性小角膜和部分视神经缺损；非典型的也称为单纯性虹膜缺损，是胚裂正常闭合后发生的虹膜缺损（图 5-5 ~ 5-6）。

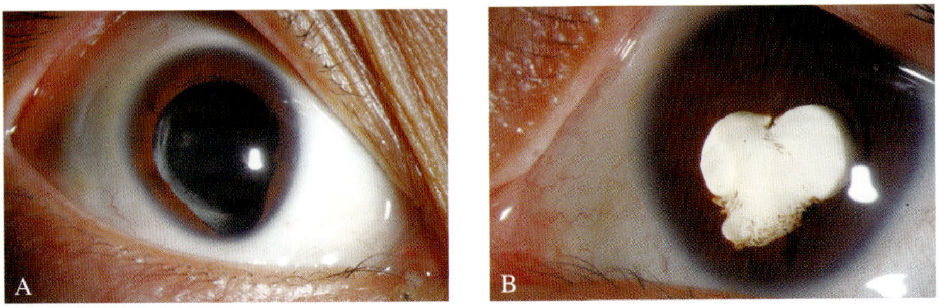

图 5-5　虹膜缺损，**A.** 下方虹膜缺损，瞳孔呈倒梨形；**B.** 下方虹膜缺损，伴有先天性白内障

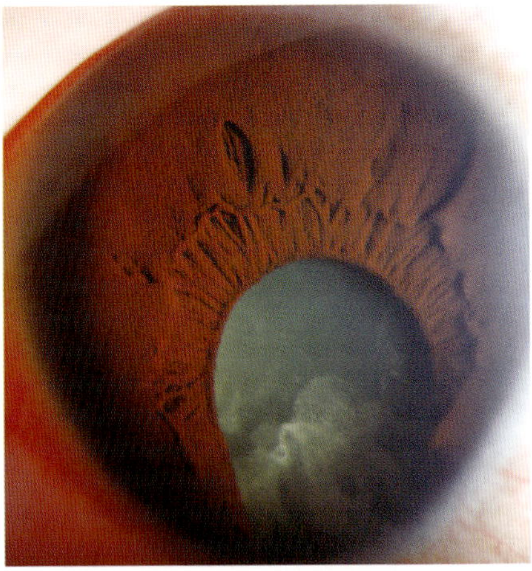

图 5-6　先天性虹膜缺损，先天性白内障（才瑜提供）

2．脉络膜缺损　脉络膜缺损（coloboma of choroid）是指胚裂闭合异常所致的先天性脉络膜组织的缺损，多发生在下方，可同时伴有其他先天异常，如视力不佳，斜视，眼球震颤，小眼球，虹膜、晶状体、视神经缺损和黄斑发育不良等（图 5-7 ~ 5-9）。

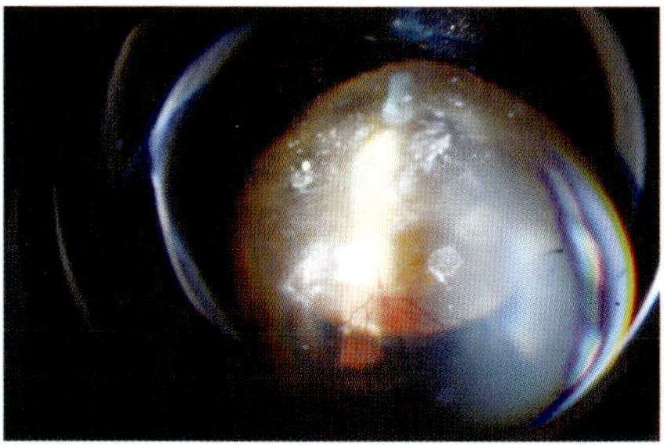

图 5-7　先天性虹膜脉络膜缺损，先天性白内障，右眼眼底见脉络膜缺损（**90D** 前置镜裂隙灯观）

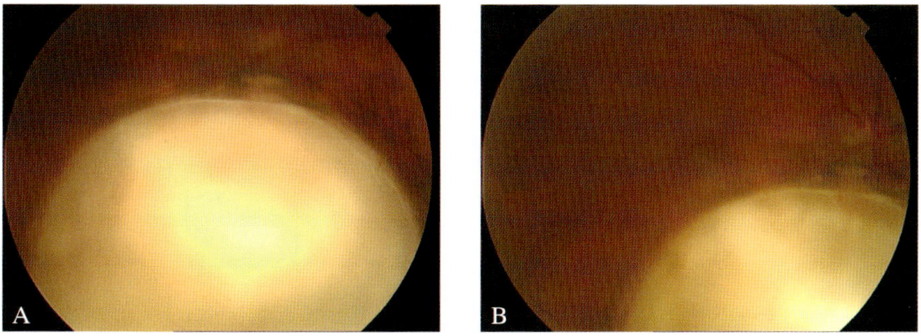

图 5-8　A.B. 下方脉络膜缺损

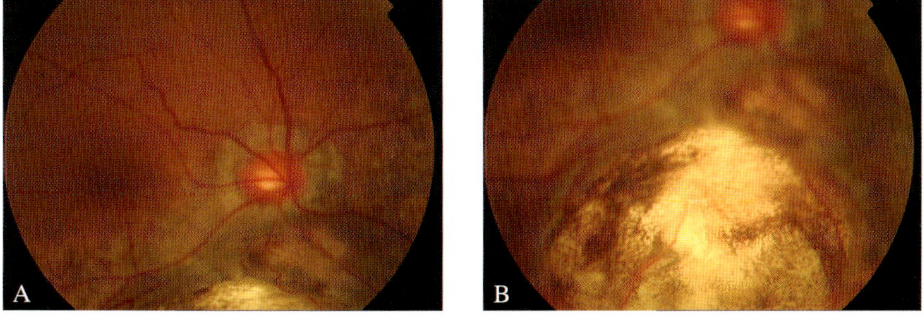

图 5-9　脉络膜缺损，**A.** 下方脉络膜缺损，后极色素异常；**B.** 下方脉络膜缺损伴有色素分布异常

第二节　其他异常

一、虹膜结节

见图 5-10。

二、虹膜硅油吸附

见图 5-10。

三、虹膜新生血管

见图 5-11 ～ 5-14。

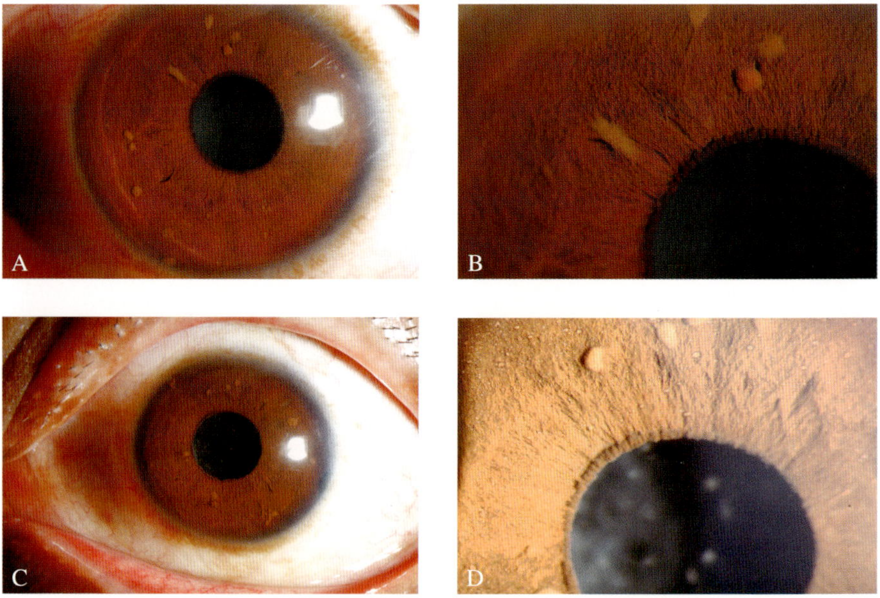

图 5-10　虹膜结节 **A.B.** 右眼，**C.D.** 左眼，虹膜结节，硅油填充眼，人工晶状体眼，虹膜硅油吸附，周边虹膜切除（郑亚洁提供）

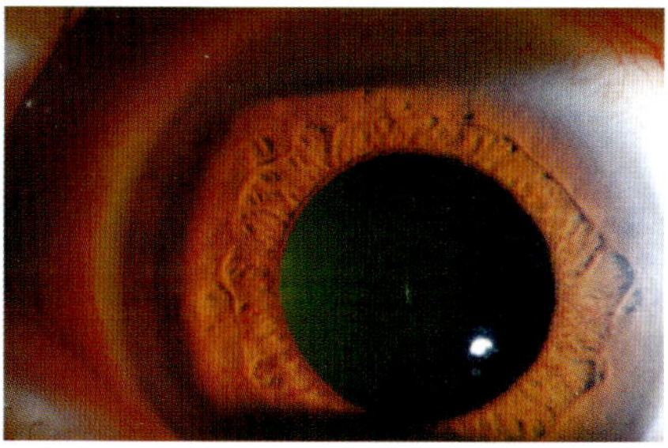

图 **5-11**　糖尿病视网膜病变，新生血管性青光眼，瞳孔缘色素层外翻

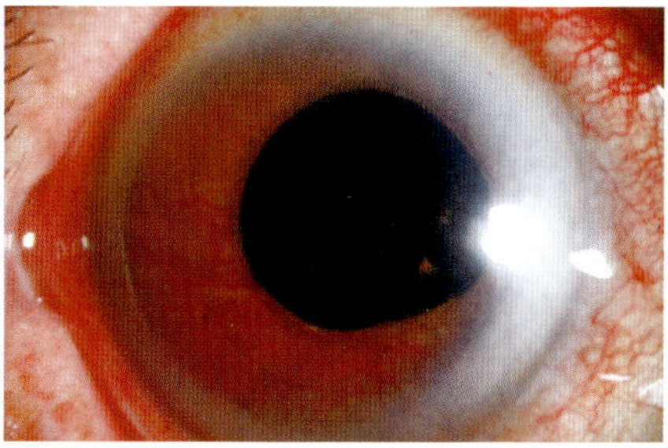

图 **5-12**　视网膜中央静脉阻塞，新生血管性青光眼，虹膜表面多量新生血管

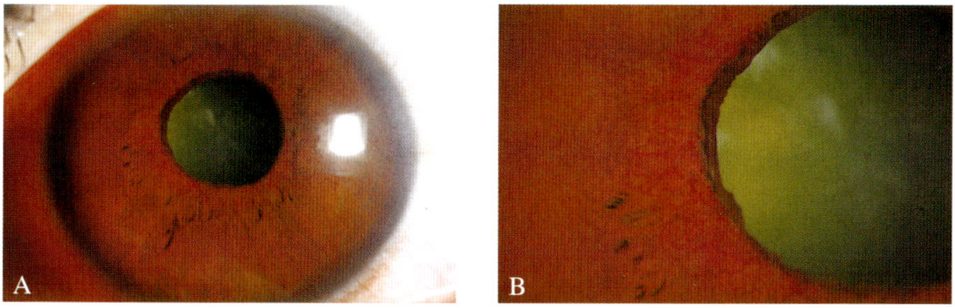

图 **5-13**　虹膜新生血管，虹膜小环内多量新生血管，瞳孔缘色素层外翻

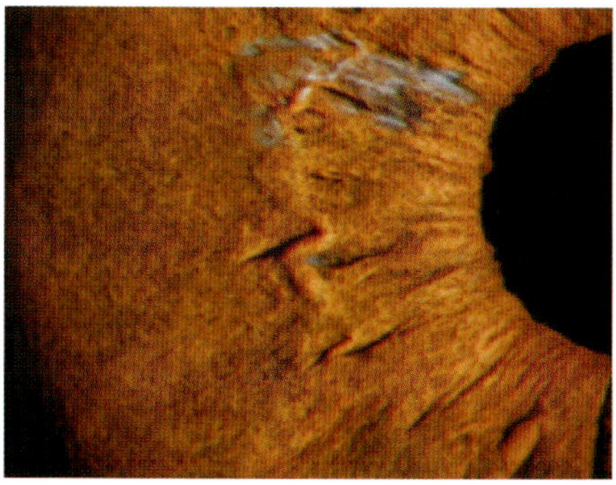

图 **5-14**　前列腺素点眼剂使用后虹膜色素沉着（潘英姿提供）

参考文献

1．Bloch-Michel E，Nussenblatt RB. International Uveitis Study Group recommendations for the evaluation of intraoc- ular inflammatory disease. Am J Ophthalmol，1987，103：234 – 235.

2．The standardization of uveitis nomenclature（SUN）working group. Standardization of uveitis nomenclature for reporting clinical data. Result of the first international workshop. Am J Ophthalmol，2005，140：509-516.

3．De Smet MD，Taylor SR，Bodaghi B，et al. Understanding uveitis：The impact of research on visual outcomes. Progress in Retinal and Eye Research，2011，30：452-470.

4．孙世珉，刘焕业，杨柳等．葡萄膜病学．北京：北京医科大学出版社，2001.

5．杨培增．葡萄膜炎诊断与治疗．北京：人民卫生出版社，2009. 16-17.